전문 간호사가 직접 강의하는
간호조무사 단기완성 **동영상 강의**

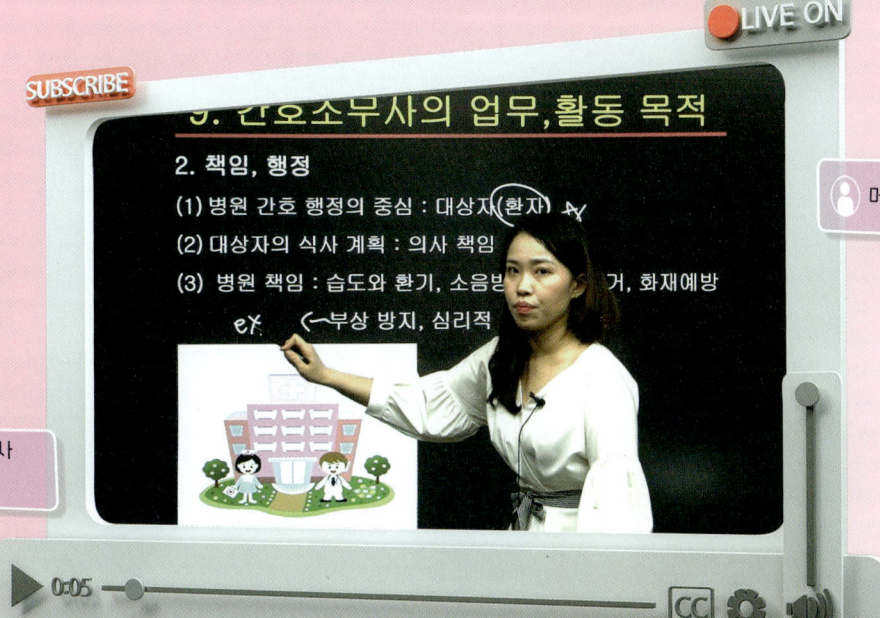

- 믿고 듣는 강의!
- 합격에 필요한 간호조무사 핵심이론 및 문제풀이!
- 머리에 쏙쏙 들어오는 강의!
- 누구든지 한 번에 이해하기 쉽게 설명하는 친절한 강의!

이은영 교수

- 한양대학교 보건대학원 보건정책 및 관리학 석사
- 전) 차의과학대학교 분당차병원 응급의료센터 간호사
- 전) 근로복지공단 안산병원 간호사
- 전) 한양대학교 의과대학 예방의학교실 연구원
- 전) 강남고려병원 응급실 책임간호사 및 간호조무사 지도
- 전) 수도, 가온, 종로 요양보호사교육원 요양보호사 강사
- 현) ㈜내가 미래다 기업, 대학, 초중고학교 병원코디네이터 출강 강사
- 현) 한국교육평가원 온라인 병원코디네이터 강사

nadoogong.com

동영상 강의 커리큘럼

	강	내용
제1과목 기초간호학 개요	1강	간호 관리
	2강	기초해부생리
	3강	기초약리
	4강	기초영양
	5강	기초치과
	6강	기초한방
	7강	성인관련 간호의 기초
	8강	모성관련 간호의 기초
	9강	아동관련 간호의 기초
	10강	노인관련 간호의 기초
	11강	응급관련 간호의 기초
	12강	예상문제 · 기출유사문제 · OX문제(1)
	13강	예상문제 · 기출유사문제 · OX문제(2)
제2과목 보건간호학 개요	14강	보건간호와 보건교육
	15강	보건행정
	16강	환경보건
	17강	산업보건
	18강	예상문제 · 기출유사문제 · OX문제(1)
	19강	예상문제 · 기출유사문제 · OX문제(2)
제3과목 공중보건학개론	20강	질병관리산업
	21강	인구와 출산
	22강	모자보건과 학교보건
	23강	지역사회보건
	24강	의료법규
	25강	예상문제 · 기출유사문제 · OX문제(1)
	26강	예상문제 · 기출유사문제 · OX문제(2)
제4과목 기초간호 실무	27강	활력징후와 건강사정
	28강	입원관리
	29강	검사, 감염관리와 무균술
	30강	상처, 욕창 및 골절간호
	31강	식사간호, 배변 및 배뇨간호, 개인위생 돕기
	32강	체위유지 및 운동과 이동 돕기, 수술 간호
	33강	투약
	34강	심폐소생술, 임종간호 돕기
	35강	예상문제 · 기출유사문제 · OX문제(1)
	36강	예상문제 · 기출유사문제 · OX문제(2)

■ 강의 커리큘럼은 사정에 따라 변경될 수 있습니다. 자세한 내용은 나두공 홈페이지를 참조하시기 바랍니다.

2026 간호조무사 단기완성

핵심이론＋예상문제

타임 간호조무사 연구소

2026
간호조무사 단기완성

인쇄일 2026년 1월 1일 6판 1쇄 인쇄
발행일 2026년 1월 5일 6판 1쇄 발행
등 록 제17-269호
판 권 시스컴2026

발행처 시스컴 출판사
발행인 송인식
지은이 타임 간호조무사 연구소

ISBN 979-11-6941-767-9 13510
정 가 22,000원

주소 서울시 금천구 가산디지털1로 225, 514호(가산포휴) | **홈페이지** www.nadoogong.com
E-mail siscombooks@naver.com | **전화** 02)866-9311 | **Fax** 02)866-9312

이 책의 무단 복제, 복사, 전재 행위는 저작권법에 저촉됩니다. 파본은 구입처에서 교환하실 수 있습니다.
발간 이후 발견된 정오 사항은 나두공 홈페이지 도서 정오표에서 알려드립니다(나두공 홈페이지 → 자격증 → 도서 정오표).

머리말

본 서는 간호조무사 자격을 취득하기 위해 만들어진 전문자격서이다. 국가전문자격시험인 간호조무사 관련한 시중의 많은 수험서들은 방대한 분량으로 인해 이를 접하는 수험생들에게 되려 많은 부담을 주고 있다. 이에 본 서에서는 수험생 여러분들이 짧은 시간 동안 최대의 학습 효과를 낼 수 있고 동시에 학습한 부분에 대한 점검을 스스로 할 수 있도록 하는 등의 불필요한 학습시간을 지양하고 효율적인 학습이 가능하도록 하는 방향으로 집필되었다.

본 서는 5단계 시스템을 적용함으로써 이 책을 십분 활용 수 있도록 구성하였으며 이를 살펴보면 다음과 같다.

1. 이론
각 과목별 중요한 이론을 체계적으로 정리하여 파트별로 중요한 부분을 한 눈에 보고 파악할 수 있도록 구성하였다. 특히, 이론 중 '참고' 부분을 두어 자칫 놓칠 수 있는 부분을 함께 챙겨갈 수 있도록 하였다.

2. 장별 중요예제 및 기출유사문제
각 과목 및 장별로 해당 이론에서 중요하게 다루는 부분에 대한 예상문제와 기출유사문제를 해설과 함께 수록함으로써 최근 간호조무사 시험에 대한 출제경향을 한 눈에 파악하고 학습할 수 있는 방향을 제시함으로써 가장 효과적으로 시험에 대비할 수 있도록 하였다.

3. OX 문제
각 과목 및 장별로 해당 이론에서 중요하게 다루는 부분에 대해 OX 문제를 삽입하여 해당 이론에서 학습한 부분에 대한 점검을 하게 함으로써 학습에 대한 마무리를 확실하게 할 수 있도록 구성하였다.

4. 요약
각 과목 및 장별로 해당 이론에서 중요하게 다루는 부분에 대해 다시금 중요 내용을 상기시킴으로써 재학습의 효과를 낼 수 있도록 하였다.

5. 최종모의고사
실제 시험 형태와 가장 유사한 형태로 문항 및 선지 수를 일치시켜 마무리 학습점검을 해 봄으로써 수험생 스스로 약한 부분들에 대해 마지막으로 챙길 수 있도록 구성하였다.

공부에는 왕도가 없다. 하지만 위의 5단계 시스템으로 꾸준히 반복학습하면 단기간에 수험생 여러분들의 시험점수가 오를 것임은 자명할 것이며 빠른 효과를 거둘 것이라 확신한다.

시험안내

간호조무사란?

간호조무사는 각종 의료기관에서 의사 또는 간호사의 지시 하에 환자의 간호 및 진료에 관련된 보조업무를 수행하는 자를 말한다. (출처 : 통계청 한국표준직업분류)

수행직무

의료법제80조의2(간호조무사 업무)

(1) 간호조무사는 제27조에도 불구하고 간호사를 보조하여 제2조제2항제5호가목부터 다목까지의 업무를 수행할 수 있다.

(2) 제1항에도 불구하고 간호조무사는 제3조제2항에 따른 의원급 의료기관에 한하여 의사, 치과의사, 한의사의 지도하에 환자의 요양을 위한 간호 및 진료의 보조를 수행할 수 있다.

(3) 제1항 및 제2항에 따른 구체적인 업무의 범위와 한계에 대하여 필요한 사항은 보건복지부령으로 정한다.

※ 의료법 제2조제2항제5호

가. 환자의 간호요구에 대한 관찰, 자료수집, 간호판단 및 요양을 위한 간호

나. 의사, 치과의사, 한의사의 지도하에 시행하는 진료의 보조

다. 간호 요구자에 대한 교육·상담 및 건강증진을 위한 활동의 기획과 수행, 그 밖의 대통령령으로 정하는 보건활동

응시자격 유의사항

- 응시원서 접수 당시 간호조무사 교육훈련기관에서 학과교육 이수중이거나 의료기관 또는 보건소에서 실습과정을 이수중인 자는 시험일 이전까지 학과교육 및 실습 과정을 모두 이수해야만 시험에 응시할 수 있습니다.

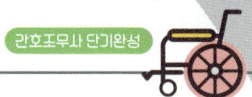

- 간호학을 전공하는 대학이나 전문대학[구제(舊制) 전문학교와 간호학교를 포함]에서 간호조무사 국가시험 응시일로부터 6개월 이내에 졸업이 예정된 사람에게는 응시자격을 부여하되, 6개월 이내에 졸업이 확인된 자에 한하여 합격을 인정합니다.

- 의료법 제80조제2항에 따라 보건복지부 장관의 지정·평가를 받은 간호조무사 교육훈련기관에서 학과교육 이수한 자에 한하여 응시자격을 인정합니다.

응시원서 접수 시 유의사항

- 응시원서의 주소지는 현재 거주지를 도로명 주소로 기재해야 합니다.

- 응시원서 접수 마감 후에는 추가접수를 받지 않으니 반드시 접수기간 내에 접수하시기 바랍니다.

- 응시원서 접수는 인터넷(www.kuksiwon.or.kr) 및 방문접수(접수장소 : 국시원 별관)만 가능하며 우편접수는 허용하지 않습니다.

- 응시원서의 기재내용이 사실과 다르거나, 기재사항의 착오·누락 또는 연락불능 및 응시자격 결격 등으로 인한 불이익은 응시자의 책임으로 합니다.

- 응시서류는 반환하지 않으며, 접수를 취소하는 경우 [국시원 홈페이지-응시원서접수-응시취소신청]에서 로그인 및 본인확인 후 '응시취소 및 응시수수료 환불 신청서'를 작성하여 등록하시면 응시수수료 환불기준에 의거 응시수수료를 환불합니다.

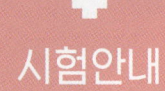
시험안내

- 시험장소 변경은 다음과 같이 인터넷으로만 신청할 수 있으며, 팩스 또는 전자우편 신청은 불가합니다.

구분	신청방법(인터넷)
타 지역으로의 변경	• 시험장소 공고 7일전까지 [국시원 홈페이지] 로그인 후 마이페이지에서 변경 • 시험장소 공고 이후 시험시행일 5일전까지 [국시원 홈페이지-응시원서접수-응시지역변경] 메뉴를 이용하여 신청
동일지역 내에서의 시험장 변경	시험장소 공고일부터 10일 이내에 [국시원 홈페이지-응시원서접수-응시지역변경] 메뉴를 이용하여 신청

- 장애인 및 질병, 사고 등으로 응시에 현저한 지장이 있는 자는 응시원서 제출 시 또는 시험 30일 전까지 편의지원을 신청할 수 있으며, 장애유형별 편의제공 기준 및 절차 등은 [국시원 홈페이지-응시원서접수-보건의료인국가시험 편의제공 대상자 지정 신청]에서 확인하시기 바랍니다. 단, 신청기간을 경과한 경우 편의제공이 제한될 수 있습니다.

- 응시원서 접수일 현재 「국민기초생활 보장법」 제2조에 의한 국민기초생활수급자, 법정차상위계층, 「한부모가족지원법」 제5조 및 제5조의2에 의한 한부모가족지원대상자 중 응시수수료를 감면받고자 신청하는 응시자에게는 응시수수료를 전액 감면합니다.
  - 응시수수료는 응시원서 접수 시 납부한 후 관련 확인 절차를 거쳐 전액 환불합니다.
  - 취약계층 응시수수료 감면 신청방법, 신청장소 및 기간, 제출서류 등은 [국시원 홈페이지-응시원서접수-응시수수료 감면 안내]에서 확인하시기 바랍니다.
  - 응시수수료 감면 신청기간 : 응시원서 접수 시작일부터 마감일 이후 7일까지

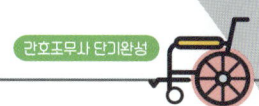

시험과목

시험종별	시험 과목 수	문제수	배점	총점	문제형식
필기	3	70	1점/1문제	70점	객관식 5지선다형
실기	1	35	1점/1문제	35점	객관식 5지선다형

시험시간표

구분	시험과목(문제수)	시험형식	입장시간	시험시간
오전	1. 기초간호학 개요(35) 　(치의학기초개론 및 　한의학기초개론을 포함한다) 2. 보건간호학 개요(15) 3. 공중보건학개론(20) 4. 실기(35)	객관식	09:20~	10:00~11:45(105분)
오후	1. 기초간호학 개요(35) 　(치의학기초개론 및 　한의학기초개론을 포함한다) 2. 보건간호학 개요(15) 3. 공중보건학개론(20) 4. 실기(35)	객관식	12:40~	13:20~15:05(105분)

※ 동 시간표상의 각 교시별 과목 순서에 따라 문항 순서 배열

합격자 결정방법

매 과목 만점의 40퍼센트 이상, 전 과목 총점의 60퍼센트 이상 득점한 자를 합격자로 합니다.

시험안내

응시자 유의사항

- 응시자는 시험일 오전 09:30분까지 해당 시험실의 지정된 좌석에 앉아야 합니다.
  - 시험시작 타종이 울리면 응시자는 시험실에 입실할 수 없습니다.
  - 응시번호별 지정된 시험장에서만 응시할 수 있으며, 타 시험장에서는 응시할 수 없습니다.

- 일부 시험장의 경우 시험시작 2시간 이전에는 출입을 제한할 수 있음을 유의하시기 바랍니다.

- 응시자 준비물 : 신분증, 응시표, 필기도구(컴퓨터용 흑색 수성사인펜은 지급함)
  - 신분증을 지참하지 않은 자는 시험에 응시할 수 없습니다.
  - 신분증의 범위 : 주민등록증(유효기간 내의 주민등록증발급신청확인서), 운전면허증, 여권(만료일 이내), 외국국적동포 국내거소신고증, 외국인등록증, 영주증, 청소년증(유효기간 내의 청소년증발급신청확인서), 주민등록번호가 기재된 장애인등록증(장애인복지카드)
    *학생증, 모바일 운전면허증은 불인정
  - 응시표를 분실한 경우, 시행본부에서 응시번호만 확인된 경우에도 시험에 응시할 수 있습니다. 단, 신분증은 반드시 지참하여야 합니다.

- 답안카드의 작성은 반드시 컴퓨터용 흑색 수성사인펜만을 사용해야 하며, 기타 필기도구(연필, 적색펜 등)를 사용할 경우 해당 문제가 '0점' 처리될 수 있습니다.

- 답란을 잘못 표기하였을 경우에는 답안카드를 교체하여 작성하거나, 수정테이프를 사용하여 답란을 수정할 수 있습니다.

- 답안카드에 시험 교시, 문제유형, 성명, 응시번호 등을 표기하지 않거나 틀리게 표기하여 발생하는 불이익은 응시자 책임이므로 주의하시기 바랍니다.

- 시험 중에는 어떠한 통신기기 및 전자기기(휴대전화, 스마트폰, 태블릿PC, 스마트시계, 스마트밴드, (스마트)이어폰, 전자계산기, 전자사전 등)도 소지 또는 사용할 수 없으며, 발견될 시에는 부정행위로 처리될 수 있습니다.

- 시험시간 중에는 퇴실하지 못하므로, 시험 전에 과다한 수분섭취를 자제하고 배탈 예방 등 건강관리에 유의하시기 바랍니다.
  - 배탈·설사 등으로 불가피하게 시험을 볼 수 없는 경우 화장실을 이용할 수 있으나 재입실이 불가하며, 시험 종료 시까지 시행본부에서 대기하여야 합니다.

- 시험실에 시계가 있더라도 정확하지 않을 수 있으므로 본인의 시계로 반드시 확인하시기 바랍니다.
  - 계산, 통신 등이 가능한 시계(스마트시계 등)는 사용이 불가능하며, 발견될 시에는 부정행위 등으로 처리될 수 있습니다.

- 시험종료 타종 후에도 답안카드를 계속 기재하거나 제출을 거부하는 경우 해당교시 성적을 '0점' 처리합니다.

- 응시자 이외에는 시험장에 출입할 수 없으며, 시험장에는 차량을 주차할 수 없으므로 대중교통을 이용하시기 바랍니다.

 간호조무사 시험일정 및 방법 등은 시험 주관처의 사정에 따라 변경 가능하므로, 반드시 시험 주관처인 국시원 홈페이지(www.kuksiwon.or.kr)를 참조하시기 바랍니다.

구성 및 특징

이론
문제를 풀기 전 꼭 필요한 과목별 이론을 요약, 설명하여 정리하였습니다.

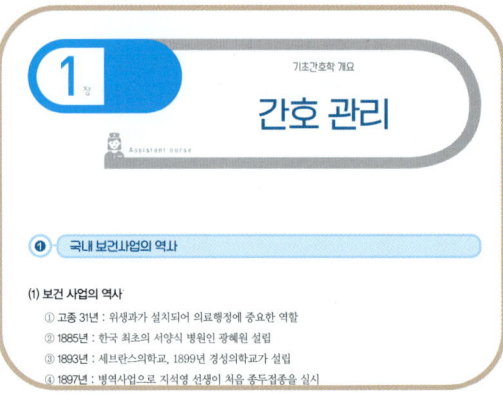

참고
이론 중 놓칠 수 있는 부분을 챙겨갈 수 있도록 '참고'를 구성하여 수험생 여러분께 도움이 되도록 하였습니다.

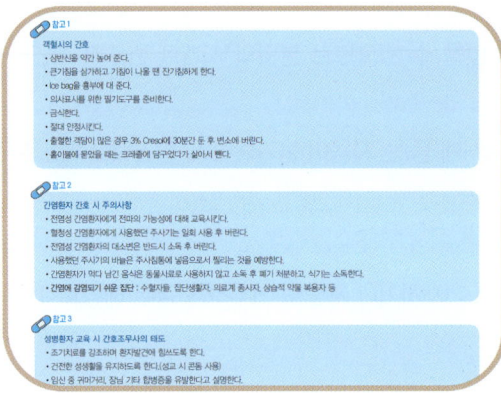

예상문제·기출유사문제
이론에서 중요하게 다루는 부분에 대한 예상문제를 실어 실력을 다질 수 있도록 하였습니다. 간호조무사 시험에 대한 출제경향을 한 눈에 파악할 수 있도록 기출유사문제를 수록 하였습니다.

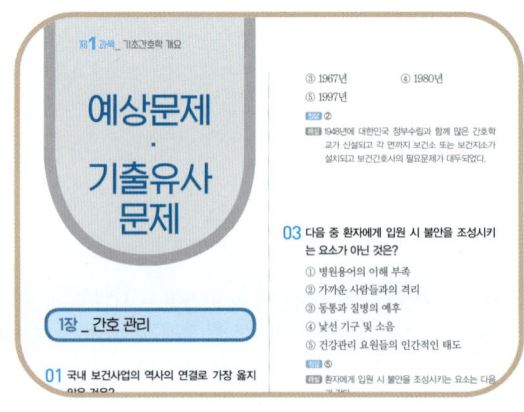

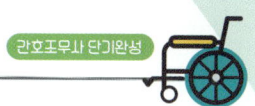

OX 문제

학습한 부분에 대해 자세하고 꼼꼼한 점검을 할 수 있도록 OX문제를 실었습니다.

요약

과목별, 장별 이론에서 중요한 내용을 상기시킴으로써 이론을 다질 수 있도록 하였습니다.

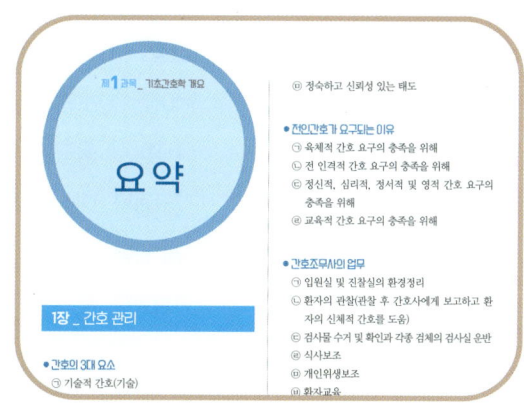

최종 모의고사

자신의 실력을 마지막 점검할 수 있도록 최종 모의고사를 2회분 구성하였습니다.

목 차

제1과목 기초간호학 개요

1장	간호 관리	20
2장	기초해부생리	28
3장	기초약리	43
4장	기초영양	49
5장	기초치과	52
6장	기초한방	59
7장	성인관련 간호의 기초	62
8장	모성관련 간호의 기초	75
9장	아동관련 간호의 기초	86
10장	노인관련 간호의 기초	98
11장	응급관련 간호의 기초	102
제1과목	예상문제·기출유사문제	108
제1과목	OX문제	132
제1과목	요약	147

제2과목 보건간호학 개요

1장	보건간호와 보건교육	156
2장	보건행정	163
3장	환경보건	175
4장	산업보건	185
제2과목	예상문제·기출유사문제	196
제2과목	OX문제	205
제2과목	요약	211

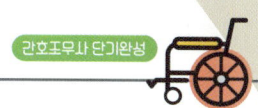

1장	질병관리사업	216
2장	인구와 출산	225
3장	모자보건과 학교보건	232
4장	지역사회보건	239
5장	의료법규	242
제3과목	예상문제 · 기출유사문제	251
제3과목	OX문제	261
제3과목	요약	268

제3과목 공중보건학개론

1장	활력징후와 건강사정	274
2장	입원관리	281
3장	검사	287
4장	감염관리와 무균술	289
5장	상처, 욕창 및 골절간호	296
6장	식사간호	302
7장	배변 및 배뇨간호	304
8장	개인위생 돕기	306
9장	체위유지 및 운동과 이동 돕기	310
10장	수술간호	314
11장	투약	320
12장	심폐소생술	325
13장	임종간호 돕기	327

제4과목 기초간호 실무

목 차

제4과목	예상문제 · 기출유사문제	330
제4과목	OX문제	346
제4과목	요약	364

최종 모의고사

제1회	최종 모의고사	376
제2회	최종 모의고사	390

정답 및 해설

제1회	정답 및 해설	408
제2회	정답 및 해설	414

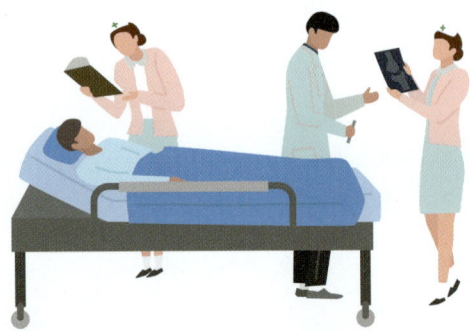

SISCOM Special Information Service Company
독자분들께 특별한 정보를 제공하고자 노력하는 마음

www.siscom.co.kr

Assistant nurse

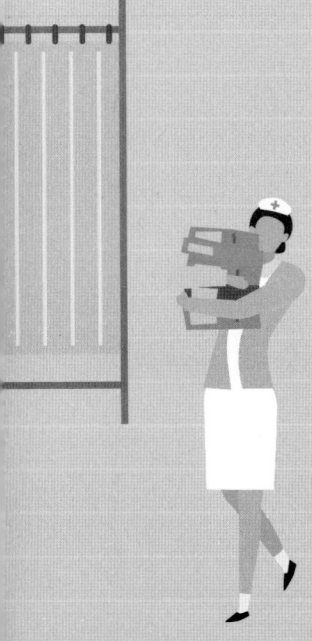

제 1 과목 기초간호학 개요

- 1장　간호 관리
- 2장　기초해부생리
- 3장　기초약리
- 4장　기초영양
- 5장　기초치과
- 6장　기초한방
- 7장　성인관련 간호의 기초
- 8장　모성관련 간호의 기초
- 9장　아동관련 간호의 기초
- 10장　노인관련 간호의 기초
- 11장　응급관련 간호의 기초
- 제1과목　예상문제 · 기출유사문제
- 제1과목　OX문제
- 제1과목　요약

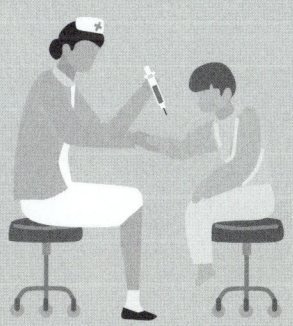
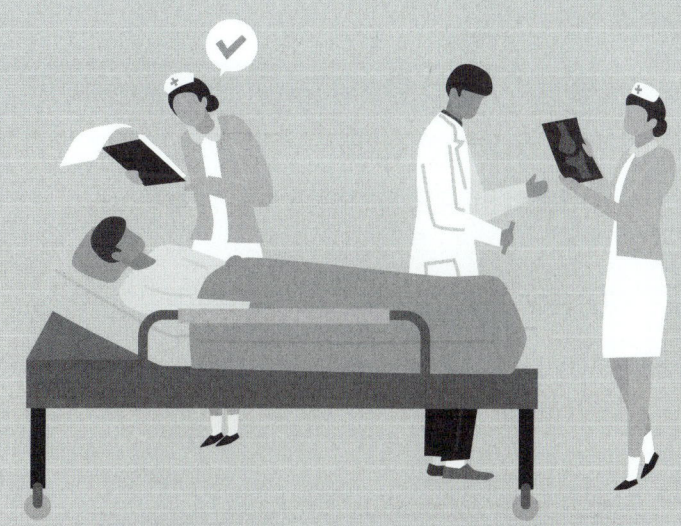

1장 간호 관리

기초간호학 개요

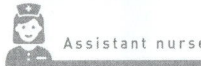

① 국내 보건사업의 역사

(1) 보건 사업의 역사
① 고종 31년 : 위생과가 설치되어 의료행정에 중요한 역할
② 1885년 : 한국 최초의 서양식 병원인 광혜원 설립
③ 1893년 : 세브란스의학교, 1899년 경성의학교가 설립
④ 1897년 : 병역사업으로 지석영 선생이 처음 종두접종을 실시
⑤ 1931년 : 선교사인 할(Dr.Hall)박사가 결핵요양원을 설립
⑥ 1946년 : 미군정 하에서 각 도청에 위생시설과, 수의과, 방역과 등을 설치하여 현대 보건행정으로서의 큰 계기를 마련
⑦ 1956년 : 12월 30일 보건소법이 공포되어 보건소에서 관계 업무를 일체 담당
⑧ 1962년 이후 : 가족계획사업이 정부사업으로 채택
⑨ 1973년 : 한국간호조무사협회 창립
⑩ 1977년 이후 : 의료보험의 시대 개막

② 지역사회간호의 역사적 발달

(1) 최초의 방문간호사 : 기원후 60년경 푀베(Phobe)

(2) 근대의 방문간호 사업 : 1859년 로빈슨 간호사가 실시

(3) 우리나라의 보건간호사업

① 1923년 : 노선북이 태화여관에 보건사업부를 설치한 것이 시초
② 1948년 : 대한민국 정부수립과 함께 많은 간호학교가 신설되고 각 면까지 보건소 또는 보건지소가 설치되고 보건간호사의 필요문제가 대두
③ 1967년 : 서울대학교 보건대학원에서 1년 과정의 지역사회간호과정이 시작, 보건요원 부족 시 간호조무사를 보건지소에 배치하여 보건사업을 보조
④ 1980년 : 12월 농어촌 보건의료를 위한 특별조치법이 공포되면서 보건진료원의 명칭을 가진 지역사회간호사가 출현
⑤ 1980년 이후 : 간호조무사가 간호 보조 인력으로 활용되어 지역사회주민을 위한 보건사업에 일익을 담당

❸ 현대의 간호

(1) 최근의 간호 : 최근 간호를 보면 환자위주 간호, 전인간호(재활간호), 질병예방위주의 간호의 경향을 띠고 있다.

(2) 포괄적 건강사업 : 건강유지 및 증진, 질병예방, 질병의 발견과 치료 및 재활로 구성되어 있다.

❹ 환자와 간호

(1) 환자에게 입원 시 불안을 조성시키는 요소
① 가까운 사람들과의 격리
② 건강관리 요원들의 비인간적인 태도
③ 낯선 기구 및 소음
④ 병원용어의 이해 부족
⑤ 소음
⑥ 동통과 질병의 예후 등

(2) 환자의 심리적 안정을 위한 간호조무사의 행동

① 정숙하고 신뢰성 있는 행동
② 개인의 비밀보장
③ 간호시행 전 친절하고 자세한 설명
④ 병상생활에 대한 용기를 독려
⑤ 인격적 대우
⑥ 면회시간 조절(특히 소아의 경우)

(3) 전인간호

① 환자의 육체적, 정신적, 심리적, 사회적 더 나아가서는 영적 요구를 충족시켜 주기 위한 포괄적 간호이다.
② 인간을 중심으로 개별적인 간호를 하는데 그 역점을 두고 있다.
③ 전인간호를 시행하기 위해 개개인을 깊이 이해하고 간호요구가 무엇인지를 발견해야 한다.

❺ 간호의 역할 및 간호사업의 3대 요소

① 간호의 본질 : 사랑과 보호(희생과 봉사정신)이며, 기본목표는 인간의 삶을 건강하게 영위하도록 돕는 것이다.
② 간호사 양성 : 우리나라 최초 간호사를 양성한 기관은 보구 여관이다.
③ 세계보건기구(WHO)에서 제시한 건강의 개념 : 신체적, 정신적, 사회적, 영적으로 완전한 안녕 상태
④ 간호의 3대 요소 : 기술적 간호(기술), 과학적 간호(지식), 정신적 간호(사랑)

❻ 간호조무사의 직업윤리와 태도

(1) 간호 직업윤리 실천 시의 유익한 사항

① 자기의 직무와 관련된 자기 자신을 아는 데 도움이 된다.
② 문제해결 시 지혜롭고 양심적인 판단을 하는데 도움이 된다.
③ 환자나 자신을 위해 안전하고 유익한 행동의 방향을 제시해 준다.
④ 법적인 책임한계를 식별하도록 해 준다.

⑤ 기쁨과 보람을 느끼게 해 준다.

(2) 간호조무사의 직업윤리 향상을 위한 필요사항

① 직업적 내용을 잘 습득하고, 직무관련 교육에 참여한다.
② 간호조무사와 관련된 현장 경험을 한다.
③ 소속된 기관과 유관단체에서 실시하는 교육과정에 참여한다.
④ 국제간호사 윤리강령 간호의 기본책임을 건강증진, 질병예방, 건강회복, 고통경감의 4가지로 본다.
⑤ **직업적 태도** : 성실과 책임완수, 근무시간 및 교대시간의 준수, 협조, 친절, 예의, 교양, 건강 및 휴식, 복장과 외모(너무 야한 것은 피하고, 정기적으로 세탁, 근무시간외나 병원 밖에서는 착용을 금함, 화장은 가볍고 밝게 함)

(3) 간호조무사의 기본적 태도

① 인도적 봉사
② 정신적 요구에 이바지
③ 질병이나 부상자의 신체적 간호
④ 의사가 환자를 치료할 때 협력적 관계 유지
⑤ 정숙하고 신뢰성 있는 태도

❼ 전인간호가 요구되는 이유

① 육체적 간호 요구의 충족을 위해
② 전 인격적 간호 요구의 충족을 위해
③ 정신적, 심리적, 정서적 및 영적 간호 요구의 충족을 위해
④ 교육적 간호 요구의 충족을 위해

❽ 간호조무사의 직업적 관계

(1) 간호사와의 관계
① 간호업무를 보조, 수행하며, 지시된 보조적 업무의 한계를 임의로 넘어서는 안 된다.
② 환자상태에 이상을 발견했을 때나 환자에게 약을 잘못 주거나 바꾸어 주었을 경우에는 발견 즉시 반드시 간호사에게 보고한다.
③ 직장을 그만 둘 경우는 적어도 1달 전 간호과장에게 사직 의사를 알려서 후임이 정해진 다음 떠나야 한다.
④ 근무시간의 변경을 하고자 할 경우에는 가능한 한 일찍 직속상관에게 사유를 설명한다.

(2) 환자와의 관계
① 환자나 외부인이 환자의 질병에 대해 물으면 간호조무사는 의사나 간호사에게 직접 문의하도록 설명한다.
② 업무상 알게 된 환자의 비밀은 어떤 상황에서도 절대 누설되지 않도록 노력한다.
③ 환자의 입원 시 중요 물품은 반드시 보호자에게 맡겨 책임지도록 한다.
④ 환자가 자신을 정성껏 돌봐준 것에 감사하며 금전적 보답 및 선물이나 먹을 것을 줄 때는 병원규칙상 안 된다고 잘 이해시키고 정중히 사양한다.
⑤ 업무가 바쁜 간호조무사에게 환자가 침요를 갈아달라고 요구할 경우 환자에게 상황을 설명하고 나중에 해준다고 말한다.
⑥ 환자와의 관계는 인정 정도를 넘어서는 안 된다.
⑦ 상냥하면서도 품위 있는 태도를 지닌다.

❾ 간호조무사의 업무 및 활동의 목적

(1) 간호조무사의 업무
① 입원실 및 진찰실의 환경정리
② 환자의 관찰(관찰 후 간호사에게 보고하고 환자의 신체적 간호를 도움)
③ 검사물 수거 및 확인과 각종 검체의 검사실 운반
④ 식사보조

⑤ 개인위생보조
⑥ 환자교육
⑦ 진료보조
⑧ 드레싱 준비
⑨ 체온과 맥박 및 호흡측정
⑩ 기구의 소독과 손질 및 사후정리
⑪ 기구나 물품의 재고조사 및 보고
⑫ 환자 침상의 정돈

(2) **간호조무사가 조직적 활동을 하는 근본목적** : 직업적 향상과 국가적 이익 및 개인적 발전을 위해서이다.

(3) **간호조무사가 병실에서 사고나 과실을 방지하는 방법** : 자신의 직무를 정확히 알고 이행한다.

(4) **간호조무사의 책임 범위** : 노인병원에서 보호자와 함께 침상에서 잠자던 노인이 병실바닥으로 떨어져 어깨 골절상을 입은 경우 간호윤리적인 면에서 간호조무사에게 책임이 있다.

⑩ 간호환경조성

(1) **물리적 환경**
  ① 편안한 환경
    ㉠ 온도(실내온도는 20~22℃, 침구사용의 경우 18℃)
    ㉡ 습도(인체에 가장 적합한 습도는 40~60%, 호흡기질환 환자의 습도는 50~60%)
    ㉢ 환기
    ㉣ 청결한 공기
  ② 청결한 환경
    ㉠ 복도, 입원실, 간호사실, 치료실, 가구의 손질, 린넨장의 손질 등 특히 바닥 청소 시에는 비질을 하지 않는다.
    ㉡ 병원 바닥에 물이나 용액을 엎질렀을 때 빨리 닦아야 하는 이유 : 사고의 원인이 되기 때문이다.

(2) 의료기구 관리

① 고무제품관리

  ㉠ 관장 촉 : 겉과 속을 씻은 후 10분간 끓인 후 걸어서 말린다.

  ㉡ 얼음주머니, 더운물 주머니, 얼음 목도리, 공기방석 : 잘 말린 후 공기를 약간 불어 넣어 붙지 않도록 보관한다.

  ㉢ 고무포 : 물기를 완전히 닦은 후 둥근 막대기에 걸어 말리거나 비눗물로 한 면부터 잘 닦고 말린 후에 반절하여 나머지 반면을 닦은 후 펴서 의자 등에 걸쳐 마르게 한다.

  ㉣ 기구 등에 피나 점액이 묻어 있으면 찬물로 헹구고 더운 비눗물로 씻는다. 또한, 모서리는 솔을 이용하여 세척한다.

② 주사기 사용 및 관리(1회용 주사기 제외)

  ㉠ 사용 후 물을 한번 통과시킨 후 반쯤 빼서 담가둔다.

  ㉡ 묻은 피를 찬물에 씻은 후 미지근한 비눗물로 씻는다.

  ㉢ 잘 헹군 후 중앙공급실로 보낸 다음 고압증기멸균을 이용해 소독한다.

  ㉣ 주사기에 달라붙은 응혈은 용혈제나 과산화수소수에 담가두면 피가 빠진다.

⑪ 기록하기(recording, charting)

(1) 목적

① 환자 관찰사항의 기록보관

② 의료팀 간의 원활한 의사소통

③ 진단의 기초

④ 치료와 간호의 지침

⑤ 연구, 통계 및 교육 자료로써 이용

⑥ 법률상, 보험관계상의 증거자료

(2) 일반적인 간호기록규칙

① 모든 기록은(초번과 낮번) 잘 변하지 않도록 검정색이나 푸른색의 잉크를 이용하며, 밤번 근무자는 붉은색 볼펜으로 기입한다.

② 모든 기록은 활자체로 단정하고 똑똑하게 쓰며, 공식 약어 사용은 가능하다.

③ 기록 후 반드시 작성한 사람이 서명한다. 서명은 서명을 다 써야 한다.

④ 한 번 기록한 것은 절대로 지우개로 지우지 말며 기록이 잘못된 경우에는 적색 볼펜으로 한 줄 또는 두 줄을 긋고 error라고 쓴 다음 정확한 기록을 다시 한다.
⑤ 해석함이 없이 객관적인 내용을 기록한다.
⑥ 상담 혹은 방문 사후에 반드시 기록한다.
⑦ 표기는 올바르고 정확하게 기록하며, 각 기록에는 날짜와 시간을 적는다.
⑧ 투약이나 치료에 대한 기록은 처치 전이 아니라 처치 후에 한다.
⑨ 환자 병세에 변화가 생기거나 이상한 증상은 즉시 기록 및 보고한다.
⑩ 기록 자체가 환자와 관련된 것으로 환자라는 말은 생략해 기록한다.
⑪ 모든 기록장, 보고장 등은 같은 종류끼리 모아 정리한다.
⑫ 기록은 간단명료하게 작성한다.

2장 기초해부생리

기초간호학 개요

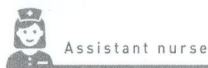

① 해부학 용어

(1) 해부학적 자세 : 양쪽 발을 일직선이 되게 똑바로 서서 눈은 앞의 수평선을 바라보며, 양팔을 손바닥을 펴서 앞(정면)으로 향하게 하고 자연스럽게 늘어뜨리고 있는 사람의 자세

(2) 인체의 면 : 정중면, 가로면, 관상면, 시상면

(3) 위치와 방향
① 내측 : 정중면에서 가까운 곳
② 외측 : 정중면에서 먼 곳
③ 근위와 원위 : 상하지(팔, 다리)에서 몸통에 가까운 곳을 근위, 먼 쪽을 원위
④ 장측과 배측 : 손바닥=장측, 손등=배측
⑤ 저측과 배측 : 발바닥=저측, 발등=배측

(4) 움직임(관절운동)을 나타내는 용어
① 굴곡 : 관절을 굽히는 운동으로 해부학적 자세에서 원래 이루고 있던 각도보다 줄어드는 것을 말한다. 즉 똑바로 선 자세에서 손, 발을 위로 올리는 자세이다.
② 신전 : 그 반대로 다시 펴는 운동을 말한다. 즉 똑바로 선 자세에서 손, 발을 다시 아래로 내리는 자세이다.
③ 과도신전 : 해부학적 자세의 한계를 약간 넘어서는 경우로 어깨관절과 대퇴관절에서 일어난다. 즉, 해부학적 자세에서 팔, 다리를 움직이는 자세
④ 내전 : 정중면에서 가까이 오는 운동
⑤ 외전 : 정중면에서 멀어지는 운동

⑥ 회선 : 굴곡, 신전, 내전, 외전의 연속된 운동으로 예를 들면 팔이나 손가락으로 원을 그리는 운동
⑦ 회내 : 손등이 앞쪽을 향하게 하는 운동 즉 평행으로 나란히 놓여 있던 요골이 척골 앞으로 와서 X선 모양으로 겹쳐지는 상태
⑧ 회외 : 손바닥이 앞쪽을 향하게 하는 운동

❷ 항상성

(1) 항상성의 개념 : 자극에 대해 자율적이고 율동적인 생리적 과정을 통해 몸의 안정상태를 유지하는 것을 의미한다.

(2) 항상성 기전의 특성
① 보상성
② 자가 조절성
③ 되먹이 체계
④ 상호 보완성
⑤ 오류나 이탈
⑥ 제한성

❸ 인체의 구성

(1) 개요
① 인체를 구성하는 4가지 기본 원소 : 산소(O), 탄소(C), 수소(H), 질소(N)
② 인체의 구조적 체계 : 세포 → 조직 → 기관 → 계통 → 유기체
③ 인체의 기본 단위 : 세포

(2) 구체적 내용
① 세포막 : 인지능력

> **참고**
> 우리 몸을 구성하는 3요소
> 세포, 세포사이 물질, 체액

  - ㉠ **기능** : 세포의 외곽 경계로 세포를 출입하는 물질이 통과를 조절하는 탄력성 있는 얇은 막
  - ㉡ **구성성분** : 지질, 인지질, 당지질, 콜레스테롤, 단백질, 탄수화물 등
  - ㉢ **인지질** : 지방용해성 물질이 세포로 쉽게 들어오거나 나갈 수 있게 함
  - ㉣ **콜레스테롤** : 막의 유동성을 감소시켜 세포를 안정되게 함(과용하게 될 경우에는 혈관이 딱딱해지며, 부족할 시에는 혈관이 물러지게 된다.)
  - ㉤ **단백질** : 효소, 운반체, 항원의 기능을 한다.
  - ㉥ **탄수화물** : 세포막의 바깥쪽에 존재하면서 외부로부터의 정보를 받아들인다.
② **핵** : 세포의 중심부의 위치하며 공 또는 타원 모양을 하고 있다.
  - ㉠ **핵막** : 핵을 둘러싸서 세포질과 경계를 이루고 있다.
  - ㉡ **핵형질** : 핵에서 염색질과 핵소체를 제외한 물질이다.
  - ㉢ **염색질** : 과립 또는 가는 실모양의 물질이다.(DNA라고 부르는 핵산이 들어 있어 세포분열 시에 "염색체"를 만든다)
  - ㉣ **핵소체** : 단백질 합성에 필요한 RNA를 만드는 곳이다.
③ **세포질** : 세포에서 핵을 제외한 모든 부분을 말한다.
  - ㉠ **구성** : 세포막, 세포소기관, 세포 포함체
  - ㉡ **세포소기관** : 살아 있는 구조물, 세포분열에 필요한 여러 가지 물질이나 에너지를 합성하는 곳이다.(형질내세망, 골지장치, 사립체, 세포중심, 용해소체, 원섬유)
  - ㉢ **세포막** : 선택적 투과 작용을 한다.(세포질 주위를 둘러싸고 있는 얇은 막, 세포를 출입하는 물질의 통과를 조절하는 기능)
  - ㉣ **세포 포함체** : 구조물을 제외한 화학물질이다.(신진대사의 과정에서 나오는 산물 예 탄수화물, 단백질, 지방, 소화효소, 호르몬, 색소 등)

> **참고 1**
> 세포분열 순서
> 간기 → 전기 → 중기 → 후기 → 종기

> **참고 2**
> • 세포의 기능 : 근육세포, 신경세포, 상피세포, 결체조직세포 등
> – 근육세포 : 이완 및 수축을 통해 근력을 발생
> – 신경세포 : 전기적 흥분을 만들며 이 흥분을 통해 자극 전달
> – 상피세포 : 내부조직을 보호하거나 물질교환을 조절하는 선택적 장벽으로 작용
> – 결체조직세포 : 인체구조를 연결, 고정 지시하는 역할

④ **조직** : 인체를 구성하고 있는 세포들이 일정한 기능을 수행하기 위하여 비슷한 형태의 세포들끼리 모인 집단을 말한다.
  ㉠ **상피조직** : 세포 면이나 내장의 내강을 덮고 있는 얇은 세포층으로 일차적 기능은 보호, 그 외의 흡수와 분비의 기능을 갖는다.
    - **편평상피** : 단층편평상피-확산과 여과작용이 일어나는 곳이다.
    - **원주상피** : 털 모양의 섬모가 나 있는 것(섬모원주상피)(예 소화관(위~장까지에 이르는 소화관의 내벽))
    - **입방상피** : 높이 및 넓이가 동일한 세포를 말한다.(예 선상피)
    - **이행상피** : 방광의 내벽을 이루는 세포를 말한다.(이 경우 내용물의 유무 또는 다소에 따라 세포의 형태가 변한다)
  ㉡ **결합조직** : 연결, 지지, 고정
    - **소성결합조직** : 짜임새가 엉성한 조직을 말한다.(예 지방, 세망, 간엽조직 등)
    - **치밀결합조직** : 치밀한 짜임새를 가진 조직(예 인대, 근막, 골막 등)
    - **특수결합조직**(예 연골, 뼈, 혈액 등)
  ㉢ **근육조직** : 골격근, 평활근, 심근 등
  ㉣ **신경조직**
    - **신경세포** : 자극을 받아 흥분을 일으켜 다른 세포에게 전달한다.
    - **지지세포** : 뉴런의 기능을 도와주면서 지지·보호 작용을 하는 세포이다.

④ 골격계의 구조 및 기능

(1) 뼈

① 가장 단단한 조직이다.
② 인산 및 탄산칼슘등과 같은 무기물들이 축적되어 일을 해 나가는 살아 있는 조직이다.
③ 뼈의 구조 : 골막, 골 조직, 골수
  ㉠ **골막** : 뼈의 외면을 덮고 있는 결합조직이다.
    - **골막의 기능** : 뼈의 보호, 혈관, 림프관 및 신경을 통과시키는 바탕을 제공('골절 시에 뼈를 재생시키는 중요한 역할'을 수행한다.)
  ㉡ **골 조직** : 뼈의 단단한 부분을 이루는 실질조직이다.(예 해면 뼈, 치밀 뼈)
  ㉢ **골수** : 해면 뼈의 엉성한 조직과 골수강을 메우는 조직이다.

④ 뼈의 기능
  ㉠ 지주기능 : 체격을 유지한다.
  ㉡ 보호기능 : 체강 속의 내부 장기들을 보호한다.
  ㉢ 조혈기능 : 골수에서 혈구를 생산한다.
  ㉣ 운동기능 : 근육과 협력하여 운동한다.
  ㉤ 저장기능 : 무기물(칼슘, 인산염)등을 축적하였다가 필요에 따라 혈류를 통해 공급한다.
⑤ 뼈의 구분(우리 몸의 뼈 = 총 206개)

구간골(80개)	두개골(29개)	뇌두개골	22개
		안면골	
		이소골(귓속)	6개
		설골(턱밑)	1개
	척추골		26개
	늑골		24개
	흉골		1개
사지골(126개)	상지골		64개
	하지골		62개

⑥ 골격
  ㉠ 두개골 : 머리와 얼굴을 구성하는 29개의 뼈를 의미한다.
    • 뇌두개골 : 전두골, 후두골, 접형골, 사골(각 1개씩 총 4개) / 두정골, 측두골(각 2개 총 4개) ⇒ 8개
    • 안면골 : 상악골, 관골, 비골, 누골, 하비갑개, 구개골(각 2개씩 총 12개) / 서골, 설골, 하악골(각 1개씩 3개) ⇒ 15개
    • 고실뼈 : 이소골을 말하며 고실 안의 추골, 침골, 등골(좌우 각 3개) ⇒ 6개
  ㉡ 척주
    • 척주 : 경추=7개, 흉추=12개, 요추=5개, 천추=5개, 미추=4개
    • 척주는 척추 뼈들과 그 사이 사이에 끼어 있는 척주사이 원반(디스크)이 함께 길이로 연결되어 긴 척추를 구성하고 있다.
  ㉢ 흉곽 : 늑골+흉골+흉추(심장, 폐, 큰 혈관을 보호)
    • 늑골 : 좌우 12쌍(24개로 구성)
    • 흉골 : 가슴의 정중에 있는 넓적하고 길쭉한 뼈로 피부에 밀착되어 있다.
  ㉣ 상지와 팔(총 64개) : 쇄골 2개, 견갑골 2개, 상완골 2개, 요골 2개, 척골 2개, 수근골(손목) 16

개, 중수골(손바닥) 10개, 지골(손가락, 엄지는 2마디, 나머지는 3마디) 28개
ⓑ 골반(관골)과 다리(총 62개) : 관골 2개, 자유하지골(대퇴골 2개, 슬개골 2개, 경골 2개, 비골 2개) 8개, 족근골(발목) 14개, 중족골(발바닥) 10개, 지골(발가락) 28개

(2) 연골
① 개념 : 뼈와 마찬가지로 변형된 결합조직(특수결합조직)의 일종이다.
② 특징
  ㉠ 단백질이 많다.
  ㉡ 탄력성이 있다.(물렁뼈)
  ㉢ 혈관이나 신경의 분포가 없다.
③ 종류
  ㉠ 유리연골 : 청백색의 연골(예 관절면, 늑연골, 기관, 후두, 코…)
  ㉡ 섬유연골 : 힘이 큰 연골(예 척추사이 원반, 치밀한 결합 → 몸을 지탱하기 위함)
  ㉢ 탄력연골 : 탄력이 가장 큰 연골(예 귓바퀴, 이관, 후두덮개 등)

(3) 관절
① 개념 : 2개 또는 그 이상의 뼈들이 연결되는 부위를 말한다.
② 종류
  ㉠ 섬유관절(부동관절) : 두개골형
  ㉡ 연골관절(반부동관절) : 척추형
  ㉢ 윤활관절(가동관절) : 팔다리형

⑤ 근육계의 구조 및 기능

① 근육 : 형태상 횡문근(=가로무늬근 : 가로무늬 있음)-골격근, 심장근
  ㉠ 평활근(=민무늬근 : 가로무늬 없음)-내장근
  ㉡ 기능상 수의근(의지대로 움직임)-골격근
  ㉢ 불수의근(의지대로 움직이지 않음)-심장근, 내장근
② 근육의 구성 : 혈관+신경+근막+힘줄
③ 근육의 기능 : 운동, 자세의 유지, 열(에너지) 생산(하지만, 저장기능은 없다)

❻ 위장관의 구조 및 기능

(1) 개요

① 소화 : 장운동에 의한 물리적 작용+소화효소에 의한 화학적 작용에 의해 장벽에서 영양물을 쉽게 흡수할 수 있도록 만드는 과정을 의미한다.

② 소화의 작용
  ㉠ 장운동 : 장벽에 있는 평활근의 수축과 이완에 의해 일어난다.
  ㉡ 연동운동 : 식도~직장에서 일어나는 운동으로 '음식물을 아래로 내려 보내는 작용'을 한다.
  ㉢ 분절운동 : '소장'에서만 일어난다. → 소장 내 음식물을 잘게 부수고 소화액과 혼합한다.

 참고

음식물의 이동경로
구강 → 인두 → 식도 → 위 → 십이지장 → 소장 → 대장 → 직장 → 항문

(2) 위장관

① 입 : 음식물을 씹어 타액(침)과 섞는 "저작기능"을 한다.
  ㉠ 혀 : 맛을 느낄 수 있는 미각 기능을 한다.
  ㉡ 치아 : 유치=20개(젖니), 영구치=32개
② 침샘 : 이하선(귀밑침샘)+악하선(턱밑침샘)+설하선(혀밑)
③ 인두 : 음식물과 공기의 공동 경로-연하반사를 통해 음식물이 후두로 넘어가지 않게 한다.
  ㉠ 의식을 잃게 되면 혀가 말려 들어가 인두를 막아 질식할 수도 있다.
  ㉡ 종류 : 코 인두, 입 인두, 후두 인두
  ㉢ 음식물 경로 : 입 인두 → 후두인두 → 식도
  ㉣ 공기 경로 : 코 인두 → 입 인두 → 후두인두 → 후두
④ 식도(길이 : 25cm) : 연동운동으로 음식물을 운반한다.
  ㉠ 생리적 협착(좁아짐) : 식도 시작부위, 기관 분지부, 횡경막 통과부위
  ㉡ 식도에 이상이 생길 때 '생리적 협착' 부위가 가장 먼저 좁아진다.
⑤ 위 : J자 모양
  ㉠ 입구 : 분문
  ㉡ 출구 : 유문
  ㉢ 작은 만곡(소만)
  ㉣ 큰 만곡(대만)

ⓜ 위의 기능
- 음식물을 임시로 저장
- 위액 분비 → 소화의 첫 단계(염산=위액, 펩신=점액)
- 선택적 흡수(당분, 알코올)

⑥ 소장 : 길이 약 6m(전체 소화관 : 9m)
ㄱ 소장의 특성
- 내면에 돌림주름(횡주름)과 융모가 나 있다.
- 장액(소장), 췌장액(췌장), 담즙(간)이 분비되어 소화 작용이 일어난다.

ㄴ 십이지장 : 길이 25cm, C 또는 말굽모양, 유문에서 8~10cm되는 곳에 큰 십이지장 유두가 있어 총담관과 췌장이 공동으로 열린다.

ㄷ 공장(모든 소화가 이루어지며, 일부는 십이지장에서 이루어짐)과 회장(회장쪽으로 내려가면서 점점 돌림주름(횡주름)과 융모의 길이가 짧아지고 수가 적어지는 반면 림프양 조직의 풍치인 림프소절이 나타난다.)

⑦ 대장
ㄱ 특징 : 수분을 흡수(소화효소 분비가 없다), 반고체 상태인 대변으로 배설, 결장띠, 결장팽기, 복막수가 있다.

ㄴ 맹장 : 아래로 늘어진 가늘고 긴 돌기를 의미하며, 위치는 배꼽과 위앞장골가시를 연결하는 직선상의 대략 아래 $\frac{1}{3}$지점이다.

ㄷ 결장 : 오름결장(상행) → 가로결장(횡행) → 내림결장(하행) → S자상 결장

ㄹ 직장 : 대변이 축적되어 있다.

ㅁ 항문관 : 몸 밖으로 열려져 있는 길이 2~3cm의 가장 짧은 관으로 소화관의 마지막 출구이다.

(3) 부속장기

① 간
ㄱ 개념 : 인체 내의 가장 큰 분비선(우상부에 위치)
ㄴ 구조 : 큰우엽과 좌엽, 작은 네모엽, 꼬리엽 등
ㄷ 기능
- 담즙의 생산
- 아미노산과 당을 저장 또는 대사시키는 작용
- 조혈작용
- 해독작용
- 항체형성

- 수명이 다한 적혈구의 파괴
- 혈장 단백질 일부 생성

② 췌장
  ㉠ 길이 : 15cm정도이다.
  ㉡ 위치 : 췌장머리와 목은 십이지장 만곡부, 꼬리부분은 좌측에 있는 비장에 연결되어 있다.

⑦ 호흡기계의 구조 및 기능

(1) 호흡기의 구성

① 호흡기도
  ㉠ 코 : 바깥 코+비강
    - 공기에 섞여 있는 먼지를 흡착 및 여과하는 역할수행
    - 찬 공기는 덮혀주고 습기를 더해주는 역할수행
    - 냄새를 맡는 후각기의 역할수행
    - 발성할 때 보조 역할을 하는 공명장치의 역할수행
  ㉡ 인두 : 의식이 없을 때 '인두'가 막힘으로써 기도가 막혀 호흡이 끊어지는 수가 많다.
  ㉢ 후두 : 발성기인 '성대'를 간직한다.
  ㉣ 기관 및 기관지
    - 기관지 : 1차 기관지-굵은 두 갈래의 가지를 말한다.(오른쪽 기관지는 왼쪽에 비해 더 굵고 짧으며 보다 수직에 가깝기 때문에 이물질이 들어갔을 때 오른쪽 기관지로 들어감)
    - 2차 기관지 : 엽기관지
    - 3차 기관지 : 구기관지

② 폐
  ㉠ 모양 : 좌폐-2엽, 우폐-3엽(각 폐에는 "폐문"이 존재함)
  ㉡ 흉막 : 폐의 표면과 흉각 내벽은 얇은 흉막에 쌓여 있다.

(2) 내호흡 및 외호흡

① 내호흡(조직호흡) : 혈액속의 산소와 조직속의 이산화탄소를 교환한다.
② 외호흡(폐호흡) : 폐포 속의 산소와 혈액속의 이산화탄소를 교환한다.

(3) 기체의 운반

① 산소의 운반 : WBC내의 Hb과 결합하여 운반, Hb과 결합한 O_2는 CO_2의 분압이 높고, 온도가 높을 때 잘 분리된다.
② 호흡조절 : 뇌의 연수와 뇌교에 위치한 호흡중추를 통해 자율적으로 호흡이 이루어진다.
③ 흡식근 : 횡격막과 외늑간근이 있으며 보조 흡식근에는 흉쇄유돌근, 사각근, 승모근이 있다.
④ 기도저항 : 기도 구경은 교감신경이 흥분하면 확장되고, 부교감신경이 흥분하면 축소된다.

(4) 호흡의 양상

① 정상호흡 : 13~22회/분이다.
② 과호흡 : 심호흡을 계속하는 경우이다.
③ 빈호흡 : 호흡 빈도가 많은 경우이다.
④ 호흡곤란 : 호흡하지 못하고 힘들게 호흡하는 상태이다.
⑤ 무호흡 : 호흡이 일시 중단되는 경우이다.
⑥ 임종 시의 호흡 : 호흡곤란과 무호흡이 반복적으로 교대로 일어난다.

⑧ 순환기계의 구조 및 기능

(1) 혈액(체중의 $\frac{1}{13}$, 5ℓ)

① 성분 : 혈장 55%, 혈구와 혈소판 45%
② 혈장 : 혈장 단백질(알부민 55%, 글로블린 38%, 피브리노겐 7%), 물, 기타(1%)
③ 혈액의 기능 : 각종 물질운반, 세포환경 유지, 신체방어, 체액의 pH 조절, 출혈방지, 체온유지 등

(2) 심장

① 구조 : 자신의 주먹만 하며 원뿔형이고, 가슴 정중앙에서 $\frac{2}{3}$가량 왼쪽에 위치하고 있으며, 심장 끝은 아래로 향한다.
② 심장의 내부 : 4개의 방이 있다.(좌심방, 좌심실, 우심방, 우심실)

> **참고**
> **판막의 역할**
> 심실과 심방 사이로 피가 역류하는 것을 방지하는 역할을 수행

③ 기능
  ㉠ 심장의 전도계통 및 심장박동 : 심장근 수축을 하는데 관여하는 전기적 자극의 전달체계(전도계통)

> **참고**
> 수축기혈압=최고혈압, 이완기 혈압=최저혈압, 정상인 범위 : 120/80 mmHg

  ㉡ 혈액순환
    • 몸 순환 : 심장에서 나가서 말단의 조직을 돌아 다시 심장으로 돌아오는 것을 말한다.
      (좌심실 → 동맥계(대동맥) → 모세혈관 → 정맥계(대정맥))
    • 폐순환 : 심장에 들어온 혈액이 폐에 가서 가스교환을 한 다음 다시 심장으로 돌아오는 것을 말한다.(우심실 → 폐동맥 → 폐 → 폐정맥 → 좌심방)

(3) 혈관(혈액이 순환하는 통로)
① 동맥 : 심장으로부터 나가는 혈액의 통로이며, 탄력적이다.(관상동맥 : 심장 벽에 분포되어 그 곳의 영양공급과 가스교환 담당)
② 모세혈관 : 동맥과 정맥사이를 잇는 혈관이다.(혈관 벽이 단일층으로 되어 있어 산소나 영양분을 쉽게 공급)
③ 정맥 : 전신에 퍼져 있는 혈액을 심장으로 모아들이는 혈관이다. 또한 벽이 얇고, 덜 탄력적이고, 혈관 내에 판막(혈액의 역류를 방지 위해서)이 있다.

(4) 림프계(조직에서 액체성분을 정맥계를 통해 심장으로 돌려보내는 역할)
① 특징 : 동맥계에 해당되는 부분이 없고, 말단에서 심장으로 가는 일반적인 통로이다.(심장으로만 들어감)
② 림프 : 림프관속에 흐르는 내용물로 모세관 벽을 통하여 조직에서 스며 나온 혈액성분의 하나이며, 혈장과 성분이 비슷하고 많은 백혈구 특히 림프구가 섞여 있다.
③ 림프관 : 전신의 림프를 집합, 소장에서 흡수된 지방과 함께 흉관(경정맥)과 쇄골하정맥과 만나 상대정맥이 합류
④ 림프기관의 종류 : 림프절, 비장, 가슴 샘(흉선), 편도 등

⑨ 비뇨기계의 구조 및 기능

(1) 비뇨기계의 구성

① 신장 : 후복 벽에 좌우 1개씩, 위쪽 끝은 횡경막, 아래쪽 끝은 배꼽 높이에 위치
  ㉠ 특징 : 강낭콩 모양, 10㎝, 무게 : 115 ~ 170g
  ㉡ 기능 : 노폐물 배설, 혈액중의 성분 조절로 체액의 균형유지, 레닌을 분비하여 혈압 조절(떨어진 혈압을 정상으로 올림)
② 요관 및 방광
  ㉠ 요관 : 신우~방광까지 소변을 운반하는 관을 말한다.
  ㉡ 방광 : 소변을 저장, 체외로 배출한다.(약 500cc 소변을 보관) → 400cc가 모이면 요의를 느끼며, 800cc가 최대 용적이다.
③ 요도 : 방광에서 체외로 연결되는 소변의 통로를 말한다.(남성-20㎝/여성-3㎝)

⑩ 생식기계의 구조 및 기능

(1) 성샘

① 남성 : 고환 → 정자, 남성호르몬(테스토스테론) 생산
  ㉠ 음낭 속에 있으며 길이(3㎝), 계란모양, 좌우하나씩 후상방에 부고환 부착
  ㉡ 배출순서 : 고환 → 부고환 → 정관 → 정낭 → 사정관 → 요도
② 여성 : 난소 → 난자, 에스트로겐+프로게스테론 분비
  ㉠ 골반강에 좌우 하나씩, 난포로 구성되며, 매월 배란이 이루어진다.
  ㉡ 배출순서 : 난소 → 난관술 → 난관(수정) → 자궁내막에 착상

(2) 생식 통로

① 남성 : 정관(길이 45㎝, 정자가 지나는 통로)
② 여성 : 난관(길이 8~10㎝, 난자 및 정자 통로)

(3) 접합기관(외부생식기)

① 남성 : 음경(특수한 발기 조직 → 성적자극에 의해 발기), 특징으로는 소변의 통로 및 정액의 통로

이다.
② 여성 : 질(7~8㎝), 특징으로는 접합기관, 산도, 월경배설통로이다.

(4) 부속샘
① 남성 : 정낭, 전립선, 요도망울샘 → 정액을 분비하는 곳, 1회 사정량 : 2~3cc 정도
② 여성 : 큰 전정샘, 작은 전정샘 → 성적자극에 의해 투명한 점액 분비(윤활제 역할)

(5) 기타기관 : 유방 – 젖샘(샘 조직)+섬유 및 지방조직

(6) 수정 : 난자가 자궁에 이르기 전에 정자와 만나 결합하는 현상을 말한다.(수정~착상까지 7일 소요)

⑪ 신경계의 구조 및 기능

(1) 신경계의 구조
① 신경세포 : 기본 단위(신경원 : neuron)
  ㉠ 운동세포(운동 신경원)는 중추신경에서 효과기로 자극을 전달함 → 폐, 심장, 간장, 위(=기관)
  ㉡ 감각신경세포는 수상돌기(가지 돌기)에서 중추신경으로 자극을 전달하여 정보(자극)을 받아들임 → 피부(감각기관)를 자극하면 뇌에서 그 자극을 받아들인다.

(2) 신경계통의 분류
① 중추신경계 : 뇌, 척수
  ㉠ 중추신경계통
    • 대뇌 : 가장 큰 뇌, 뇌 중량의 $\frac{7}{8}$, 홈이 패어진 것(구), 홈 사이의 블록 솟은 부분(회)이다.
    • 대뇌의 기능 : 지각, 시각, 청각, 후각, 운동중추(행동, 감정 조절) 등
    • 중뇌 : 시청각 반사, 몸의 평형기능 유지, 숙련된 근육의 움직임을 조절
    • 시상하부 : 체온·음식섭취 조절 중추, 항이뇨 호르몬과 옥시토신을 생성(뇌하수체 후엽), 유리호르몬 생성
    • 소뇌 : 후두부 위치, 운동조절, 몸의 평행유지 등
    • 교뇌 : 중뇌와 연수를 이어주는 다리 역할을 수행

- 연수 : 호흡중추가 있어 생명에 직접 관여하는 중추
- 척수 : 40~45㎝, 위로는 연수에서 아래로는 제 1~2요추까지 내려와 있다.
ⓒ 말초신경계 : 뇌신경, 척수신경(내장기관에 분포되어 있는 자율신경)
- 종류 : 후각신경(제1 뇌신경), 시각신경(제2 뇌신경), 동안신경(제3 뇌신경), 도르래(활차)신경(제4 뇌신경), 삼차신경(제5 뇌신경), 외향신경(제6 뇌신경), 얼굴신경(제7 뇌신경), 속귀신경(제8 뇌신경), 혀인두(설인)신경(제9 뇌신경), 미주신경(제10 뇌신경), 부신경(제11 뇌신경), 혀밑(설하)신경(제12 뇌신경)
- 척수신경 : 척추 뼈 사이사이를 빠져 나오는 신경을 말하며 이에는 경신경 8쌍, 흉신경 12쌍, 요신경 5쌍, 선골신경 5쌍, 미골신경 1쌍 / 모두 31쌍, 사지와 각 내부 장기에 분포되어 있다.(운동, 감각신경로가 있음)

(3) 자율신경계통 : 각종 내장기와 분비선, 혈관 등에 분포되어 있다.

  피부의 구조 및 기능

(1) 피부 : 인체의 표면을 덮고 있는 중요한 기관이다.

> **참고**
> **피부의 표면적**
> 남성 : 1.8㎡ / 여성 : 1.6㎡

① 피부
ⓐ 구조 : 표피, 진피, 피하조직
ⓑ 표피 : 신경과 혈관이 분포되어 있지 않음
ⓒ 진피 : 혈관, 신경분포
- 유두층 : 모세혈관, 신경섬유, 감각수용기(표피 가까이 위치)등이 있음
- 그물층 : 탄력섬유가 있음, 털, 기름샘, 땀샘 있음
ⓓ 피부 및 조직(피하 조직) : 피부와 근육사이 조직, 지방세포가 차 있음, 몸에서 단열층 역할을 수행한다.(보온기능, 충격흡수 작용, 영양분 저장)
② 피부의 기능 : 보호작용, 방벽(방수작용), 감각작용, 체온조절 작용, 배설 및 분비작용, 비타민 합성 작용, 소도구, 영양소저장 작용 등

(2) 피부의 부속물 : 털, 손톱, 땀샘, 기름샘

⑬ 감각기관의 구조 및 기능

(1) 일반감각기관 : 피부를 통해 느끼는 모든 감각(받아들이는 기관)

(2) 특수감각기관 : 시각, 청각, 후각, 미각(머리의 일정 장소 국한)=얼굴
   ① **특수감각기관** : 뇌신경이 지배(말초신경)
      ㉠ **후각기관** : 냄새를 맡는 곳 → 비강상부의 후부위치
      ㉡ **미각기관** : 미각세포+지지세포 → 구성
      ㉢ **시각기관** : 안구-직경 24mm의 구형체
   ② **굴절매개 물질** : 안구방수, 수정체(빛을 굴절 → 망막에 상을 맺는 작용), 유리체
   ③ **청각기관** : 측두골안에 위치, 소리를 듣고 체위의 변화를 감지하는 감각기
      ㉠ **구종** : 바깥귀(외이), 가운뎃귀(중이), 속귀(내이)-전정, 삼반고리관, 달팽이관(와우각관)
      ㉡ **기능** : 소리 자극의 지각(달팽이관) / 몸의 평형 유지(전정, 세 개의 반고리관을 통해 유지)
      ㉢ **삼반고리관(전정기관)** : 청각기능과 무관하게 사람의 평형과 회전감지기능에 이용한다.
      ㉣ **달팽이관** : 음을 전해주는 구조, 소리의 진동을 전기적 신호로 바꾸어 신경을 통해 대뇌에 전달하는 기관이다. 즉 소리를 느끼는 기관이다.

3장 기초약리

기초간호학 개요

❶ 약물

(1) 개요
① **약물투여의 목적** : 질병치료, 질병예방, 질병진단, 동통 및 불편함의 제거
② **약물의 구비조건**
  ㉠ 인체에 해가 없으며 안정성, 강도, 효과가 있어야 한다.
  ㉡ 발암현상이 없어야 하며, 치료효과가 있어야 한다.
  ㉢ 선택성이 있어야 하며 값이 저렴해야 한다.
③ **약물의 관리**
  ㉠ 약물은 30℃ 이하의 서늘하고 통풍이 잘 되며 직사광선을 피해 어두운 곳에 보관한다.
  ㉡ 액체로 된 약품이나 약상자, 기타 약을 담는 그릇은 언제나 뚜껑을 덮어 둔다.
  ㉢ 연고, 마사지용 알코올, 소독약 등은 내복약과 다른 칸막이에 따로 둔다.
  ㉣ 혈청, 예방백신(예 B.C.G용액, P.P.D용액), 인슐린, 간장추출물 등은 2~5℃의 냉암소에 보관하고 좌약은 실온에 보관한다.
  ㉤ 기름 종류의 약품은 10℃ 전후로 보관한다.
  ㉥ 유효날짜가 지난 것은 간호사에게 보고하여 바로 버린다.
④ **약장 관리** : 아편제제와 마약종류는 별도의 약장에 보관하고 거듭 잠그는 장치를 요한다. 반드시 잠가두고 항상 수량을 확인하는 한편 열쇠는 책임 간호사가 보관한다. 마약을 투여하지 않을 경우 버리지 않고 반납해야 한다.

② 약물 작용

(1) 용어 정의

① 치료 작용, 부작용 및 독작용
  ㉠ 치료 작용 : 약물이 가지고 있는 여러 작용 중 질병 치료에 필요로 하는 작용
  ㉡ 부작용 : 원하지 않은 작용, 치료에 필요하지 않은 작용
  ㉢ 독작용 : 부작용 중 건강을 해치거나 생명에 위험을 주는 작용

② 약물 알러지 : 개인의 민감성에 따라 나타나며 투여한 약물의 작용과 전혀 성질이 다른 증상이 나타남을 말한다. (예 발진, 발열, 천식 등)

③ 내성 : 약물을 계속 연용할 경우 동일한 치료효과를 얻기 위해 사용량을 증가해야 하는 현상

④ 상가 작용, 상승작용 및 길항작용
  ㉠ 상가작용 : 두 가지 이상의 약물을 병용하여 얻은 효과가 개개의 약물이나 나타내는 작용의 합에 해당하는 경우
  ㉡ 상승작용 : 두 가지 이상의 약물을 병용하여 얻은 효과가 개개의 약물이 나타내는 작용의 합보다 큰 경우
  ㉢ 길항작용 : 두 가지 이상의 약물을 병용할 때 각 약물의 작용이 감약 또는 상쇄되는 것

⑤ 약물의존성 : 약물을 오랫동안 사용하다가 투여를 중지할 때 정신적, 육체적으로 그 약을 갈망한다.

⑥ 금단증상 : 의존성이 생긴 약물을 갑자기 중단했을 때 나타나는 극도의 신체적 증상

(2) 약물작용에 영향을 주는 요소

① 체중 및 연령
② 성(性)
③ 약물의 투여시기와 투여경로
④ 특이체질
⑤ 심리적 요인(예 위약)
⑥ 환경적 요인(예 고온, 저온)

❸ 투약

(1) 투약시간 및 용량

① 투약시간 : 항생제, 결핵의 화학요법제, 항고혈압제, 인슐린, 이뇨제 등은 처방된 투약시간을 반드시 지키도록 한다.(일정한 혈중농도를 유지하여 치료효과를 높이기 위해서이다)

> **참고 1**
> **약물의 흡수속도가 빠른 순서**
> 정맥주사 → 근육주사 → 피하주사 → 경구투여

> **참고 2**
> **경구보다 비경구를 투여해야 하는 경우**
> - 위 내용물에 의해 약효가 영향 받을 경우
> - 더 빠른 약효를 기대할 때
> - 무의식 환자의 경우

② 투여 용량 : 한량 → 상용량 → 극량 → 중독량 → 내량 → 치사량

(2) 약의 특성 및 복용시간

① 약의 특성

　㉠ 식전
- 신속한 전체작용을 기대할 때
- 불쾌한 맛을 가지는 약일 때
- 강장제, 건위제, 식욕증진제, 고미제, 진통제, 진해제, 구충제 등

　㉡ 식간
- 이뇨제
- 강심제

　㉢ 식후
- 서서히 흡수되는 것을 목적으로 할 때
- 자극성으로 위장을 해칠 우려가 있을 때
- 소화제, 지사제

(3) 투약 시의 일반적인 주의사항

① 정확한 약, 환자, 용량, 시간, 방법을 확인하며, 수술 후에는 수술 전에 주던 약을 주지 않고 처방

을 다시 받는다.
② 약은 의사의 처방에 의해 사용하며, 간호사는 약의 효력과 중독증상을 알아야 한다.
③ 약품명과 1회 분량이 정확히 기입된 것만 사용하며 다른 병으로 약을 옮기지 않는다.
④ 약을 너무 많이 따랐을 때에는 약병에 다시 붓지 말고 버린다.
⑤ 약을 잘못 사용 시에 곧바로 의사와 간호사에게 보고하여 응급조치를 한다.
⑥ 환자에게 투약 시 라벨은 3번 이상 확인하도록 한다.
⑦ 마약과 수면제는 법률의 규제를 받으므로 수량을 잘 확인한다.
⑧ 액성 약물이 뿌옇게 흐리거나 색깔이 변했으면 사용하지 않는다.

(4) 약물의 복용 방법
① 물약 : 흔들어서 준다.
② 기름 약 : 먹인 후 뜨거운 차를 마시게 하거나 차게 해서 먹인다.
③ 치아에 착색되는 약(철분제) : 빨대를 구강 깊이 삽입해 빨아 먹인다.
④ 혓바늘이 돋았을 때(함당제) : 입안에 물고 있게 한다.
⑤ 설하투여제(니트로글리세린) : 혀 밑의 점막을 통해 투여하며, 약물이 녹을 때까지 혀 아래에 넣고 있도록 한다.
⑥ Lugol's 용액 : 우유나 과일주스에 희석하여 빨대로 투여하는데, 이는 쓴맛을 감추기 위함이다.
⑦ Hartmann's 용액 : 생리식염수에 Ca 및 K가 들어 있다.

(5) 약물의 종류 및 특성
① 응급약
  ㉠ 에피네프린(아나필락시스시 사용)
    • 효능 : 교감신경흥분제, 강심제, 혈관수축제, 국소출혈방지, 기관지 천식, 기관지 확장증의 경련 완화
    • 부작용 : 중추신경자극, 심전도 변화, 빈맥, 고혈압, 대사성 산증
  ㉡ 아트로핀
    • 효능 : 부교감 신경차단제
    • 부작용 : 구갈, 오심, 구토, 배뇨장애, 두통, 호흡장애, 심계항진 등
  ㉢ 리도카인
    • 효능 : 국소마취제, 부정맥 치료제
    • 부작용 : 졸림, 오심, 구토, 서맥, 호흡곤란 등
② 해열 진통제

㉠ 아스피린(Aspirin)
  - **적응증** : 두통, 신경통, 류마티스열, 발열상태
  - **부작용** : 위장장애, 발진, 두드러기 등(위궤양 환자에겐 금지)

  ㉡ 아세트아미노펜(Acetaminophen)
  - **적응증** : 두통, 치통 등 발열과 통증, 아스피린 작용과 유사
  - **부작용** : 사용량 범위 내에서는 비교적 경미

  ㉢ 설피린(Sulpyrin)
  - **적응증** : 신경통, 요통, 두통
  - **부작용** : 무과립성 혈구증

③ **소독약품** : 취급이 간편하며, 값싸고 재료가 풍부하고, 소독물품이 상하지 않은 것(⑩ 크레졸 비누액, 알코올, 표백분, 과산화수소수 3%, 석탄산(phenol), 포비돈 아이오다인(베타딘), 아이오다인 팅처)

④ **항 히스타민제(Anti histamines)**
  ㉠ **특성** : 항 알러지라고도 하며, 항히스타민제를 투여해 알러지의 증상을 제거
  ㉡ **부작용** : 졸음, 현기증, 두통, 정신집중 요하는 사람에게 주의(⑩ 운전기사 등)

⑤ **항생물질(Anti biotics)**
  ㉠ 박테리아(세균)의 성장과 발육을 저지할 목적으로 사용한다.
  ㉡ 항생제는 혈중 약물농도를 일정하게 유지하여 치료효과를 높이려면 일정한 간격으로 투여해야 한다.(⑩ 페니실린(Penicilin), 세팔로스포린계(Cephalosporins), 클로람페니콜, 테트라사이클린계(Tetracyclines), 스트렙토마이신(S.M), 에리스로마이신(Erythromycin), 설파제(Sulfa drugs))

⑥ **결핵치료제** : 항 결핵제를 병용하는 이유는 병원균의 저항력(내성)을 늦추고 약 효과 증진 및 부작용 감소, 균의 혼합감염치료를 위함이다.

(6) 기타

① **제산제** : 이미 분비된 위산을 중화하여 십이지장점막 및 위장점막을 보호하기 위해 사용되는 약물을 의미한다.(⑩ 알루미늄 하이드로사이드(제산작용, 고인지혈증의 교정), 칼슘 카보네이트(제산작용, 칼슘 공급, 말기 신부전 환자의 고인지혈증 조절), 미란타(위산과다, 속쓰림, 위부불쾌감, 구역, 구토, 위통))

② **디기탈리스(digitalis)** : 강심제로서 디곡신(디기탈리스제제)을 투여하기 전 대체로 맥박을 먼저 측정하여 50~60회 이하이면 투약을 금하며 투약 후에는 맥박을 측정하여 서맥이 보이면 의사에게 보호한다.

③ 몰핀 : 환자에게 몰핀을 투여하기 전후에는 반드시 호흡수를 측정한다.
④ 소화성 궤양제 : 위산분비를 억제함으로써 위산에 의한 위염이나 십이지장 궤양을 치료한다.(예 시메티딘)
⑤ 아미노필린 : 기관지 평활근 이완제로 천식환자의 발작 시에 사용하며 저혈압의 부작용이 올 수 있다.
⑥ 페노바비탈 : 이는 진정제의 용도로 쓰인다.
⑦ 다이아제팜(바륨) : 항불안제로 수술 전 처치, 경련 시에 사용한다.
⑧ 젠센 바이올렛 : 구내염, 아구창, 농가진, 질염에 사용하는 항진균제
⑨ 생리식염수 염분의 농도 : 0.9%
⑩ 좌약의 보관법 : 온도가 낮은 곳에서는 약의 효과가 떨어지므로 실온에서 보관한다.
⑪ 디곡신의 작용 : 약물 축적작용, 느린 맥박, 심장박동 능력 증가, 이뇨 등

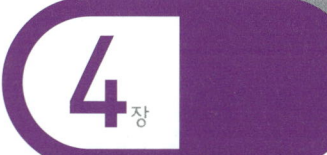

기초간호학 개요

기초영양

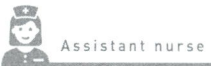

❶ 기초 영양

(1) 영양과 영양소
① 영양 : 외부에서 여러 가지 물질을 섭취하여 그것을 이용하고 건강한 생활을 영위하는 것
② 영양소 : 위와 같은 목적으로 섭취하는 물질

(2) 영양소의 작용 : 열량공급, 신체의 조직구성, 체액의 균형, 신경계와 내분비 샘의 기능조절

(3) 단백질
① 생체의 주성분으로 조직을 형성하고 파괴된 조직을 수선한다.
② 단백질 결핍 : 콰시오카(발육정지, 빈혈, 부종, 혈청 단백질의 감소 등), 창상 치유가 잘 안됨, 큰 수술 후 상처치유가 지연된다.

(3) 탄수화물 : 근육운동을 위한 열량원으로서 탄수화물이 가장 좋은 자원이 된다.

(4) 지방
① 기능
  ㉠ 외부와의 절연체 역할
  ㉡ 신체온도유지
  ㉢ 충격흡수 역할
  ㉣ 만복감을 주는 역할
  ㉤ 필수지방산의 공급
② 흡수 : 지방의 소화는 췌장액과 담즙산을 이용해 소장에서 이루어지고 소장에서 흡수된다.

(5) 무기질

① 무기질은 광물질, 회분이라고도 하며 우리 몸의 약 4%에 해당되는데 뼈가 단단한 것은 무기질(칼슘, 인)이 많기 때문이다.

② 무기질의 기능
- ㉠ 삼투압을 일정하게 유지
- ㉡ 체액의 산성 또는 균형을 유지
- ㉢ 체조직의 형성
- ㉣ 체내의 수분함량 조절
- ㉤ 신경전도 작용 및 근육의 수축
- ㉥ 혈액응고작용(칼슘)

(6) 비타민

① 비타민의 주요 기능
- ㉠ 성장의 촉진
- ㉡ 생식능력의 증진
- ㉢ 소화기관의 정상적 작용을 도모
- ㉣ 무기질의 이용에 도움
- ㉤ 에너지 영양소의 대사과정을 도움
- ㉥ 신경 안정에 도움
- ㉦ 질병에 대한 저항력을 높임
- ㉧ 단백질과 더불어 창상 치유에 도움

② 단위 : 비타민 C, D, E는 I.U. 단위를 사용하나 음식중의 함량을 나타낼 때는 ㎎ 또는 ㎍을 쓰고, 비타민 A는 그 단위로서 R.E.만 사용한다.

(7) 수분의 기능

① 체액을 조성하고 삼투압을 유지
② 신체 조직을 만들고 노폐물을 배설
③ 영양물의 흡수 및 운반, 체온조절
④ 체내 화학적 변화의 매체

② 질병 조절을 위한 특별 식이

(1) 신질환 : 수분제한, 저염식이

 참고
신장염 환자에게 저염식이 권장되는 이유
신장의 부담 감소와 부종을 감소하여 치료효과를 높이기 위해서이다.

(2) 심장 질환

나트륨 제한, 칼륨 섭취 증가, 열량조절, 자극성 식이 제한(울혈성 부종을 방지하기 위해 나트륨의 축적을 예방하며 심부전증이 있을 때에는 산소 공급에 유의하면서 칼륨 부족을 가져오지 않게 노력) (예 복수환자는 염분제한 → 심장의 안정)

(3) 위장 질환

① 소화성 궤양시의 식이요법 : 위 정체시간이 짧고 위벽 자극이 적고 영양가가 높아야 한다.
② 만성설사의 식이요법 : 냉 음료, 섬유소가 많은 야채 등을 제한한다. 기름진 음식은 피하고 해조류나 발효성 식품도 피한다.
③ 위장질환의 일반적 식이 : 저섬유질을 조금씩 자주 먹고, 딱딱한 음식과 자극성 있는 양념은 피한다.

(4) 고혈압 식이

① 목적 : 혈압을 내리고 동맥경화의 발생과 진전을 억제한다.
② 식이요법 : 칼륨섭취, 저염, 저지방, 충분한 단백질 섭취, 저지방 및 저탄수화물 등

(5) 임신중독증 환자의 식이 : 고 비타민, 고 탄수화물, 저염, 고단백

(6) 결핵환자, 임신 수유부, 회복기 환자의 식이 : 특히 제공해야 하는 식이는 고단백식이이다.

(7) 간질환자의 식이 : 고단백 식이, 비타민 식이, 저지방식이(복수 발생 시에는 저염 식이를 제공한다)

5장 기초치과

기초간호학 개요

❶ 구강 해부학

(1) 치아 조직의 명칭

① **법랑질(사기질=에나멜층)** : 치아의 맨 바깥층으로 먹거리를 씹는 기능을 한다. 불소가 가장 잘 침착이 된다. 치아우식증을 예방해야 하는 부위이다.

② **상아질** : 법랑질의 충격을 흡수하여 신경을 보호하는 완충 지대이다(치아의 주성분). 경도가 약하므로 일단 충치가 되면 쉽게 썩는다.

③ **백악질** : 치근의 겉 표면을 싸고 있으며, 치아를 악골에 고정시키는 역할을 하고 뼈의 치밀골과 유사한 조직이다.

④ **치수(신경+혈관)**
   ㉠ 치근의 가장 가운데 있으며 신경과 혈관이 존재한다.
   ㉡ 신경은 치아의 외부 자극을 고통으로만 느낀다.
   ㉢ 혈관은 신경을 유지시키고, 상아질에 수분 및 영양소를 공급한다.

⑤ **치수 인대(치근막)** : 치아를 치조골에 붙이는 접착과 충격의 완충 역할을 한다. 치아가 부딪칠 때의 느낌을 신경에 전달한다.

⑥ **치관(Crown)** : 잇몸(치은) 바깥으로 나와 있는 치아

⑦ **치경부(Cervical)** : 치관과 치근의 경계부

⑧ **치근(Root)** : 잇몸 뼈(치조골) 안에 있는 치아

⑨ **근관(Canal)** : 치수가 들어 있는 치근의 공간

⑩ **치식** : 고유의 이름과 번호를 해당 치아에 부여하는 방법, 진료 차트에는 간단하게 쓸 수 있는 치식으로 표기(인터내셔널 시스템, 팔머 시스템)

(2) 유치, 영구치의 성장

① **유치(젖니)** : 유치의 치배는 태생 후 7~8주부터 형성되어 6~7개월에 맹출이 되고 2세반(30M)

정도가 되면 유치(20개)가 모두 자라서 유치열이 완성된다.
② 맹출 : 석회화된 치아가 치육을 뚫고 구강 내에 출현하는 것(보통 치통을 수반하지 않고 아무 이상 없이 진행되는 생리현상)
③ 영구치 : 영구치 중 가장 마지막에 나오는 치아는 지치(사랑니, 제3대구치)이며, 영구치의 치배는 태생 20주에 형성이 되어 생후 15~16년경이 되면 사랑니(지치-영구치 중에서 가장 마지막에 나오는 치아)를 제외하고 모두 석회화가 종료된다. 18세에 완전히 나오며 32개의 치열이 완성된다.

(3) 부정교합(덧니)

① **부정교합의 원인** : 유전적 요인, 후천적 원인(습관), 손가락 빠는 습관, 유치가 너무 빨리 빠졌거나 안 빠졌을 때
② **부정교합 예방 이유** : 씹는 기능 등 치아의 올바른 기능을 위해, 치주병을 예방하기 위해, 치아우식증을 예방하기 위해, 바른 외모 유지를 위해, 악습관을 예방하기 위해
③ **1, 2, 3급 부정교합**
  ㉠ 1급 : 윗니와 아랫니의 기준 교두선이 일직선상에 놓여 있다.
  ㉡ 2급 : 1급에 비해 윗니의 기준 교두가 앞으로 나와 있다.(예 뻐드렁니, 옥니, 앞니가 돌출된 부정교합)
  ㉢ 3급 : 2급에 비해 아랫니의 기준 교두가 앞으로 나와 있다.(예 흔히 주걱턱처럼 아랫니가 앞으로 나온 부정교합)

(4) 구강 생리학

① **치아의 교환** : 젖니와 영구치가 바뀌어 나는 것을 교환이라 한다.
  ㉠ 유치와 영구치 교환 시 제일 먼저 교환되는 것은 하악유중절치이다.
  ㉡ 유치에서 영구치로 대치되는 시기는 6~7세
② **맹출 곤란(생치 곤란)** : 이(치아)의 맹출은 생리 현상으로 보통 아무 이상 없이 진행된다.
③ **치아의 기능**
  ㉠ 저작과 발음 기능
  ㉡ 연하·소화작용 및 아동의 두개 안면 발육 촉진
  ㉢ 자음계의 성음에 관여
  ㉣ 심미적 기능
④ **치아의 분포 신경** : 삼차 신경

❷ 진찰실의 표준기구 및 장비

치과 기구를 사용할 때는 표준 진료 순서 지침에 따라 사용하도록 한다.
① 탐침 : 접근하기 어려운 구강의 손상 부위를 감지하는 기구로써, 충치의 깊이나 치아의 동요도 등을 검사한다.
② 치경 : 진료 시 빛을 반사하여 구강을 직접 관찰하기 위한 기구로써, 침투력이 좋고, 소독 방법은 약품을 이용하나 현재 일반적으로 고압증기 멸균법이 많이 사용되고 있다. 하지만 멸균 후 증기가 남는 단점이 있다.
③ 커튼 플라이어(핀셋) : 보존 치료 시 구강 내 소형 재료를 삽입, 제거하는 기구이다.
④ 진공 흡입기(석션) : 구강 내에 고여 있는 물이나 침, 혈액 등의 액체를 흡인하여 제거하는 장비이다.(치과 조무사의 가장 기본 업무)
⑤ 스푼 익스카베이터 : 보존 치료 시 우식 병소의 제거를 위한 기구이다.
⑥ 유닛 체어 : 진료실에서 가장 중요한 장비로, 머리 쪽 의자를 뒤로 제쳐서 환자를 편안하게 해 주며, 가장 중요한 기구인 핸드피스가 부속되어 있다.

> **참고**
> **핸드피스를 사용하는 목적**
> 치질을 제거하기 위함이다.

⑦ 쓰리웨이 실린지(공기, 물 사출기) : 치아를 건조시키거나 세척하기 위해서 쓰이는 기구이다.
⑧ 세면대 : 의료진의 손의 청결과 교차 감염 예방을 위해 필수적으로 설치해야 하며 환자에게 안 보이는 곳에 설치한다.(액체비누를 사용)
⑨ 스툴 : 진료 시에 의사나 간호조무사가 앉는 의자이며 환자 입안을 잘 볼 수 있게 치과 의사 의자보다 간호조무사의 의자를 더 높게 한다.
⑩ 사전 준비용 기구 : 시술에 사용되는 순서에 따라 기구를 좌측에서 우측으로 배열한다.
⑪ 충전 재료 : 예전에는 아말감(은 65%+수은)이 많이 쓰였으나, 현재에는 케탁 몰라(보험재료)가 많이 쓰이고 있다.

> **참고**
> • 케탁 몰라 : 의료 보험 적용되어 저렴하며, 색깔이 하얗기 때문에 아말감보다는 심미적이다.
> • 임플란트 : 치조골 또는 악골 내에 인체 친화적인 매개체를 넣어서 교합력을 부담함으로써 자연치와 같은 역할을 한다.

⑫ 타액 배제 방법
　㉠ 간이 방습법 : 상악은 치열과 협벽 사이(볼따귀)에 거즈를 넣는다. 하악은 혀 아래에 거즈를 넣는다.

ⓒ 러버댐(고무판) 방습법의 장점
- 수분으로 인한 오염을 방지하여 진료 부분을 건조하고 청결하게 유지할 수 있다.
- 치료할 치아를 주위 치아나 연조직으로부터 분리시켜 시술 부위를 정확하게 도와준다.
- 치료 부분이나 그 주위 조직을 기계적, 화학적인 상해로부터 보호해 주고 충전하기가 용이하다.
- 치료 도중 기구를 구강에 떨어뜨리는 등의 우발적인 사고가 나도 환자에게 상해를 주지 않는다.
- 러버댐 색에 의해 장시간 진료하여도 눈의 피로를 방지할 수가 있다.

ⓒ 러버댐(고무판) 방습법의 단점
- 환자가 호흡 시에 불편함을 호소할 수 있고 구강호흡을 하는 경우 사용할 수 없다.
- 클램프에 의해 연조직이 상할 수 있다.
- 부분 맹출 치아, 경사진 치아, 위치가 나쁜 치아에는 장착할 수가 없다.

❸ 간호조무사의 기본 업무

(1) 진료 전의 준비 사항
① 점막 및 피부의 소독 : 진료 전에 미리 소독을 실시한다.
② 방습법 : 치아 치료의 경우 수술 부위에 충전물을 고착시킬 때에 계속되는 타액 배출을 배제시키는 방법(치열과 협벽 사이와 혀 아래에 솜이나 거즈를 삽입)

(2) 진료 시 간호조무사의 역할
① 진료 의사의 위치 선정 : 환자의 구강과 의사의 팔꿈치의 높이가 동일하도록 한다.
② 진공 흡입기의 조정(사용 방법) : 진공 흡입기를 사용하는 일은 진료 중 간호조무사가 하는 역할 중 가장 기본적인 임무이다.
  ㉠ 진공 흡입기의 팁을 치아 가까이에 대어 준다.
  ㉡ 진공 흡입기 사용 시 진료 의사의 치경을 가리지 않도록 한다.
  ㉢ 치아의 설측을 삭제 할 때는 순면에 평행되게 진공 흡입기 팁을 넣는다.
  ㉣ 의사가 오른쪽으로 핸드피스를 조정할 때에는 진공 흡입기를 오른손에 잡고 조정한다.
③ 간호조무사의 위치 선정 : 간호조무사의 위치는 의사와 환자의 위치가 정하여진 뒤에 선정되며, 환자의 머리 쪽에 앉아 치과 시술 시 조명(무명 등)이 환자의 눈에 직접 비추지 않게 한다. 또한, 간호조무사의 의자는 의사의 의자보다 높게 한다.
④ 진료 시의 기구 교환

㉠ 사전 준비용 접시에 기구들을 좌측에서 우측으로 배열한다.
㉡ 기구 교환 시 간호조무사는 약지와 앵지로는 사용 중이던 기구를 받고, 엄지와 검지, 중지를 사용하여 원하는 기구를 건네 준다.
㉢ 기구 교환 시 기구의 사용 부위가 구강 내를 향하도록 방향을 잡아 전달한다.
㉣ 기구 교환 시 환자에게 불편감을 주지 않도록 주의한다.
㉤ 기구 교환을 위해 사용 순서에 따라 미리 기구를 준비한다.
㉥ 이동 기구함은 기구 교환을 위해 손이 닿는 거리 내에 둔다.

⑤ 간호조무사의 기본 업무
㉠ 진료 기구 준비
㉡ 추후 진료 예약
㉢ 환자에 대한 진료 준비(예 환자를 진료 의자에 앉히고 조절) 및 진료 기구의 교환
㉣ 치료 후 주의 사항이나 구강 보건 등의 교육
㉤ 진공 흡입기의 사용
㉥ 공기, 물 사출기 등을 사용하여 치아를 세척 및 건조 등

⑥ 진료 보조 시의 감염 방지를 위해 간호조무사가 해야 할 일
㉠ 기구 세척 시 앞치마와 두꺼운 고무장갑을 착용한다.
㉡ 가능하면 B형 예방 접종을 한다.
㉢ 전염성 질환 환자에게 사용한 기구는 세척, 멸균한다.
㉣ 한 번 사용한 오염된 기구는 재사용하지 않는다.

④ 소독 및 멸균

(1) 고압증기 멸균법(증기 소독) : 보통 135℃ 온도에서 3~5분 정도 하거나 121℃에서 20분 정도로 하는 치과기구의 소독에 가장 많이 이용되는 멸균법이다.(유리제품의 소독에 가장 많이 사용)

(2) 화학 멸균법 : 건조 시간이 필요 없고 사용이 간편하며 멸균 시간이 짧다. 금속 기구의 부식, 마모 등이 일어나지 않는다.

(3) 비드 멸균법 : 크기가 1~2mm 정도의 작은 유리구슬을 240℃~280℃로 가열한 머그컵 모양의 멸균기에 넣어서 크기가 작은 신경 치료 기구 등을 멸균한다.

(4) 고온유 소독 : 약 150℃~160℃의 미네랄 오일에 약 15~20분 간 담가 두고 소독하는 것으로 톱니가 있는 장비에 주로 사용된다.

(5) 불꽃 소독 : 기구를 알코올 램프의 불꽃에 직접 소독하는 방법으로 치과에서만 이용된다.

⑤ 예방 치의학

(1) 충치의 발생 요인 및 충치 예방
① 충치의 발생 요인
  ㉠ 음식물의 종류
  ㉡ 당분의 섭취
  ㉢ 세균의 존재
  ㉣ 치아의 질
② 충치(치아우식증) 예방
  ㉠ 칫솔질은 식후 3분 이내, 3분 이상, 하루에 3회 해야 좋다.
  ㉡ 올바른 칫솔 사용은 구강 질환 1차 예방, 관리에 가장 기본인 요소
  ㉢ 저탄수화물 식사(식이조절)와 6개월마다 정기적인 구강 검진
  ㉣ 불소 이용법과 열구, 소와 전색법(치면 열구 전색) : 교합 면이 좁고 깊은 열구와 소와 사이에서 발생하는 치아우식증의 예방법

(2) 치주 조직병(풍치)의 예방
: 어린 나이부터 습관적으로 올바른 방법과 적절한 시간에 칫솔질을 하고 치과에 정기검진을 받음으로써 풍치를 예방한다.
① **1차 예방** : 건강 증진이나 특수 방호에 해당하는 도시관 급수 불화, 학교 집단 불소 용액 양치, 칫솔질 교습, 전문가 불소 도포, 식이조절, 치면 열구 전색, 치면 세마 등
② **2차 예방** : 치아우식 병소의 충전과 치은염 치료 등
③ **3차 예방** : 치수병 치료, 진행 치주병 치료, 치아 발거, 의치 보철 등

(3) 불소와 반상치
① 불소가 섞인 음료수를 마시면 치아우식증을 예방할 수 있으나 이를 과량으로 섭취했을 시는 반상치가 생기게 된다.

② 반상치는 에나멜질 형성 부전의 일종으로 치아의 표면에 유백색의 줄무늬 모양이 나타나거나 치면 전체가 백색의 얼룩진 모양을 나타낸다. 일반적으로 음료수의 불소 함유량이 1ppm 이상의 과량 섭취일 경우에 발생한다.

(4) 치아우식 발생 요인 : 설탕, 맥아당, 엿, 전분

참고 1

- 구강 문제를 초래할 위험성이 높은 대상자(특별 구강 간호 대상자)
  - 무의식 환자
  - 탈수 환자
  - 비위관 삽입 환자
  - 기관 내 삽입 환자
  - 장기간 금식환자
  - 산소요법 시행 환자(단, 위염 환자는 관련이 없음)

참고 2

- 교정치료 시술 후 부작용
  - 치근의 흡수
  - 경미한 잇몸의 염증
  - 치아표면의 탈회
  - 턱관절 장애

6장 기초한방

기초간호학 개요

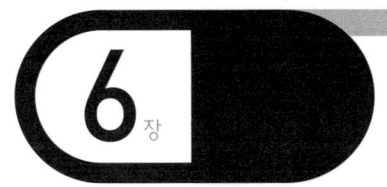

❶ 한방간호

(1) 동양의학의 주요 특징

① 생명현상을 정신적·육체적인 면을 병행하여 고찰하되 모든 병인, 증후, 치료에 있어서 정신적인 면에 치중한다.
② 인간을 대자연에서 파생된 하나의 소우주로 간주하였다. 즉, 인체에 나타나는 생리현상. 병적 변화현상을 대자연의 운행과정에서 발생되는 것으로 보았다.
③ 임상치료 면에서 인체의 생리나 병변현상을 전체적·종합적으로 관찰, 인체를 상호연관과 유기적인 기능을 가진 통일체로 보기 때문에 언제나 종합적이고 전인적인 생명체로 관찰한다.

(2) 한방간호의 역할

① **정신간호** : 한방간호에서 가장 중요시하는 점은 환자의 정신(마음가짐)으로 희(喜), 노(怒), 우(憂), 사(思), 비(悲), 공(恐), 경(驚)의 칠정(七情)은 환자의 질병과 관련이 있다.
② **음식간호** : 병의 증세에 따라 선택한다.
　㉠ 마음의 병은 온식(溫食)을 금하며 폐의 병은 한식(寒食)을 금한다.
　㉡ 간의 병은 신(辛, 매운 것)을 금하고, 마음의 병은 함(鹹, 짠 것)을 금하고, 비(脾, 비장)의 병은 산(酸, 신 것)을 금하고, 신(腎, 신장)의 병은 감(甘, 단 것)을 금(禁)하며, 폐(肺)의 병은 고(苦, 쓴 것)를 금한다.

(3) 탕제의 복용방법

① 약을 먹는 횟수는 보통 1회나 3회로 한다.
② 위장에 자극을 주는 약은 식사 직후에 복용한다.
③ 구토할 시에는 조금씩 여러 차례에 걸쳐서 복용시킨다.

④ 독성이 있는 약을 복용할 경우 처음엔 조금씩 먹는다.
⑤ 일반적으로 따뜻하게 복용함이 좋다.
⑥ 주로 급성질환에 사용한다.
⑦ 복용 시에 부작용이 나타나면 횟수를 줄이거나 복용량을 줄여본다.

(4) 진단법
① **맥진** : 전승의학의 여러 가지 진단법 중에 가장 우위를 차지하고, 경락의 허실을 파악하기 위한 결정적인 역할을 한다.
② 맥진계는 주로 요골동맥에 부착하여 요골동맥의 측맥파를 기록한다.

❷ 침의 사용

(1) 침 시술을 받는 환자의 간호
① 환자 상태를 관찰하여 현훈이 나타나면 의사에게 알린다.
② 유침시간 동안에 환자의 체위를 일정하게 유지한다.
③ 발침 후에는 알코올 솜으로 닦고 출혈 시 멈출 때까지 누른다.
④ 체위는 누운 자세가 좋으며 발침 후에 남은 침이 없는지 살핀다.
⑤ 기온이 내려가고 방안의 공기가 낮은 경우 치료 시에 노출피부 면을 적게 하거나 적당히 치료시간을 단축한다.
⑥ **침요법의 금기증** : 위장관 출혈 시, 출혈환자
⑦ **침 치료 시의 부작용** : 혈종, 부종

(2) 구법(灸法) : 연화(然火)의 세력을 직접 경락혈위(經絡穴位)에 가하여 소작·자극하는 방법을 의미한다.

❸ 자연요법 관리

(1) 부항요법 : 간접적인 화력을 이용하는 방법으로, 출혈성 증상이 심한 사람에겐 부항치료를 삼가 한다.
① 치료 시의 주의사항

⊙ 자연식과 병용한다.
ⓒ 서서히 체력에 적응되도록 훈련한다.
ⓒ 치료 후에는 피곤하므로 2~3일 정도 휴식기를 갖는다.
ⓔ 명현이 일어나면 압력과 횟수를 감소시킨다.

② **추나요법(推拿療法, 수기요법)**
  ⊙ **추나의 작용**
    - 음양을 조화
    - 경락을 소통
    - 기와 혈을 활성화시킨다.
    - 관절을 원활하고 부드럽게 한다.
  ⓒ **추나의 유의사항**
    - 월경기 및 임신기에는 복부나 요천부 등의 추나 치료가 불가하다.
    - 공복 시 또는 식후
    - 술에 취한 경우나 정신이 흥분된 경우에도 삼가야 한다.

③ **수치료법(냉온요법, 수욕요법)**
  ⊙ **수욕요법의 치료의학적 작용**
    - 자극과 진정작용
    - 혈액정화 및 순환촉진작용
    - 해독과 중화작용
  ⓒ **시행요령** : 욕조의 온도는 냉탕이 16℃ 전후, 온탕의 온도는 42℃ 전후가 가장 이상적이다.(순환기 질환자, 노인환자는 냉탕 30℃, 온탕 40℃로 온도차를 10℃ 이내로 한다)
  ⓒ **냉요법의 목적** : 통증경감, 부종예방, 혈관수축, 근육긴장도 증가

④ **한증요법(발한요법)** : 동양의학에서는 온보, 소염 등의 효과까지 곁들여 치료의 목적으로 이용하며 서양에서는 발한으로 체중조절하거나 노폐물 배설촉진의 목적으로 이용하는 등 동서고금을 통한 공통적인 치료원리로 이용되어 왔다

⑤ **물리요법의 간호 관리** : 마비환자의 간호, sling(위치나 부착 및 착용 상태 확실)

7장 성인관련 간호의 기초

기초간호학 개요

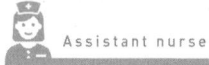

① 질병과 인간의 대응

(1) 질병

① 질병의 정의와 분류

　㉠ 정의
- 어떤 유해자극에 의해 우리 몸이 정상적인 기능을 유지 못할 때
- 건강하지 못한 상태
- 신체적, 정신적, 사회적으로 안녕된 상태에 있지 못할 때

② 질병의 원인

　㉠ 유전적 요인 : 신경, 골, 혈관 계통 등에 잘 오며 혈우병, 유전성 빈혈, 운동실조증, 간질(유전병) 병에 걸리기 쉽고 유전 받을 수 있다.

　㉡ 물리적 요인 : 기온, 기습, 방사선, 전기 등

　㉢ 화학적 요인 : 신체 호르몬이나 기타 분비물이 비정상적으로 분비될 경우

　㉣ 미생물적 요인 : 세균, 바이러스, 기생충 등

　㉤ 정서 및 심리적 요인 : 공포, 불안, 분노, 원한, 염려, 고민 등

　㉥ 영양 요인 : 음식물(영양소)의 결핍으로 생기는 질병

　㉦ 연령

(2) 신체의 방어

① 세포의 방어적 기능

　㉠ 망상내피조직의 세포들
- 혈관, 림프관, 비장, 간장, 림프절 및 골수
- 기능 : 식균작용, 이물질 제거, 유해성분의 재침입 대비 면역체(항체) 형성

　㉡ 백혈구 : 인체의 손상을 받으면 현저히 증가(식균작용, 청소세포 역할, 단백질 분해효소 분비,

균의 사멸, 발열 촉진, 조직의 재생과 치유작용 등)

② 조직의 방어적 기능

　㉠ **방어적 장기** : 림프절, 비장, 간, 골수

　㉡ 망상세포와 백혈구 생성, 혈액 정화

　㉢ 먼지, 이물질, 미생물이나 노폐물, 암세포 등을 여과함으로써 감염, 질병을 예방

(3) 조직계의 방어적 역할 : 신경근육계의 반응, 자율신경계의 반응, 신진대사 반응, 염증(인체의 손상이 가해질 때 즉각적으로 강력하면서도 거칠게 나타나는 인체의 국소반응)

(4) 면역 반응

① 정의

　㉠ 외부로부터 이물질이 생체내로 침입하였을 때 생체를 특별히 보호하는 작용

　㉡ 질환이나 항원(병원체, 독소, 기타)에 대해 저항력이 증가되는 것

　㉢ 항원의 작용에 대해 항체(저항력)를 생산하거나 세포독소를 생산하는 것

　㉣ 항원에 대한 감수성(어떤 물질을 예민하게 받아들이는 성질) 저하

② 효과

　㉠ 외부 이물질을 파괴하거나 중화시킨다.

　㉡ 이물 단백질의 재침입을 막는다.

　㉢ 장기이식이나 수혈 시 거부 또는 수용반응

　㉣ 악성화되는 세포의 파급을 막고 예방한다.

③ **면역 반응의 특징** : 특이성 면역반응, 기억현상, 자기 관용성 등

④ **면역의 종류**

　㉠ **선천적 면역** : 선천적으로 체내에 그 병에 대한 저항성을 가지고 있는 상태(인종, 저항력의 개인차, 종족면역)

　㉡ **후천적 면역**

　　• **능동면역 자연능동면역** : 직접 질병을 앓고 난후 얻는 면역

　　• **인공능동면역** : 예방 항원을 주입

　　• **수동면역 자연수동면역** : 모체로부터 태반이나 모유를 통해 얻어지는 면역

　　• **인공수동면역** : 4 ~ 6개월이면 소멸(치료 항체 주입)

　　　예 항독소, 항독물 독소, 감마글로블린(α-globulin), 회복기 혈청

(5) 치료

① 치료의 분류
  ㉠ 특수치료
  ㉡ 보강치료
  ㉢ 대증치료(질병의 원인을 완전히 제거할 경우, 질병의 증상을 제거하거나 어느 정도 조절하여 삶의 질을 높이는 방법)

② 치료적 중재의 내용
  ㉠ 안정(BR-Bed Rest) : 안정을 해야 할 기간 및 활동을 시작할 수 있는 시기의 결정은 환자 치료에 큰 영향을 미친다.
  ㉡ 심리요법
  ㉢ 물리치료 - 열, 냉, 광선, 전력, 안마 등
  ㉣ 식이요법
  ㉤ 약물요법
  ㉥ 수술요법
  ㉦ 방사선 요법

❷ 호흡기 질환

(1) 호흡기

① 구조 : 콧구멍 → 후두 → 기관 → 기관지 → 폐(폐포)

참고
폐호흡에서 산소와 이산화탄소의 교환이 이루어지는 곳은 폐포이다.

② 기능 : 호흡을 통해 산소를 받아들이고 이산화탄소를 내보내는 것
③ 호흡의 과정 : 좌심방 → 좌심실 → 대동맥(O_2) → 전신(O_2) → 대정맥(CO_2) → 우심방 → 우심실 → 폐동맥(CO_2) → 폐(교환) → 폐정맥(O_2)

(2) 호흡기 질환의 특이적 증상

① 호흡곤란(dyspnea) : 기도의 폐쇄가 있을 때 나타나는 과도한 호흡운동
② 흉통(chest pain) : 일반적으로 찌르는 것 같이 아픈 것

③ 객혈(hemoptysis)
　　㉠ 객혈(폐) : 기침을 하면서 나오며 구역질과 오심이 있다.
　　㉡ 토혈(위) : 혈액을 토하는 것이다.
④ 기침(coughing) : 기도 내에 이물질 제거, 흡입을 방지하기 위한 정상적인 방어기전
⑤ 청색증(cyanosis) : 입술, 피부, 손톱, 점막이 푸르게 변하는 상태

(3) 호흡기 질환

① 급성 기관지염 : 호발 인자 - 겨울, 기온 변화
　　㉠ 치료 및 간호 : 안정, 다량의 수분섭취, 고습도 유지, 기침 감소
　　㉡ 합병증 : 급성 부비동염, 폐렴 등
② 만성 기관지염 : 기관지에 염증이 일어나서 기도의 점액 분비선이 붓고 기관지가 좁아지며, 세기관지(허파 내에 분지된 기관지의 맨끝에 있는 가장 가느다란 공기통로)와 폐포 주위가 손상되고 섬유화가 나타나는 상태를 말한다.
　　• **치료 및 간호** : 추운 곳, 자극성 물질, 냄새, 먼지의 노출방지, 휴식 및 정서적 긴장 완화, 충분한 영양분과 수분섭취, 약물투여(항생제, 기관지 확장제 등), 금연, 체위 배액과 물리요법을 통한 객담 배출
③ 체위 배액
　　㉠ 방법 : 손상 받은 폐부위로부터 분비물이 흘러나오도록 중력을 이용하는 방법
　　㉡ 금기증 : 체위배액을 함으로써 청색증과 피로가 증가하는 사람
④ 물리요법
　　㉠ 방법 : 가슴, 등을 두드리거나 진동을 하여 그 밑에 있는 분비물이 잘 나오도록 하는 방법
⑤ 기관지 확장증
　　㉠ 기관지벽이 화농성 감염으로 인해 세기관지가 만성적으로 확장되어 탄력성이 없어지고 근육 구조가 파괴되는 질환
　　㉡ 증상 : 심한 역행성 기침, 3층형 객담, 곤봉모양의 손가락 끝
　　㉢ 진단 : x-선 검사, 기관지경 검사
　　㉣ 합병증 : 폐농양
⑥ 기관지 천식
　　㉠ 여러 가지 자극에 의해서 기관지의 반응이 증가되어 일어나는 간헐적, 가역적, 폐쇄성 호흡기 질환으로 기관지 경력, 점막 부종, 과다한 점액 분비
　　㉡ 원인
　　　　• 외인성 원인(꽃가루, 곰팡이, 새털, 음식물, 애완동물의 털 등)

- 내인성 원인(감기, 호흡기 감염, 운동, 정서변화, 환경오염물질, 아스피린 등의 물질)
- 예방 : 알레르기를 일으키는 물질과의 접촉방지, 추운 곳, 습기가 많은 곳은 피함, 호흡기 감염 방지, 금연, 적절한 휴식 및 피로감 완화 등

⑦ 폐기종
  ㉠ 정의 : 폐포 벽이 파열되고 폐포 혈관이 파괴되어 폐포가 비정상적으로 과잉 팽창되어 탄력성이 저하된 것이 특징이다.
  ㉡ 원인 : 90% 이상이 흡연으로 생긴다.
  ㉢ 증상 : 호흡곤란, 만성적인 기침과 객담
  ㉣ 치료 및 간호 : 기관지 분비물의 제거, 약물 투여, 위험요인에의 노출방지 등

⑧ 무기폐
  ㉠ 폐의 어느 부분 또는 전체가 허탈되거나 공기가 없거나 줄어든 것을 말한다.
  ㉡ 원인 : 분비물, 종양, 기관지 경련 및 이물질 등에 의한 기도폐색 등

> **참고**
> **무기폐의 원인**
> - 부동, 흡입마취, 심호흡을 장애하는 질환
> - 폐 조직을 억압하는 늑막 삼출액, 기관지 확장증, 과량의 산소(산 중독)
> - 폐 조직을 억압하는 폐 실질 조직의 장애-폐농양, 폐종양
> - 호흡을 억제하는 복부수술이나 흉부수술 시
> - 위 내용물이나 이물질의 흡입 등
> - 정상호흡을 방해하는 과도한 진정제를 투여한 사람

⑨ 폐렴(Pneumonia)
  ㉠ 수술환자에게 가장 잘 나타나는 합병증 : 무기폐, 폐렴
  ㉡ 정의 : 폐포와 모세기관에 삼출액이 차서 폐 조직이 경화하는 폐포 공간의 급성염증
  ㉢ 원인 : 미생물(폐렴균 90%, 바이러스 10%)
  ㉣ 증상 : 창백, 빠른 맥박, 오한과 고열, 객담, 청색증, 흉통, 구토와 설사 등
  ㉤ 치료 및 간호 : 항생제 사용, 필요시 산소공급, 사지에 더운물주머니 사용, 충분한 수분공급, 절대안정
  ㉥ 합병증 : 폐농양

⑩ 폐농양
  ㉠ 원인 : 세균(포도상구균, 연쇄상구균, 대장균)에 의하여 유입되는 경로
    - 호흡 시 기관지로 들어가는 경우
    - 수술시 환자의 혈액 속으로 들어가는 경우
    - 상처에 균이 붙어서 폐로 들어가는 경우
    - 폐의 인접장기에 있는 농양이 폐로 들어가는 경우

ⓒ 증상 : 곤봉모양의 손가락 끝(고상지두)
　⑪ 늑막염
　　　㉠ 늑막강 내에 발생하는 염증이다.
　　　㉡ 종류
　　　　　• 건성늑막염 : 화농성 삼출액이 늑강 내에 거의 없는 경우
　　　　　• 습성늑막염 : 2,000cc이상의 다량의 화농성 삼출액이 늑강 내에 차있는 경우
　　　　　• 악성늑막염 : 기관지암, 폐암, 유방암에서 생긴 늑막염
　　　㉢ 치료 및 간호 : 절대안정, 고열량식이(고단백, 고비타민), 수분섭취, 흉수천자, 배액약물을 투여(항생제 또는 항 결핵제)
　⑫ 폐암
　　　㉠ 호발인자 : 남자(여자의 4배), 40세 후반 이후, 광산종사자
　　　㉡ 원인 : 원인불명
　　　㉢ 증상 : 초기증상은 경미, 기침, 혈액 혹은 화농성 객담, 천식호흡, 호흡곤란, 연하곤란(삼키기 힘들어지는 상태), 체중감소, 청색증, 곤봉모양의 손가락 끝(고상지두-기관지확장증, 폐기종, 폐농양, 폐암)

(4) 내분기계 질환

① 구조 : 특정한 분비선에서 극미량의 호르몬이라는 물질을 분비하는 곳
　　㉠ 단독 내분비선 : 뇌하수체, 부신, 갑상선, 부갑상선, 송과체
　　㉡ 혼합형 분비선 : 췌장, 난소, 고환
② 내분비계 질환의 특이적 증상
　　㉠ 무력증 및 피로감 : 모든 환자의 가장 흔한 증상, 다른 질환의 감별 필요
　　㉡ 혈압의 변화, 월경불순, 다모증, 비만증
　　㉢ 기타 : 성기능의 비정상, 식욕의 변화, 다뇨, 다갈증, 성격변화 등
③ 내분비계 질환
　　㉠ 갑상선기능 항진증
　　　　• 호발인자 : 여자>남자, 20~40세
　　　　• 증상 : 정신적 불안정(우울, 흥분, 불면), 체중감소, 월경불순 등
　　　　• 치료 및 간호 : 안정(방문객 제한), 고열량식(다량의 수분, 비타민, 미네랄, 고단백), 실내온도↓
　　㉡ 갑상선 기능 저하증 : 태생기 혹은 출생 후 영아에게 갑상선 호르몬 부족으로 나타나는 갑상선 기능 저하증
　　　　• 원인 : 뇌하수체 및 시상하부의 장애, 자가면역질환

- 증상 : 체중증가, 월경과다증, 멍청하고 둔한 안면 표정
ⓒ 부갑상선 기능항진증
- 원인 : 저칼슘 혈증에 대한 보상 반응의 과잉으로 부갑상선 자극호르몬이 분비됨
- 증상 : 뼈 손상(등의 통증, 관절통, 빈번한 병리적 골절)
② 부갑상선 기능저하증
- 정의 : 혈청에 칼슘량은 비정상적으로 낮고 인의 양이 높으며, 신경근의 흥분상태(테타니)가 현저하게 진전되는 상태
- 증상 : 테타니(큰 통증을 동반한 근육경직)
◎ 부신피질 기능 항진증
- 쿠싱 증후군 : 글루코코티코이드 과다 분비(달덩이 얼굴, 월경변화, 고혈당, 성장지연, 허약감, 골다공증, 부종, 고혈압, 비만)
- 알도스테론증 : 미네랄코티코이드의 과다 분비(염분 축적, 고혈압, 저칼륨 혈증)
- 부신 남성화증 : 안드로겐스테로이드 과다 분비(여성은 여성생식기의 남성화, 유방위축, 남성은 조숙)

④ 부신피질 기능저하증
㉠ 원발성 부신피질 부전 : 호르몬 생성이 안 되는 것
㉡ 속발성 부신피질 부전 : 뇌하수체 기능부진으로 부신피질 자극 호르몬 생성이 감소되거나 코르티코스테로이드의 장기투여로 인한 것

⑤ 당뇨병(Diabetes Mellitus ; DM)
㉠ 정의 : 인체의 대사 요구량에 비해 췌장에서의 인슐린분비가 적으며 혈당치가 정상보다 높게 나타나는 질환을 말한다.
㉡ 내용

종류	인슐린 부족 정도	발생시기
인슐린 의존성 당뇨	절대적인 인슐린 부족, 외부에서 공급하는 인슐린 없이 혈당 조절 안됨	40세 이전에 나타남=소아당뇨
인슐린 비의존성 당뇨	인슐린 공급이 절대적이 아님(식이요법, 운동)	40세이후 발생
임신성 당뇨	-	80%에서 20년내 당뇨병 발생

㉢ 식이요법(당뇨병에서 가장 중요)
- 당뇨성 혼수 : 소모량이나 저장할 수 있는 이상의 열량 섭취 시=케톤과잉현상
- 인슐린쇼크 : 음식을 너무 적게 섭취 시 인슐린 혈중농도가 과잉분비
㉣ 운동요법 : 운동 시에 혈당의 당은 세포내로 이동하여 혈당을 낮추는 역할(단, 혈당치가

300mg/dL 이상일 경우 심한 운동은 피해야 함)

ⓜ 약물요법 : 주사부위-피하주사로 여러 부위를 돌아가면서 주사(절대 한 곳에 두 번 주사해서는 안 된다. 두 번 주사하게 되면 근육이 처지고, 약물이 잘 들어가지 않기 때문이다)

 참고

규칙적인 인슐린요법이 필요한 경우
- 성장기 또는 소아형 당뇨병을 가진 성인
- 체중감소가 심한 당뇨병을 가진 성인
- 급성 합병증이 있는 환자
- 중증의 당뇨병환자(혈당 3000이상)
- 연령에 관계없이 대수술환자 또는 열병환자

(5) 혈액질환

① 혈액의 구성성분 : 혈관 내 흐르는 일종의 조직으로 체중의 $\frac{1}{13}$, 5ℓ에 해당한다.

② 기능 : 신진대사를 하는데 없어서는 안 되는 물질

  ㉠ 세포환경을 일정하게 유지

  ㉡ 영양소, 호르몬, 산소를 생체의 각 부위에 운반

  ㉢ 노폐물을 소변 및 호흡, 땀의 형태로 배설

  ㉣ 식균 작용을 통한 신체를 방어

  ㉤ 혈액의 pH 조절-약 알칼리성

  ㉥ 체온 조절(뇌의 중추-시상하부)

(6) 관련 질환

① 빈혈(Anemia)

  ㉠ 정의 : 적혈구수, 혈색소, 헤마토크릿치가 정상보다 낮은 상태

  ㉡ 빈혈의 종류 및 특성

  - 철 결핍성 빈혈 : 신체의 철 함유량이 정상보다 저하된 상태
  - 악성빈혈 : vitB12가 부족하여 나타나는 만성적인 빈혈상태, 황달(50%에서 나타남), 전신쇠약, 창백, 호흡곤란, 위암이 잘 발생한다.
  - 재생 불량성 빈혈 : 골수의 조혈기능이 저하된다. 창백, 혈뇨, 구강괴사, 월경과다, 생식기 출혈
  - 용혈성 빈혈 : 적혈구의 파괴속도가 빨라 적혈구양이 부족, 황달이 나타남

참고

모든 빈혈의 일반적인 원인
- **혈액손실** : 급성 및 만성 출혈
- **조혈 불능** : 철분 결핍성 빈혈, 악성빈혈
- **혈구 파괴** : 용혈성 빈혈
- **골수 기능장애** : 재생 불량성 빈혈

② 백혈병(Leukemia)=혈액암
  ㉠ 정의 : 일종의 조혈조직 종양으로 모세포의 증식이 있고 백혈구가 과잉으로 존재하는 질환이다.
  ㉡ 치료 및 간호 : 화학요법, 방사선요법, 감염방지, 안정(ABR-절대안정), 수술요법(골수이식)

③ 혈우병
  ㉠ 정의 : 열성 유전병(남성)으로 혈장 내 응고제가 결여된 상태를 말한다.
  ㉡ 증상 : 출혈 시간의 지연(30분)

(7) 소화기 질환

① 소화기의 구조와 기능
  ㉠ 구조 : 소화관(입~항문), 길이 9m, 입, 식도, 위, 소장(십이지장, 공장, 회장), 대장(맹장, 상행결장, 횡행결장, 하행결장, s상결장, 직장), 3개의 침샘, 담낭, 간, 췌장
  ㉡ 기능 : 소화액과 효소의 작용에 의해서 섭취된 음식물을 소화 및 흡수한다.

② 소화기 질환의 특이적 증상
  ㉠ 식욕감퇴 : 공복 감각이 결여되어 일어난다.
  ㉡ 소화불량 : 그득한 느낌, 오심, 트림 등
  ㉢ 구토 : 뇌의 연수에 있는 구토중추
  ㉣ 오심 : 매스꺼운 느낌
  ㉤ 과산증 : 속이 쓰리고 신트림이 나는 것, 위의 역류운동 등(치료 : 정신적 치료, 식습관 개선, 문제가 되는 환경 개선)
  ㉥ 변비
    - 정의 : 변 배설의 횟수가 드물거나 그 경도가 대단히 굳는 것을 말한다.
    - 원인 : 변의가 있을 때 배변하지 않고, 얼마동안 지나게 되면 굳은 변이 되어 통변을 못하게 된다, 장 근육이 쇠약하기 때문이다, 섬유소가 적은 음식물을 섭취했기 때문이다.
  ㉦ 설사
    - 각종 세균의 작용, 신경성, 알레르기성, 소화불량, 비타민 결핍에 의해 발생한다.
    - 치료 : 안정 필요, 24시간 npo(금식), 5% 포도당 수액공급(콜레라 치료 시 가장 중요)

(8) 간 담관 및 췌장 질환

① 간 및 담관
  ㉠ 간의 구조 : 인체 내에 있는 단일기관 중 가장 큰 것, 복강 위상부에 위치, 2개의 엽(우엽3선, 좌엽2선)
  ㉡ 기능
    • 대사기능 : 탄수화물 → 글루코스(포도당) 흡수 → 글리코겐 저장
    • 조혈기능 : 태생기에 조혈작용, 생후에는 항빈혈인자 저장 → 적혈구의 성숙 도움
    • 해독기능 : 모든 물질의 독소를 해독
    • 분비기능 : 간-담즙생산, 지방소화에 큰 역할을 한다.
  ㉢ 간질환의 특이적 증상
    • 황달 : 피부점막이 노랗게 물들게 되는 것. 안구공막이 황색으로 변하는 것이 특징이다.
      - 폐쇄성 황달 : 담도가 폐쇄(증상 : 소양증, 소변색(황갈색, 황색거품))
      - 비폐쇄성 황달 : 간 실질 세포의 병변에 의한 담즙생산 기능 부진(특징 : 지방흡수악화, 비타민k 흡수 안 됨, 출혈경향 있음)
      - 용혈성 황달 : 적혈구 파괴 → 말라리아나 용혈성 빈혈 시(특징 : 피부 노란색, 소양증 없음, 소변색 정상(담즙색소 배출 안 됨))
    • 간성혼수
      - 무서운 간질환 합병증의 하나, 간의 대사기능 장애
      - 증상 : 예후가 나쁘다, 혼수상태, 착란증, 경련과 사지의 떨림, 현기증, 의식상실, 혈액 중에 암모니아 증가, 호흡할 때 단 냄새가 나며, 체온이 상승

> **참고**
> 간성혼수 환자는 혈액 중에 암모니아가 증가하므로 이러한 간성혼수 환자의 암모니아를 낮추기 위한 식이는 저단백식이가 좋다.

② 췌장
  ㉠ 구조 : 위의 후방 복막 뒤에 위치하며 회백색의 장기이다.
  ㉡ 기능 : 1,200~3,000cc 췌장액이 매일 생성된다.
③ 급성간염 : 간세포의 염증, 쿠퍼세포의 증식, 담즙정체, 간조직의 괴사 등
  ㉠ 원인 : 바이러스, 독성물질

> **참고 1**
> **A형 감염**
> • 전염성 간염이다.
> • 잠복기는 15~45일(평균25일) 정도이다.
> • 감염경로는 대소변에 오염된 음식물이나 물(경구감염) 등이다.

> **참고 2**
> **B형 감염**
> • 혈청성 간염이다.
> • 잠복기는 40~180일(75일) 정도이다.
> • 감염경로는 수혈, 혈액제제, 오염된 주사기, 바늘 등이다.

  ⓒ 간질환 환자의 식이요법 : 고 탄수화물, 고 단백질, 고 비타민(B), 저염식이, 저지방 등
  ⓒ 의료진의 간염 감염예방
    • 환자의 비강 및 구강 분비물, 대변의 접촉을 방지
    • 환자가 사용한 주사바늘에 찔리지 않도록 주의해야 하며, 혈액이 묻은 주사침에 뚜껑을 씌우는 행위를 하지 말며 안전한 주사침통을 이용한다.
    • 만약 간염환자의 혈액에 노출된 경우 의사에게 상의
    • 가능한 액와 체온을 재도록 한다.
    • 소아의 경우 항문체온을 재고 손을 잘 씻도록 한다.
    • 환자가 쓰던 식기는 반드시 소독한다.
④ 만성간염
  ㉠ 만성간염 : 급성의 5~10%가 만성B형 간염의 보균자가 된다.
  ㉡ 만성 활동성 B형간염의 조건
    • 기간이 6개월에서 20년 이상 경과된 상태
    • SGPT가 장기간 양성인 상태 : AST 검사 후
    • HBsAg과 HBeAg가 양성으로 지속되는 상태
    • 혈청 감마글로블린이 2.5g/100mℓ(정상 0.7~1.7g/100mℓ)인 상태
  ㉢ 가능한 합병증 : 간경화증, 간암, 신장염 등
⑤ 간경화증
  ㉠ 섬유조직으로 대치되고 지방침윤이 있으며 간이 굳어지며 결체조직이 비후된 상태이다.
  ㉡ 원인 : 원인불명, 영양장애-비타민B결핍, 음주, 간염, 선천성매독, 말라리아, 기생충, 간디스토마, 화학물질(비소, 인) 등
  ㉢ 증상 : 황달 및 가려움증, 비장증대, 복수, 심하면 간성혼수 등
  ㉣ 치료 및 간호 : 약물투여(이뇨제 사용, 진정제 사용은 금지)
⑥ 담석증 : 담낭 내에서 생긴 돌이 담관 또는 총 담관을 막아 심한 동통, 발열, 황달 등을 일으킨다.
  ㉠ 구성성분 : 콜레스테롤, 빌리루빈, 칼슘 등
  ㉡ 후발인자 : 여자>남자의 2배 정도 높다.
⑦ 췌장염(Pancreatitis)
  ㉠ 아밀라아제(탄수화물 소화효소), 리파제(지방소화효소), 트립신(단백질소화효소)의 장기로 이

곳에 염증이 생긴 질환을 말한다.
ⓒ 원인 : 복막염, 만성알코올 중독증, 담석증, 유행성 이하선염의 합병증 등

(9) 비뇨기 질환

① 비뇨기의 구조
㉠ 신장-소변생성, 방광-일정량 저장, 수뇨관-신장과 방광연결, 요도-방광의 소변이 외부로 나오는 길이다.
ⓒ 구성 : 피질 → 수질 → 소신배 → 대신배 → 수뇨관 → 방광 → 요도 → 체외

> **참고 1**
> **성인의 일일 정상소변량**
> 1500cc

> **참고 2**
> **소변이 형성되는 과정**
> 피질 → 수질 → 신우 → 수뇨관 → 방광 → 요도 → 체외

② 비뇨기의 기능 : 요생산, 배설
㉠ 체액과 전해질의 균형조절
ⓒ 단백질 대사산물인 요소, 핵산 대사산물인 요산, 근 대사산물인 크레아틴 및 기타 대사산물은 배설, 영양물질은 재흡수, 이물질은 배설된다.

③ 비뇨기 질환의 특이적 증상
㉠ 요생성의 변화
- **다뇨** : 1일 소변량 2,500cc 이상(원인 : 신세뇨관의 수분재흡수가 이루어지지 않아 항이뇨호르몬(뇌하수체후엽에서 분비)의 불균형이 발생된다)
- **핍뇨** : 1일 소변량 600cc 이하(원인 : 수분섭취량이 적거나, 탈수, 신장질환 등)
- **무뇨** : 소변이 배설 되지 않음(원인 : 수혈부작용, 급만성 신부전증, 심한 신부전증, 화상 및 쇼크 등)

ⓒ 요구성 성분의 변화
- **단백뇨** : 알부민이 소변에서 배출
- **당뇨** : 당이 소변에서 검출
- **농뇨** : 농 세포가 소변에서 검출
- **혈뇨** : 혈액이 소변에서 검출

ⓒ 배뇨의 변화
- **빈뇨** : 정상보다 자주 배뇨하는 상태

- 요의긴박 : 방광의 소변량과 관계없이 요의를 강하게 느끼는 것
- 배뇨곤란 : 배뇨 시 동통이 있거나 배뇨하기 어려운 상태(요도협착, 요로감염, 방광 or 요도손상)
- 유뇨증 : 소변을 가릴 나이에도 소변을 제대로 가리지 못하는 현상
- 야뇨증 : 밤에 잠자리에 소변을 보는 경우
- 요실금 : 요의를 참지 못하고 배뇨하는 것
- 요정체 : 신장에서 소변이 생성되거나 스스로 방광을 비울수 있는 능력이 부족하여 방광에 소변이 축적되는 상태

④ 관련 질환

  ㉠ 사구체신염 : 신사구체의 넓은 범위에 손상을 입히는 비감염성 염증성 퇴행성 질환
  - 후발인자 : 남자(여자의 2배)
  - 증상 : 오심과 구토, 식욕부진, 야뇨증, 단백뇨, 핍뇨, 혈뇨 등
  - 진단 : 소변검사(중간소변을 받는다)-소변량 감소, 혈뇨, 단백뇨 등

  ㉡ 신우신염 : 가장 흔한 감염질환(원인 : 세균(대장균, 결핵균, 화농성 세균 등))

  ㉢ 신증후군 : 신세뇨관에 퇴행성, 비전염성 변화를 일으키는 질환이다.
  - 증상 : 전신부종(가장 흔한 특이적 증상), 요독증(배설물이 혈류 속에 침착)
  - 진단 : 소변검사, 혈액검사, 임상적 특성(부종)
  - 치료 및 간호 : 신장기능 보존이 목적, 부종이 있으면 체중측정, 저염식이, 약물투여

  ㉣ 신부전증 : 신장이 기능을 할 수 없다.(신장의 손상으로 인해서 수분, 전해질 및 대사산물의 배설장애가 발생한 상태) 이 경우의 간호는 염분의 섭취를 줄여야 한다.

8장 모성관련 간호의 기초

기초간호학 개요

① 모성간호

(1) 임신의 요소 : 임신은 수정란 또는 발육하고 있는 태아를 체내에 가지고 있어 모체와의 사이에 생물학적 관계를 갖고 있는 상태를 말한다.

① 정자
  ㉠ 남성의 성샘인 고환에서 생성되며 올챙이 모양을 하고 있다.
  ㉡ 1회 사정으로 2~3cc로 2~3억 마리 정액을 배출한다.
  ㉢ **정자의 수명** : 질 내 4~8시간, 자궁 내 3일 정도 생존하며, XY염색체를 가지고 있다.

② 난자
  ㉠ 구형, 직경 0.25mm(세포 중 가장 큼)이다.
  ㉡ 매월 교대로 1개씩 배출(월경 전 12~16일 사이), 수명은 1일 정도이다.

③ 배란
  ㉠ 의미 : 뇌하수체 전엽의 성선자극호르몬의 영향으로 1개의 난자가 매월 복강 내로 배출되는 것을 말한다.
  ㉡ 일어나는 현상 : 기초체온상승, 황체호르몬(프로게스테론)이 분비되어 수정란이 착상되게 준비한다.

④ 월경
  ㉠ 월경 : 호르몬의 평형이 깨어지고 쇠퇴함으로써 자궁내막에 기저층만 남기고 박리되어 혈액과 분비물이 배출되는 현상이다.
  ㉡ 일어나는 현상 : 배란 후 14일, 체온하강, 월경주기 25~35일, 월경량은 50~100cc이다.

⑤ 수정과 착상
  ㉠ 수정 : 난관의 약 $\frac{1}{3}$ 가량 지점에서 수정(난관 팽대부)된다.
  ㉡ 수정란의 구성 : 22쌍의 보통염색체, 1쌍의 성염색체(XY,XX)로 구성된다.

(2) 임신에 따른 변화

① 생식기의 변화
  ㉠ 기능면에서의 변화 : 성샘, 생식통로, 부속샘, 접합기관 등
  ㉡ 위치면에서의 변화 : 바깥생식기-불두덩, 대소음순, 음핵, 전정망울, 질전 등
  ㉢ 속생식기 : 난소, 난관, 자궁, 질
  ㉣ 부속샘 : 큰전정샘, 작은전정샘, 유방
  ㉤ 난관 : 수정이 되는 장소(난관 팽대부) → 자궁에서 가까운편에서부터 '간질부, 협부, 팽대부'로 구성된다.
  ㉥ 난소(배란작용, 내분비작용) : 난포호르몬(에스트로겐) 및 황체호르몬(프로게스테론) 분비, 성기 발육, 여성으로서의 특징, 임신의 조절유지 등
  ㉦ 유방 : 임신 8주부터 유방은 커지고 민감해지며 찌릿하고 묵직한 느낌이 나타난다.
  ㉧ 자궁 내 혈관계의 변화 : 임신초기의 자궁동맥과 정맥은 성호르몬의 영향으로 더 커져서 혈액 공급을 더 받을 수 있으며, 골반의 정맥들도 확장되고 정맥혈을 많이 보유할 수 있으므로 자궁 혈액 흐름의 갑작스런 상승이나 하강을 막을 수 있다.

② 심혈관계의 변화
  ㉠ 심박출량 : 임신 14~16주 증가 → 32주에 30~50% 증가
  ㉡ 심박동 : 임신 14~20주에 10~15회/분로 서서히 증가하며, 20주 이후 혈압이 상승하면 임신성고혈압 의심해야 한다.
  ㉢ 혈액량 : 1,500㎖ 증가하며, 32~34주에 최고조로 증가(25~40%)하게 된다.

③ 호흡기계의 변화 : 에스트로겐의 영향으로 가슴이 넓어지며, 폐가 자궁압박으로 인해 호흡을 짧게 하게 된다.

④ 신장계의 변화(임신초기- 빈뇨현상, 임신성 당뇨병) : 프로게스테론의 영향으로 신장계 평활근이 이완되어 소변의 흐름도 느리고, 정체되는 시간이 길어져 비뇨기계 감염이 일어나기 쉽다.

⑤ 위장계의 변화 : 초기 식욕감퇴, 오심, 구토 등이 진행되면서 식욕증가, 위 내용물의 역류로 가슴앓이를 호소. 변비, 치질 등이 잘 온다.

⑥ 신경계의 변화 : 골반신경이 눌려 감각의 변화가 온다. 요통, 다리 뒤쪽으로 통증이 오기도 한다.

⑦ 근골격계의 변화 : 배가 불러오면서 평형을 유지하기 위해 가슴부위가 뒤로 젖혀진다.(프라이드 포지션)

⑧ 피부계의 변화 : 두꺼워지며 착색(얼굴에 기미가 생김 "임신마스크"), 복부중앙에 착색된 선이 생긴다.

⑨ 대사의 변화
  ㉠ 체중증가 : 약 10kg ~ 11kg

ⓒ 수분대사 : 임신후반기에 특징적으로 볼 수 있는 현상이다. → 태아, 태반, 양수로 인해 3.5ℓ
 +혈액, 자궁, 유방 3ℓ =7ℓ (7,000cc)
ⓒ 단백질대사 : 임신 시 체내에 축적된다.
② 탄수화물대사 : 당의 재흡수가 떨어져 당뇨병이 나타나기 쉽다.
⑩ 무기질과 비타민대사 : 칼슘, 인, 마그네슘, 철은 증가, 배설 감소, 비타민 결핍으로 태반괴사, 사산, 유산, 조산, 신생아는 구루병, 괴혈병 등이 발생된다.
⑩ 심리적 변화
 ㉠ 임신 1기=양가감정(기쁨+성가신 느낌)
 ㉡ 임신 2기=임부 '자기중심적'에서 모성정체감으로 변화
 ㉢ 임신 3기=출산에 대한 대비

임신중독증의 진단검사
체중, 혈압, 소변검사 등

(3) 임신의 진단

- 증후 : 월경진단, 입덧 → 20주(복부증대, 태아윤곽촉진, 자궁의 유연성증가, 임신반응검사) → 20주 이후(태아심음 청취, 태동, x-ray상의 태아골격)

(4) 임신기간 : 마지막 월경부터 약 280일, 즉 40주 간

분만예정일 계산법(Naegele 산출법-내글레 산출법)
- L.M.P+9개월+7일=12개월이 넘지 않을 때
- L.M.P-3개월+7일=합해서 12개월이 넘으면 -3개월

(5) 임신과 약물투여 : 수정 후 9주까지는 여러 장기가 형성되는 시기이므로 더 주의해야 한다.

❷ 태아

(1) 태아의 발육 : 평균 신장 50㎝, 체중 3kg
① 핫세씨 법칙 : 자궁 안에 태아의 키와 임신기간을 알아내는 방법(태아의 신장 측정법)

전반기 : (월수)^2, 5개월 전 후반기 : (월수)×5

예 3개월-3×3=9cm

예 6개월-6×5=30cm

② 사까끼법 : 태아의 체중 계산법 전반기 : (월수)^3×2, 후반기 : (월수)^3×3

예 3개월-3×3×3×2=54g

예 10개월-10×10×10×3=3,000g

(2) 태아의 건강 사정 방법

① 초음파술 : 감염, 개인의 손상, 아기의 손상 방지, 12주 성별 진단 가능 등
　㉠ 기본적 검사 : 태아의 수, 태위, 태아활동의 기록, 태반의 위치, 양수량 등
　㉡ 목적적 검사 : 결함이 의심되는 경우 등
② 자기 공명기 : 생식기, 태아, 태반, 자궁을 포함한 연조직의 단면적 영상을 제공한다.
③ 양수천자 : 외부에서 바늘을 이용하여 직접 양막을 뚫고 양수를 채취한다.
　㉠ 위험성 : 태아, 태반, 제대 및 모체손상, 감염 가능성, 유산 가능성 등
　㉡ 목적 : 태아의 성숙지표가 되는 레시틴-스핑고마이엘린의 비율을 알 수 있다.
④ 산전 태아 심박동 감시기

(3) 태아의 부속물(난막, 태반, 제대, 양수 등)

① 난막 : 얇은 막이 여러 겹으로 되어 있음

> **참고**
>
> **양막**
> 반들반들하고 투명하며 탄력성이 있는 것이므로 태아 면과 제대를 싸고 있다.

② 태반 : 임신 3개월 완성, 태아의 영양공급, 생명유지(자궁 면에서 수정란이 착상된 부위로부터 시작하여 모태측의 탈락막과 융모막이 하나가 되는 것)
　㉠ 역할 : 산소공급, 호르몬 생성(임신 보호), 노폐물 교환 작용 등
　㉡ 무게 : 태아 체중의 $\frac{1}{6}$(약 500g)
③ 제대(탯줄) : 태아와 태반을 연결한 것을 말한다. 표면은 양막, 제대동맥 2개(노폐물 배출), 제대정맥 1개(영양공급)로 되어 있다. 또한, 태아에 혈액 및 영양을 운반하며, 노폐물을 모체로 이동시킨다.
④ 양수 : 양막강을 채우고 있는 액체를 말한다.

> **참고**
> **양수의 역할**
> - 외부자극으로부터 태아를 보호한다.
> - 태아의 운동을 자유롭게 한다.
> - 난막과 태아체부와의 유착을 방지한다.
> - 태아에게 균일한 체온을 유지한다.
> - 분만 시 산도를 윤활(세정 작용)하는 역할을 한다.

❸ 고위험 임신

(1) 임신 오조증 : 정상적인 임신 시의 입덧보다 매우 심해 임부의 건강을 해칠 수 있다.
　① 증상 : 6~12주 이상 지속되는 입덧으로 오심과 구토, 탈수 및 기아상태, 입안의 백태, 빈맥, 발열 등이 있다.
　② 치료 및 간호 : 적절한 영양분과 수분의 공급, 약물의 투여(진정제) 등

(2) 임신 초반기의 출혈성 합병증
　① 유산 : 생존 가능성이 없는 태아가 모체 밖으로 배출되는 것을 말한다.
　　㉠ 정의 : 태아 무게 500g 이하, 제대 기간 20주 이하, 초기12주, 후기12~20주, 28주(7개월)미만
　　㉡ 분류 : 자연유산-절박, 불가피, 불안정, 완전, 계류 유산 등
　② 유도유산-치료적 유산, 범죄유산 등
　　㉠ 원인 : 조기유산의 경우-태아결합, 후기유산의 경우-모체결합, 외적요인 등
　　㉡ 증상 : 출혈, 복통, 발열 등
　③ 자궁 외 임신 : 수정란이 자궁내막 이외 부위에 임신이 되는 것을 말한다.
　　㉠ 원인 : 수정란 이동장애 및 난관통과지연, 수정란 자체이상 등
　　㉡ 증상 : 복통 및 견갑통, 무월경, 비정상적인 출혈, 빈혈, 저혈압과 빈맥, 배꼽주위가 청색으로 변한다.
　④ 포상기태(난막 질환) : 영양배엽이 비정상적인 증식을 일으켜 작은 낭포를 형성하는 것을 말한다.
　　㉠ 호발인자 : 다산부, 다태임신 여성(태아가 2인 이상)
　　㉡ 진단 : 융모 성선 자극 호르몬 검사, 태아심음, 초음파 검사 등
　　㉢ 치료 및 간호 : 소파술(3개월 이전), 자궁 적출술(3개월 이후), 주기적인 융모 성선 자극 호르몬 검사, 화학요법(항암치료), 치료 후 1년 간 피임 등

⑤ 자궁경관무력증 : 임신 2~3기 초에 통증 없이 경관이 열리고, 난막이 탈출되거나 파열되고 태아가 만출되는 것을 말한다.

 참고

융모 성선 자극 호르몬은 임신반응 검사에 사용되는 호르몬이다.

(3) 임신 후반기의 출혈성 합병증

① 전치태반
- ㉠ 정의 : 태반이 자궁하부에 착상하여 자궁경내 구를 전체 또는 부분적으로 덮고 있는 것(모성사망률의 10% 차지)을 말한다.(출혈로 인해 모체에 위험하다.)
- ㉡ 분류 : 완전전치태반, 부분전치태반, 변연전치태반, 하위전치태반
- ㉢ 증상 : 무통성 질출혈(임신 7개월 이후)
- ㉣ 치료 및 간호 : 대기요법, 제왕절개술 등

② 태반조기박리
- ㉠ 정의 : 정상적인 태반의 일부 또는 전체가 임신후반기에 자궁으로부터 분리되어 떨어지는 것(태아 사망률의 76%)을 말한다.(조기박리 시 태아가 나오고 태반이 나온다.)
- ㉡ 분류 : 외출혈형, 은닉출혈형
- ㉢ 원인 : 원인불명

(4) 임신과 관련된 고혈압성 장애

① 임신성 고혈압
- ㉠ 단백뇨나 부종 없이 고혈압만 있는 경우
- ㉡ 자간전증만 있는 경우
- ㉢ 자간증이 있는 경우
- ㉣ 임신성 고혈압 환자의 경우에는 고단백 식이를 준다.

② 만성 고혈압
- ㉠ 임신 20주 또는 분만 6주 후에 발생하여 계속 나타나는 경우
- ㉡ 만성 고혈압에 중복된 임신성 고혈압 : 고혈압환자가 임신을 하여 위에 임신성 고혈압 증상이 나타난다.

(5) 다태 임신

① 이란성 쌍둥이 : 2개의 난자에 정자가 들어가 수정된다.

② 일란성 쌍둥이 : 1개의 난자에 정자가 수정되었으나 분할과정에서 두 개의 배아가 된 것
③ 진단 : 초음파 검사(임신 10주경이면 확인이 가능)
④ 합병증 : 임신성 고혈압(3~4배 증가), 조기분만과 자연파막 및 조기파수(7배)

(6) 양수이상증
① 말기의 정상 양수량 : 800 ~ 1,200㎖
② 양수과다증 양수량은 : 2,000㎖이상
③ 양수과소증 양수량 : 500㎖이하

④ 분만

(1) 분만
① 정의 : 태아와 그 부속물이 자궁수축으로 인하여 산도를 따라 질강 밖으로 만출되는 전 과정을 말한다.
② 분만의 요소(3P)
　㉠ 태아 : 태아와 그 부속물인 태반, 양수(만출 물질)
　㉡ 산도 : 골반강, 자궁, 질강
　㉢ 만출력 : 복압+항문거근의 수축력

참고 1
분만 후 모유 수유를 준비하는 산모에게 유방울혈이 있을 시에는 2~4시간마다 유즙을 손으로 짜 준다.

참고 2
분만 후 3일이 지난 산모가 38.2℃의 열과 오로에서 악취가 나고 복부 통증이 심할 때 취할 수 있는 적절한 체위는 파울러씨 체위이다.

(2) 분만 과정
① 분만 제1기(개구기) : 자궁수축이 규칙적으로 시작해서 경관이 완전히 열릴 때까지(10㎝)를 말한다.
　㉠ 자궁수축 : 간격이 짧아지고 강도가 차차 강해진다.
　㉡ 태포가 파열되어 20~30cc 전 양수가 나온다.
　㉢ 치료 및 간호
　　• 산모측 : 진통의 구분(진 진통과 가 진통), 출혈여부, 활력증후 등

- 진통촉진, 조기파수, 급속분만을 예방
- 초기에 관장 → 산도오염을 방지(진행이 많이 되었을 때는 관장금지)하기 위함이다.
- 소화 잘되는 영양 있는 유동식의 섭취
- 태아측
  - 태아 심박동수의 사정 : 심박동 120 ~ 160회/분
  - 태아 곤란증에 대한 간호제공 : 좌측위, 유도분만

② 분만 제2기(만출기) : 자궁경관이 완전개대 ~ 몸체가 만출되는 시기이다.
  ㉠ 배림 : 자궁수축 시 아두의 일부가 보였다가 진통이 소실되면 질 내로 들어가 안 보인다.
  ㉡ 발로 : 수축이 없을 때도 아두가 안으로 들어가지 않고 계속 보이는 것을 말한다.
  ㉢ 태아 만출 : 자궁 수축이 정지한다.
  ㉣ 치료 및 간호
   • 산모측 : 복압제공과 휴식의 적절한 유지, 회음 보호 등
   • 신생아 간호 : 구강 흡입을 통해 분비물을 제거한다.

③ 분만 제3기(태반만출기)
  ㉠ 과정 : 태반박리기(산모복압 종용 후 서서히 만출) → 태반만출기(조직의 결손여부, 태반혈관 단절확인)
  ㉡ 치료 및 간호
   • 산모의 사정 : 산도의 열상확인, 출혈유무, 자궁수축상태, 활력증후사정(T.P.R check)
   • 태반의 사정 : 정상태반(무게 500g, 직경 1.5~2.0㎝, 두께 1.5~3.0㎝), 태반결손여부 확인

④ 분만 제4기
  ㉠ 자궁저부의 위치확인
  ㉡ 오로(양, 색깔)확인
  ㉢ 회음부의 상태(부종, 혈종) 확인
  ㉣ 혈압(약간 높으나 1시간 내에 정상으로 돌아온다)
  ㉤ 맥박
  ㉥ 방광 팽만 여부 확인
  ㉦ 신생아에 대한 반응 확인

❺ 고위험 분만

(1) 종류 : 조기분만, 조기 파막, 유도분만, 난산 등
  ① 조기분만 : 20주 ~ 38주 전에 이루어진다.
  ② 만삭 전의 조기 파막 : 조기 파막이란 분만이 시작되기 전에 양막이 파열되는 것을 말한다.
  ③ 처치 및 간호
    ㉠ 임신을 지속시키는 경우 : 재태 기간이 33주 이하로 패혈증이 있는지 관찰하면서 지속한다.
    ㉡ 임신을 중지시키는 경우 : 재태 기간이 34주 이상의 경우 질식자연 분만을 유도한다.

(2) 난산 : 분만에 기계적이나 기능적으로 이상이 생겨 분만진행에 어려움이 있는 것을 말함

(3) 산과적 수술
  ① 제왕절개술 : 복벽과 자궁벽을 절개하여 태아를 분만하는 것을 말한다.
    ㉠ 원인
      • 모체측 : 난산, 과거 제왕절개 분만
      • 태아측 : 태아 저산소증, 거대아
    ㉡ 수술 전 간호
      • 수술 전 검사 확인
      • 피부준비(복부의 검상돌기 ~ 치부까지 삭모)
      • 위장관 준비(수술 전 관장, 12시간 금식)
      • 도뇨관 삽입(수술당일 아침)
      • 수술 전 투약
  ② 흡입 만출술 : 흡입기를 태아머리에 고정한 후에 흡입 컵의 줄을 잡아당겨 머리가 잘 나오도록 하는 것을 말한다. 이에 대한 선행조건으로는 경관이 10㎝ 개대되어야 하며, 방광이 비워져 있어야 한다.
  ③ 겸자 분만술
    ㉠ 겸자를 이용해 견인과 회전을 통해 분만 유도하는 것을 말한다.
    ㉡ 원인
      • 산모 측 : 분만 2기가 지연되는 경우, 심장병 또는 고혈압이 있는 경우
      • 태아 측 : 제대탈출, 태아질식 등

❻ 산욕

(1) 산욕 : 임신 전의 상태로 복귀되는 기간으로 6~8주 간이며, 비수유가 수유부에 비해 길다.
  ① 산후 신체적 변화(생식기계의 변화)
      ㉠ 자궁 : 태반 만출 후 자궁크기도 감소한다.
      ㉡ 자궁저부 : 분만직후(배꼽아래 5㎝로 올라간다) → 분만 수 시간 후 배꼽에 도달 → 분만 9~10일 후 골반 속을 내려감
  ② 질 : 산욕기 전 과정이 필요하다.
  ③ 내분기계의 변화 : 1주 후(프로게스테론, 에스트로겐 등이 임신 전의 상태로 복귀한다) → 비 수유 여성은 5~6주, 수유 여성은 5~6개월 후에 월경을 회복한다.
  ④ 순환기계의 변화 : 분만 1~2주 후에 임신 전의 상태를 유지한다.
  ⑤ 호흡기계의 변화 : 산후 6개월 이상 되어야 되돌아간다.
  ⑥ 위장계의 변화 : 산후 2주 이내 소화기계의 운동성, 강도 등이 회복된다.
  ⑦ 활력증후의 변화 : 빠르고 약한 맥박은 산후 출혈 가능성이 있으므로 주의해야 한다.

(2) 산욕기 간호
  ① 사정 : 머리카락, 얼굴, 눈(결막이 창백해 보임), 유방, 자궁(부드럽게 촉진 시 동통이 없는 것이 정상), 회음부, 하지
  ② 불편감 해소
      ㉠ 산후통 : 아이를 많이 낳은 부인일수록 더욱 심하다.(다산부)
      ㉡ 근육통
      ㉢ 회음절개 동통
      ㉣ 유방 동통

❼ 고위험 산욕

(1) 산후출혈 : 정상 분만 시 200~300cc 출혈, 500cc 이상일 때 산후출혈로 인정(위험)한다.
  ① 분류 : 원발성 산후출혈, 이완성 산후출혈, 열상성 산후출혈, 속발성 산후출혈 등
  ② 산후감염 : 산도 내의 모든 세균성 감염, 생식기, 비뇨기, 유방감염 등

> **참고**
>
> **산욕열**
> 분만 후 첫 24시간이 지난 후 산욕기 동안에 38℃ 이상의 체온 상승이 2회 이상 나타나거나 2일 이상 지속되는 열을 말한다.

(2) 부위별 감염 및 간호

① 회음부와 외음부의 염증 : 좌욕과 건열 치료로 통증이 완화된다.

② 자궁내막염 : 가장 흔한 산후감염이다.
 (증상으로는 오로의 양이 많아지며 암갈색이나 농성 또는 거품 등이 섞이고 악취가 난다.)

③ 골반조직염 또는 자궁주위염 : 가장 흔한 합병증이다.

④ 혈전성 정맥염 : 혈관내막의 감염으로 골반혈전성과 대퇴혈전성 정맥염
 (치료법으로는 안정을 유지, 고영양식 섭취, 마사지, 마찰금지 등이 있다.)

⑤ 비뇨기 감염 : 방광합병증(요폐증, 잔뇨증)
 (치료법으로는 의사의 지시 하에 항생제를 투여한다.)

⑥ 유방감염 : 유방간호
 ㉠ 산전유방간호 : 하루 두 번씩 닦는다. 유두에 콜드크림 맛사지, 마른수건으로 유두단련, 브래지어를 지지
 ㉡ 유두균열간호 : 24~48시간 동안 수유를 금하며, 국소적 치료로 바셀린이 섞인 비타민 A, D 연고를 바른다.

9장 아동관련 간호의 기초

기초간호학 개요

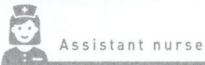

① 아동간호

(1) 아동간호의 태도
① 아동에 대해 연구하고 이해하는 태도가 요구된다.
② 아동들과 함께 감정이 통할 수 있어야 한다.
③ 아동을 하나의 인간으로 존중한다.
④ 개개 아이의 특성과 필요에 따라 간호해야 한다.

(2) 성장과 발달
성장 : 신체의 일부 혹은 전체의 증가 양적인 변화(kg, cm, pound, kg 등으로 표시)
발달 : 기능과 기술의 증가 질적인 변화

① 특성
  ㉠ 개인차 : 하나의 개체로서 독특성
  ㉡ 결정적 시기(과업을 위한 준비) – 어떤 행동에 대한 학습이 이루어지는 몇일에서 몇 주까지 지속되는 특정한 기간
  ㉢ 연속성
    • 성장은 머리에서 발끝방향, 머리가 하지보다 발달
    • 성장은 중심에서 말초방향
    • 발달은 좌우대칭적임
    • 성장은 전체 활동에서 특수 활동으로 분화
    • 상호관련성 : 성장과 발달은 다른 속도로 진행되지만 서로 연관성을 가지고 진행

② 단계
  ㉠ 태아, 배아기 : 수정~3개월(배아기), 3개월에서 출생까지(태아기)
  ㉡ 신생아 : 출생에서 생후 4주까지

ⓒ 영아기 : 생후 4주에서 1세까지
ⓓ 유아기 : 1~3세까지
ⓔ 학령전기 : 3~6세까지
ⓕ 학령기 : 6~12세 혹은 사춘기까지
ⓖ 청소년기 : 사춘기에서 성인생활의 시작까지

③ 영향요소
  ㉠ 유전
    • 유전과 체격 : 가족구성원은 신체적으로 유사하며 형제들 간 체격과 체중이 비슷하다.
    • 성 : 남아가 여아에 비해 크고 무겁다. 사춘기에는 여아가 성숙하며 골격발달도 빠르다.
    • 인종과 국적
  ㉡ 환경
    • 산전환경 : 모체의 식이상태 및 건강, 방사선 노출, 전염병, 흡연, 알콜 등
    • 산후환경 : 사회경제적 환경, 영양, 기후와 계절, 질병과 외상, 운동, 가족 내 아동의 위치(외적환경) 지능, 호르몬, 가족과의 정서적 관계(내적환경)

④ 성장과 발달의 내용
  ㉠ 신체적 성장
    • 신장 : 성장비율은 매년 감소, 태아기, 영아기, 사춘기에 신장의 성장이 빠르다.
    • 체중 : 영양과 성장의 좋은 지침이 된다.
    • 머리둘레 : 두위는 두개골의 용량과 관련, 뇌성장률을 가늠하는 지표이다.
    • 흉위 : 가로 직경선과 전후경선이 거의 동일하나 후에는 가로 직경선이 커진다.
    • 복부 및 골반 : 영아의 영양 상태, 근육 탄력, 복부팽만 및 호흡양상에 영향을 미친다.
    • 운동발달 : 근골격계 및 신경계의 성숙에 따라 달라진다. 머리를 드는 운동 → 상하지 사용, 손으로 집는 것 → 손가락으로 집는 것
  ㉡ 감각의 발달 : 출생 시에는 촉각, 미각, 후각이 있다.

⑤ 사회 정서적 발달
  ㉠ 지적발달 : 지적발달은 지능의 성숙, 자극과 반응을 통한 연습, 적절한 행동의 강화, 타인 행동의 모방, 통찰 등에 의해 계속적으로 일어난다.

> **참고**
>
> **지적발달 단계별 특징**
> • 1단계 : 벌과 복종에 의한 도덕성(2~3세 까지)
> • 2단계 : 욕구 충족 수단으로서의 도덕성(쾌락주의, 4~7세)
> • 3단계 : 대인관계의 조화를 위한 도덕성(상호관계, 7~8세)
> • 4단계 : 법과 질서를 준수하는 것으로의 도덕성(고정된 규칙, 10~12세)
> • 5단계 : 사회 계약 정신으로서의 도덕성
> • 6단계 : 보편적 도덕원리에 의한 도덕성 지향

  ㉡ 도덕성의 발달

ⓒ 정서의 발달

참고

연령 주요사건 발달과제
- 영아기(0~1세) : 수유 신뢰감 및 불신감
- 유아기(1~3세) : 배변 자율성 및 수치감
- 3~6세 : 운동성 주도성 및 죄책감
- 6~12세 : 학교 근면성 및 열등감
- 청소년기 : 동료관계 정체감 및 역할혼돈
- 성인초기 : 애정관계 친밀감 및 고립감
- 성인기 : 출산과 양육 생산성과 불모성
- 노년기 : 반성과 수용 자아통합과 절망감

ⓔ **사회성의 발달** : 자신이 속한 집단의 문화를 배워가는 과정이다.

ⓜ **성적발달**
- 구강기(영아기, 1세) : 입이 성적, 공격적 만족의 대상(입, 입술, 혀)
- 항문기(유아기, 2~3세) : 배설물을 보유하거나 방출하는데서 쾌감(항문)
- 성기기(학령전기) : 성기가 만족의 대상(오이디푸스 갈등, 일렉트라 갈등)
- 잠복기(학령기) : 성적욕구가 무의식 속으로 잠복
- 생식기(사춘기와 청년기) : 성적에너지가 다시 의식으로 올라옴

❷ 신생아 간호

(1) 신생아의 일반적 특성

① 신장 및 체중
  - ㉠ 신장 : 남아-50.4cm, 여아-49.8cm 1년이 되면 0.5배 증가, 5세가 되면 출생 시 2배가 된다.
  - ㉡ 체중 : 평균 2,700g~3,850g 정도이다. 남아-3,400g, 여아-3,200g
  - ㉢ 생리적 체중감소 : 신생아가 출생 시에 체중의 5~10%를 소실하는데 이유는 모체로부터 받던 호르몬이 없어지고 수분공급이 억제되며 대소변이 배출되어 수분 소실로 인해 온다.

② 활력증상
  - ㉠ 체온 : 출생 이전에는 체온이 높다가 출생 후 분만실 온도에 의해 내려가나 8시간 후에는 정상으로 유지된다.(신생아의 체온 : 36.1℃ ~ 37.7℃)
  - ㉡ 맥박 : 빠르고 불규칙하며, 120~150/분, 체온이 오르면 분당 15~20회의 맥박수가 증가한다.
  - ㉢ 호흡 : 깊이, 회수, 리듬이 불규칙하며 35~50회/분 이다. 횡격막과 복부근육에 의한 복식호흡

을 한다. 흉식 호흡은 대체로 10세 이후이다.

　ⓔ **혈압** : 낮다, 최고혈압은 80~90mmHg이며, 사춘기가 되면 110~120mmHg가 된다.

③ **두부**

　㉠ **두위** : 34~35cm, 정상범위는 33~37cm로 신장의 $\frac{1}{4}$에 해당한다.

　㉡ 신생아의 두위는 흉위나 복위보다 약간 크다.

　㉢ **대천문** : 양측 두정골과 전두골 사이의 다이아몬드형의 천문 / 12~18월 사이에 폐쇄된다.

　㉣ **소천문** : 두정골과 후두골 사이에 있으며 삼각형 모양이고 생후 2개월 사이에 폐쇄된다.

　㉤ **두개내압 상승원인** : 뇌수종, 뇌막염, 뇌염 등

④ **흉부**

　㉠ 흉부는 종모양이고 복위와 같으며 두위보다는 1.25cm정도 작다.

　㉡ 2세가 되면 흉위는 두위보다 커진다.

　㉢ Witch's milk : 어머니에게서 전해진 호르몬 때문에 약간 팽창되어 있거나 노란액체 같은 것이 나오는데 2~4주 내에 사라진다.

⑤ **순환계**

　㉠ **혈액** : 혈량은 체중의 10~12%이며 적혈구와 혈색소치가 높다. 실혈에 대비하여 제대에 있는 혈액을 훑어서 넣어주어야 한다.

　㉡ **생리적 황달** : 신생아의 55~70%에서 나타나며 생후 2~3일 경에 나타났다가 약 7일 후에 없어진다. 원인은 간 기능이 미숙하여 적혈구가 파괴되어 혈액 내 생기는 빌리루빈을 처리하지 못하여 생기는 것이다. 저체중아나 미숙아인 경우는 형광요법(광선요법)을 하여 치료한다.

⑥ **위장계**

　㉠ **위** : 위 부문 괄약근이 발달되어 있지 않아 잘 토하므로 수유 후에 반드시 트림을 시켜 공기를 배출시킨다.

　㉡ **위의 용적** : 출생 시 30~60cc, 생후 2주 90cc, 5개월경 210cc, 10개월경 300cc 정도

　㉢ **태변** : 출생 후 처음 보는 변으로 끈적끈적하고 냄새가 없으며 암녹색이나 암갈색이고 생후 8~24시간 후에 배출되며 1일에 4~5회 정도 나오며 약 3일 정도 계속된다.

　㉣ **이행변** : 생후 3~5일 사이에 묽고 점액을 포함하는 녹황색 변을 보는 것을 말한다.(생후 5일부터 정상 변을 보기 시작한다.)

　㉤ **모유영양 시** : 난황색의 풀과 같은 변을 1일 2~4회 본다.

　㉥ **인공영양 시** : 황색이고 견고한 변을 1일 1~2회 배출한다.

　㉦ **복부** : 제대는 줄어들고 변색되며 6~10일 사이에 떨어진다. 생후 24시간 이내에 출혈이 있는지 관찰해야 한다.

⑦ **소변** : 첫 배뇨는 출생 직후에 하게 되며 약 10cc 정도이다.

⑧ 신경계
- ㉠ 빠는 반사 : 빠는 동작을 나타낸다.
- ㉡ rooting 반사 : 뺨에 무엇이든 닿으면 머리를 돌리는 것
- ㉢ 깜박이는 반사
- ㉣ 쥐는 반사 : 어떤 물체를 쥐었다가 놓는 반사로 2~3개월에 강하고 5개월 이후에 소실됨
- ㉤ 모로 반사 : 2개월에 강하고 5개월 이후에 소실되며, 출생 시 뇌손상이 있을 시 나타나지 않는다.
- ㉥ 바빈스키 반사 : 10~16개월에 소실된다.
- ㉦ 긴장성 반사 : 태아기 20~28주부터 나타나 4~5개월 이후 소실된다.

⑨ 감각의 발달
- ㉠ 촉각 : 출생 시 가장 강하게 발달된 감각(입술, 혀, 귀, 이마)
- ㉡ 시각 : 6개월 이후에 협동, 눈물이 나오는 것은 3~4주 부터이다.
- ㉢ 청각 : 3~7일 사이에 소리에 반응하며, 4주에 어머니의 음성을 식별한다.
- ㉣ 미각 : 단 것을 좋아하고 쓴 것이나 신 것은 싫어한다.
- ㉤ 후각 : 특수한 냄새에 대해서만 반응한다.

⑩ 수면 : 1일 15~20시간 정도 자며, 2시간 간격으로 깬다.

⑪ 면역 : 출생 후 6개월은 모체로 받은 항체가 있어 어느 정도의 면역력을 가지고 있게 된다. 이 기간이 지나면 예방접종이 필요하다.

(2) 신생아의 일반적 간호

① 호흡의 시작과 유지
- ㉠ 출생 후 30초 이내에 호흡을 하지 않으면 질식의 위험이 있으므로 주의 관찰을 요하며 울지 않는 이유는 점액이 기도를 막는 경우로 신생아의 머리를 아래로 향하게 하여 배액을 증진, 흡인기로 내용물을 흡인해 준다.
- ㉡ 소생술에 의해서도 잘 울지 않으면 기관 내 튜브를 삽입하여 직접 제거해야 한다.

② 체온의 유지
- ㉠ 체온상실 이유
  - 몸에 묻은 양수의 증발로 체온상실
  - 증발, 방사, 전도, 대류 등에 의해서도 상실
  - 체중에 비해 체표면적이 넓기 때문에 상실
- ㉡ 보호
  - 수건으로 싸주거나 복사열 널빤지에 눕힌다.
  - 상의를 입히거나 기저귀를 채워주며 담요를 덮어준다.

- 첫 목욕은 체온이 36.5℃로 안정이 되면 시행, 빠른 시간 안에 목욕을 끝내는 것이 좋다.
③ 감염의 예방 : 신생아를 돌보는 모든 사람은 손 씻기에 유의한다.
④ 손상의 방지
- 분만 후 vitK 1.0mg의 수용성 비타민을 근육 주사한다.
- 제대절단 : 철분과 혈액요소를 추가 공급받기 위해 제대의 박동이 중지될 때까지 있다가 묶는다. 단 혈액형 부적합증이 있는 경우 수혈을 위해 제대를 8~10cm 길게 자른다.
⑤ 영양공급 : 분만 후 6~12시간 동안 금식하며 상태가 좋은 경우 설탕물, 보리차, 포도당을 2~3시간 간격으로 적은 양부터 늘려준다. 인공영양일 경우 철분이나 비타민 제제를 추가 공급할 수 있다.
⑥ 부모교육

(3) 신생아 목욕
① 피부를 깨끗이 해 준다.
② 신진대사
③ 성장 증진
④ 기분 전환
⑤ 목욕시간은 5~10분간이 적당하다. 물의 온도는 겨울엔 40℃ 전후, 여름철엔 30℃ 정도가 적당하다.
⑥ 수유 전에 실시한다.

(4) 신생아 수유
① 필요한 영양소의 구성
  ㉠ 수분 : 생후 1일 50cc/kg
  ㉡ 단백질 : 1일 3~4g/kg 필요
  ㉢ 열량 : 1세 미만인 경우 110cal/kg/1일, 1세 이상 100cal/kg/1일
  ㉣ 탄수화물 : 영아의 경우 13~14g/kg/1일
  ㉤ 비타민 : 인공영양아에게 필요하다. vit C 25~50mg/1일, vit D 400IU/1일
  ㉥ 철분 : 신생아는 1일에 6mg이 필요하며 그 후 증가하여 15mg이 필요하다.
② 모유수유
  ㉠ 초유 : 분만 2~3일에 분비되는 끈적끈적하고 황색으로 면역체가 충분히 있고 태변의 배설을 돕고 열량이 높다.
  ㉡ 성숙유 : 초유 분비 후에 나오는 유즙으로 백색이나 약간 노르스름하며 단맛이 있다.

참고

모유의 장점
- 천연적 생성, 일정한 온도 유지
- 소화가 잘 되며 구토, 설사, 변비, 알러지 가능성이 적다.
- 신선, 소독 등이 필요 없다.
- 비타민이 많다.
- 모자간의 애착이 증진된다.

③ 모유수유의 금기증
　㉠ 모체 측의 원인 : 유선염, 급성간염, 만성질환(당뇨, 신장염, 결핵, 빈혈, 영양장애), 산욕기 염증, 정신병 등
　㉡ 아기 측의 원인 : 구개파열이나 토순, 조산아 또는 심한 허약아, 구내염(아구창), 혀의 이상, 모유에 알러지가 있는 아이

④ 유즙분비 촉진 요소
　㉠ 규칙적인 수유로 유방을 비워준다.
　㉡ 열량섭취량을 500kcal 증가시킨다.
　㉢ 정신적, 신체적으로 산모를 안정시킨다.
　㉣ 유방마사지
　㉤ 수분은 하루에 3000cc 이상 공급한다.

⑤ 모유 수유 방법
　㉠ 수유 30분 전에 기저귀를 바꾸어 준다.
　㉡ 수유 전에 손 씻기를 한다.
　㉢ 편안한 자세를 유지한다.
　㉣ 젖꼭지는 깊숙이 삽입한다.
　㉤ 너무 많이 흐르지 않게 한다.
　㉥ 수유 후엔 반드시 트림을 시켜 복부팽만을 없애준다.
　㉦ 유방을 하루에 한 번씩 비누와 물로 씻는다.

⑥ 인공영양
　㉠ 우유의 종류 : 전유, 분유, 가당연유, 무당연유
　㉡ 인공영양 시 고려사항
　　• 규칙적으로 수유한다.
　　• 우유병과 젖꼭지는 매회 소독하며 구멍은 크게 뚫지 않으며 공기가 들어가지 않게 한다.
　　• 소독된 우유는 10℃이하에서 보관하고 우유병은 끓는 물에 10분간 소독하며, 물은 끓여서 사용한다.

• 인공영양 시에 비타민이 부족할 수 있으므로 외부적으로 첨가 가능하다.

③ 신생아 질환 및 간호

(1) 조산아 혹은 만삭 전 신생아(37주 이전에 분만된 신생아)
① 울음이 약하고 잘 빨지 못하고 활발하게 움직이지 못한다.
② 피부는 얇고 주름이 잡혀 있다.
③ 솜털이 많고 피하지방은 적으며 태지는 적고 손톱과 발톱이 부드럽다.
④ 두위는 33cm이하이고 얼굴은 노인과 같이 주름이 잡혀 있다.
⑤ 외생식기는 작고 복부는 돌출되어 있으며 사지는 가늘다.
⑥ 체온이 낮으며 동요가 심하다.
⑦ 청색증이 오기 쉽고 호흡은 불규칙하다.
⑧ 황달은 심하며 오랫동안 지속된다.
⑨ 포유가 곤란하다.
⑩ 체중감소가 더욱 많으며 체중의 복구도 더디다.

(2) 저체중 출산아(미숙아) – 체중이 2500g이하
① 제태기간에 비해 작은 신생아–자궁 내 성장곡선에서 10%이하에 속하는 신생아(자궁 내 성장지연 의미)
② 제태기간에 적합한 신생아–자궁 내 성장곡선에서 10~90%에 속하는 신생아
③ 제태기간에 비해 체중이 무거운 신생아–자궁내 성장곡선에서 90%이상에 속하는 신생아

④ 영아의 간호

(1) 영아의 일반적 특성
① 신체적 발달
 ㉠ 신장 : 6개월 간 2.54cm씩 증가하며, 그 후 1개월에 1.27cm씩 증가한다.
 ㉡ 체중 : 3개월에 출생 시 2배, 12개월에 출생 시 3배, 3년에 4배

ⓒ 치아 : 6~8개월에 2개, 1년에 8개, 만 2년에 20개(영구치는 유치의 나는 순서대로 6세부터 갈며 아랫니가 윗니보다 먼저 갈게 된다.)
② 운동발달 : 목가누기 → 뒤집기 → 앉기 → 기기 → 걷기
③ 감각발달-시각, 청각, 미각 등이 발생
  ㉠ 시각 : 명암 구분, 작은 물체 집어 들기
  ㉡ 미각 : 7개월까지 여러 가지 맛을 선호
④ 정서적 발달
  ㉠ 에릭슨의 발달과제 : '신뢰감'이 발달하며, 부정적인 경우에 불신감이 형성된다.
  ㉡ 6개월 간 어머니와 영아 간의 상호작용이 중요하다.
⑤ 성적발달(프로이드)
  ㉠ 구강기- 성감대는 입, 입술, 혀로 성적, 공격적 만족의 대상이 된다.
  ㉡ 빠는 욕구가 강하다.
⑥ 언어의 발달
  ㉠ 생후 3~8개월 : 재잘거림이 시작된다.
  ㉡ 5개월 : 다른 사람의 소리를 흉내 낸다.
  ㉢ 8개월 : 구체적인 의미 없는 어휘 발달
  ㉣ 9~10개월 : 발음에 대한 모방적 표현
  ㉤ 1세 된 영아 : 두개 이상의 단어 구사
⑦ 놀이 : 신뢰감 형성에 중요하다.

 참고

영아의 열 경련 간호 시에는 고개를 옆으로 돌려주어야 한다.

(2) 영아의 영양

① 출생~6개월 : 생후 6개월 동안에 체중의 120kcal/kg의 열량을 공급한다.
  ㉠ 위의 크기가 커져 우유 보유기간은 길어지고, 포유횟수는 감소, 포유의 양은 감소한다.
  ㉡ 수분섭취의 증가
② 6개월~1년-체중 1kg당 100kcal의 열량이 요구 : 고형식이(이유식) 시작(치아가 나기 시작할 때, 머리균형을 잡을 수 있을 때, 싫어하는 음식에 머리를 돌릴 수 있을 때)

(3) 수면

① 생후 3개월 전 : 18~20시간/1일

② 3개월경 : 16시간/1일로 밤에 깨지 않고 잔다.

③ 6개월 : 12시간/1일의 밤잠과 3~4시간의 낮잠

④ 1세경 : 14시간/1일의 밤잠, 1~2회 낮잠

(4) **일광욕** : 오전 11시 전과 오후 3시 후에 5분 정도씩 시행(눈에 직접 자극이 되지 않게)

(5) **대소변 훈련**

① 대변훈련 : 소변훈련보다 먼저 시키며 12~18개월에 완성

② 소변 : 16~18개월에 시작하여 24개월에 완성

③ 밤에 소변가리기 : 3~4세 가능(음식과 수분섭취를 규칙적으로 하며 배설시간을 알아 그 시간에 훈련을 시킨다.)

(6) **건강관리**

① 사고의 방지 : 추락, 질식, 이물의 흡인, 연하, 익사, 화상, 중독, 차 사고 등이 주요 원인

② 예방접종

❺ 유아의 간호

(1) **유아의 일반적 특성**

① 신체적 발달

㉠ 영아기에 성장률이 저하

㉡ **체중** : 체중증가는 감소하고 균등이 아닌 갑자기 증가(2세 평균체중 : 12kg) 2년 6개월이 되면 출생 시 4배가 된다.

㉢ **신장** : 체중의 증가보다 많고 다리의 길이가 많이 성장한다.

㉣ **신체비례** : 2세 경에 흉위가 두위를 초래하며, 몸통의 길이가 다리에 비해 길다. 또한, 흉위의 횡경이 전후경보다 증가하며, 미성숙한 복부근육으로 인해 올챙이 배가 된다.

㉤ **치아** : 2세 경에 16개, 2세 반경에 20개의 유치가 난다.

② 운동발달

㉠ 근육이 뼈보다 빨리 성장

㉡ 특수한 근육 움직임이 증가

ⓒ 근육의 크기가 사용의 결과로 커진다.
③ 감각발달
ㄱ 양측 시력이 완전히 발달은 하나 깊이에 대한 지각이 모자라 낙상이 되는 경우가 많다.
ⓛ 청각, 미각, 후각, 촉각 등의 감각이 계속 발달된다.
ⓒ 기쁨이나 통증을 야기하는 것을 기억한다.
④ 사회 정서적 발달
ㄱ 정서적 발달 : 에릭슨의 발달과제(자율감/수치감)
ⓛ 지적발달 : 보이지 않는 대상의 존재를 인식한다.
⑤ 성적발달
ㄱ 배변훈련의 시기 : 성적, 공격적 관심이 입에서 항문으로 옮겨간다.
ⓛ 부모의 배변에 대한 태도와 훈련방식은 아동의 인격발달에 영향을 미친다.
⑥ 언어의 발달
ㄱ 이해수준이 단어보다 폭이 넓어진다.
ⓛ 2세 : 언어력 증가(300개 정도), 말하고 독백도 즐긴다.
ⓒ 어휘지연의 이유 : 구강과 비인두의 선천적 결손, 정상이하의 지능, 만성질환, 귀머거리, 정서장애 등
⑦ 놀이
ㄱ 성장발달의 전반 자극
ⓛ 섬세한 근육의 발달과 사물에 대한 영속성의 개념 학습
ⓒ 평행놀이
ⓔ 언어와 어휘력의 발달 촉진
ⓜ 도덕적 가치 이해(옳고 그름)

(2) 유아의 간호

① 영양공급
ㄱ 영아보다 성장률이 감소한다.
ⓛ 섭취요구는 감소하나 성장에 필요한 양은 섭취해야 한다.
ⓒ 열량, 단백질, 수분의 요구량은 감소하나 비타민의 요구량은 증가한다.
ⓔ 일정한 간격으로 소량의 식사를 세 번 제공해주고 식사 사이에 간식을 준다.
② 건강관리
ㄱ 사고예방 : 자동차 사고, 익사, 화상, 질식, 낙상, 중독, 기타의 원인으로 1~2세의 아동에게 사망과 불구를 야기한다.

ⓒ 아동을 돌보는 사람은 사고 가능성을 염두에 두어야 함
ⓒ 예방접종 : 1~2년 사이에 MMR 접종을 해야 하며, 필요 시 인플루엔자도 접종해야 한다.
② 치아관리 : 유아기 말에 20개의 유치가 나며 하나 이상의 충치를 가진다.(저열량식이, 구강위생)

(3) 입원한 어린이의 간호

① 일반적 간호

　㉠ 활력증상의 측정

　ⓒ 정신적 위안을 갖게 한다.

　ⓒ 피부간호-체위 교환, 건조

　② 투약-의사의 처방에 따라 투약

② 흔한 건강문제에 대한 간호

　㉠ 고열(high fever)

　　• 찬물 마사지 : 체온보다 2℃ 낮은 미온수로 시작, 15~20분 동안 실시한다.

　　• 35~50%의 알콜 마사지

　　• 마사지 후 30분 후에 측정

　ⓒ 탈수(dehydration)

　　• 탈수증상 : 입술 건조, 대천문이 들어가며, 근육의 탄력성이 저하되고, 뇨량이 줄어든다.

　　• 치료 : 수분을 경구적 또는 비경구적으로 공급한다.

　ⓒ 구토(vomiting)

　　• 기도로 들어가지 않게 옆으로 눕히고 관찰한다.

　　• 구토 후에는 바로 먹이지 말고 5~10분 정도 지난 후 물이나 옅은 우유부터 먹인다.

　② 경련(convulsion)

　　• 혀가 기도를 막지 않게 손수건이나 설압자 등으로 혀를 눌러준다.

　　• 의복의 끈, 허리띠, 단추 등을 풀어주고 편안한 상태로 있게 해 준다.

　　• 분비물이 기도로 넘어가지 않도록 닦아준다.

　ⓜ 관장(enema) : 관장액 240~280ml정도로 하여 5~7cm깊이로 실시한다, 용액주입 후 휴지로 항문을 2~3분 정도 막고 나서 변기를 대 준다.

10장 노인관련 간호의 기초

기초간호학 개요

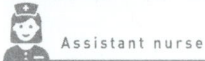

① 노인 간호

(1) 노인의 특징
① 노인의 일반적인 신체적 특징
  ㉠ 시력 및 청각과 후각의 감퇴
  ㉡ 뼈의 손실 및 골격량의 감소
  ㉢ 폐환기능력 감소
  ㉣ 피부건조 및 탄력성의 소실
  ㉤ 회음근 약화로 인한 요실금의 증가
  ㉥ 사고발생 가능성의 증가
  ㉦ 폐활량의 감소
② **목욕** : 일주일에 한 번씩 하도록 하되 가벼운 마찰로 혈행의 자극과 욕창 예방, 목욕 후 손톱과 발톱이 부드러워졌을 때 발톱은 일자로 손톱은 둥글게 잘라준다.
③ 음식
  ㉠ 충분한 영양분을 섭취하도록 한다.
  ㉡ 영양부족 외에 탈수증상을 나타내는 일이 있으므로 충분한 수분섭취를 시켜주며, 치아가 나쁠 때는 부드러운 음식을 준다.
  ㉢ 변비가 있는 노인환자의 경우에는 식이섬유가 많은 음식을 먹게 해야 한다.
④ 노인환자의 피부간호
  ㉠ 자외선 차단크림을 사용한다.
  ㉡ Baby oil을 사용한다.
  ㉢ 화장 시 액체 파운데이션을 사용한다.
  ㉣ 매일 목욕하는 것은 피하며 주 1회 정도 실시하고 목욕 후 크림을 사용한다.
  ㉤ 등 마사지시 크림(로션)을 사용한다.

참고
노인 환자에게 등 마사지 할 시에는 15~20분 이상 해 주는 것이 좋다.

   ⓑ 알코올은 사용을 금지한다.
   ⓢ 비누는 지방이 많은 중성비누를 사용한다.
   ⓞ 목욕 시 미지근한 물을 사용한다.
 ⑤ 노인환자가 요실금 증상을 보일 때의 간호 : 피부간호(욕창예방), 심리적 간호, 고무포를 깔아주며, 기저귀를 착용한다. 또한, 규칙적으로 소변을 보게 한다.
 ⑥ 노인의 낙상 위험 요인 : 시각 및 청각의 손상, 낙상의 경험, 우울, 흥분, 배뇨장애, 현기증, 높은 굽의 구두나 미끄러운 신발이나 바닥, 약물 복용(이뇨제, 최면제, 항 우울제, 항불안제, 항고혈압제, 저혈당제 등)
 ⑦ 노인을 위한 수면교육 : 매일 규칙적이고 적절한 양의 운동, 일정한 아침기상시간 유지, 배가 고파 잠이 안 올 경우 간단한 먹거리 제공, 장시간 동안 자는 것을 조절, 과도한 카페인 및 알코올 및 담배의 제한, 밤에 수분 섭취를 제한한다.
 ⑧ 노인과의 의사소통 수행방법
   ㉠ 대상자의 시야 내에서 위치하며 조금 낮은 음조로 한다.
   ㉡ 질문에 반응하거나 말할 시간을 충분히 준다.
   ㉢ 간호자는 대상자의 얼굴을 바라보며 입모양을 뚜렷하게 한다.
   ㉣ 자음을 분명하게 발음한다.
   ㉤ 경청하면서 신뢰감을 조성한다.
   ㉥ 주위의 소음을 줄인다.
   ㉦ 말에 따라 적절한 몸짓을 사용한다.

 참고
- 체위변경, 간단한 운동을 할 수 있도록 도와주며, 보온에 유의하고 구강청결을 도모한다.
- 몰핀은 주사 전 호흡 측정해 1분에 14회 이하가 되면 투약을 금한다.
- 노인 수술 시에 수술 전 투약을 성인보다 일찍하여 수술 1시간 전에 한다.
- 노인은 아침 일찍 깨기 때문에 속히 아침간호를 해 준다.

개요

(1) 노인간호의 목표 : 개개 노인이 노화과정에서 최대한 자립성을 갖도록 돕는 것

(2) 노인간호 시의 4가지 원칙 : 노인에 대한 이해, 개별적인 접근, 예방적인 접근, 팀 접근

(3) 노인의 주된 사망 원인 : 뇌혈관 질환, 고혈압, 암, 심장병 등

❸ 호흡기계의 변화(호흡곤란 시 간호)

(1) 필요시에 산소를 공급, 규칙적이면서 적절한 강도의 운동을 병행

(2) 잦은 체위 변경, 폐의 분비물을 제거, 적절한 수분 공급

(3) 기침 : 한 번에 여러 번 기침하게 한다.

(4) 호흡운동 격려 : 코를 통해 천천히 마시고 입을 오므려 천천히 내뱉는다.

❹ 소화기계의 변화

(1) 노인들에게 가장 흔히 나타나는 질환 : 소화기계 질환

(2) 간호 : 충분한 영양분 및 수분 섭취

(3) 노인에게 가장 중요한 3가지 영양소 : 단백질, 칼슘, 비타민C

❺ 비뇨기계의 변화

(1) 노인들이 소변을 저장할 수 있는 최대의 양 : 250~300cc

(2) 요실금의 원인 : 방광의 보유능력의 감소, 전립선의 비대, 방광의 긴장력 감소 등

❻ 노인보건복지시설

(1) 노인주거복지시설 : 양로시설, 노인공동생활가정, 노인복지주택

(2) 노인의료복지시설 : 노인요양시설, 노인요양공동생활가정

(3) 노인여가복지시설 : 노인복지관, 경로당, 노인교실

(4) 재가노인복지시설 : 방문요양서비스, 주야간 보호서비스, 단기보호서비스, 방문목욕서비스

11장 응급관련 간호의 기초

기초간호학 개요

Assistant nurse

① 응급처치의 일반 원칙

(1) 응급처치의 구명 4단계 : 기도유지 → 지혈 → 쇼크 예방 → 상처보호

> **참고**
> **응급처치**
> 사고나 급한 병에 의한 즉각적이면서 임시적인 처치이다.

① **기도유지** : 기도 내 이물질로 인한 질식(Asphyxia)을 방지한다. 만약의 경우 위, 폐, 장출혈 시에 부상자가 기침 또는 토하게 되면 머리를 옆으로 돌려준다.

② **지혈**
  ㉠ 체내 정상적 피의 양은 체중의 $\frac{1}{13}$, 이 중 $\frac{1}{2}$이 소실되면 사망하게 된다.
  ㉡ 사지지혈대는 상처 중심으로 심장 가까운 곳에 정맥 및 동맥순환이 전부 차단되도록 묶고 심장보다 다친 부위를 올려준다.

> **참고**
> **물을 주어서는 안 되는 응급환자**
> • 물, 음료수 등이 금지되는 응급환자 : 병원에 곧 도착할 환자, 수술을 해야 할 환자, 의식이 없는 환자, 구토 및 대출혈 및 내출혈 환자, 두부손상 환자, 복부손상 및 복부창 환자 등
> • 의식불명환자에게 물, 음료수를 금지시키는 이유 : 물, 음료수 등이 기도로 들어가 질식될 우려가 있기 때문이다.
> • 탈수 시 나타나는 증상 : 체온상승, 적은 소변량, 갈증, 피부 긴장도 감소 등
> • 아나필락시스의 원인물질 : 혈청, 벌침, 땅콩, penicillin 등

③ **쇼크예방**
  ㉠ 갑자기 환자가 쇼크에 빠졌을 때는 상체를 편평하게 하고 다리를 올려준다.
    (Shock Position=T-Position)
  ㉡ 쇼크의 악화예방을 위해 보온(직접적인 열을 가하지 않음)한다.
  ㉢ 간호 : 매 5분마다 BP측정하며, 맥박 및 호흡은 10분 간격으로 잰다. 환자의 전반적인 상태를 관찰한다.

ⓔ 상처보호 : 오염된 피부손상 시에 적합한 처치를 신속히 수행하지 않으면 상처감염의 위험이 높다.

(2) 응급환자 치료시의 일반원칙

① 사고현장에서는 대출혈 및 호흡 정지 환자를 가장 먼저 처치한다.
② 기도유지, 호흡유지, 순환유지가 정상적인지 관찰한다.
③ 두부손상이 있는 경우 의식상태의 변화를 주의 깊게 확인한다.(언어로 사정하거나 동공크기와 불빛반사를 본다)
④ 척추손상 가능 환자는 척추와 목을 고정해 몸이 움직이지 않게 한다.
⑤ 환자를 옮기기 전 모든 골절에는 복합골절 예방을 위해 부목을 한다.

❷ 창상의 응급처치

(1) 좌상

① 지혈을 위해 압박, 찬물찜질을 하며 사지를 올린다.
② 대량출혈로 인한 쇼크가 의심되면 의학적 치료를 받는다.

(2) 찰과상

① 상처 세척 시 상처 바깥쪽으로 물을 붓는다.
② 가능한 한 더러운 이물질은 모두 제거한다.
③ 멸균드레싱으로 상처를 치료한다. 자주 드레싱을 교환한다.

(3) 자상

① 환자의 상처를 드레싱하여 감염가능성을 줄인다.
② 깊고 좁은 상처로써 파상풍(3대 증상 : 아관긴급, 조소, 후궁반장)의 감염률이 가장 높은 편이다.
   (예) 못이나 칼같은 예리하고 날카로운 것에 찔려 생긴 좁고 깊은 상처 등)

(4) 복부창

① 음료수를 주지 말고 바른 자세로 눕히고, 복부근육의 긴장저하를 위하여 다리는 굽힌다.

② 심한 복부외상 환자의 응급처치 : 활력징후를 측정한다.

❸ 열 중증에 의한 응급처치

(1) 열 경련
① 원인 : 심한 발한으로 인한 다량 염분 손실
② 응급처치 : 바람이 잘 통하는 곳에 눕히거나 0.1% 식염수 및 짠 음료를 제공한다.

(2) 열 허탈증(열 피로)
① 원인 : 생체조직에 충분한 염분과 수분공급이 되지 않아서 발생한다.
② 응급처치 : 염분과 수분을 공급하고 강심제를 투여한다.

(3) 열사병 및 일사병
① 원인 : 체온조절중추의 장해
② 응급처치 : 찬물찜질(얼음물 마사지), 냉수목욕 등 체온을 빨리 내려준다. 머리를 약간 높인다.

참고 1
발열이 있는 대상자의 간호
침상안정, 수분섭취 권장, 서늘한 환경유지, 냉요법

참고 2
광범위한 화상을 입은 환자의 응급처치
환자를 안정시키고 멸균된 시트에 싸서 병원으로 데려간다.

참고 3
2도 화상을 입은 환자를 응급처치 할 시에는 화상 부위의 수포를 제거하지 않는다.

❹ 골절에 의한 응급처치

(1) 개요
: 골절환자를 옮기기 전에 움직이지 않게 하거나 부목을 대는 이유는 복합골절을 예방하기 위

함이다.

(2) 하지 골절환자 병원 이송 시 환부를 고정하는 이유
① 통증을 감소시키기 위함이다.
② 골절부위의 연조직 손상을 예방하기 위함이다.
③ 복합골절을 예방하기 위함이다.

(3) 골절 시 응급처치 : 교통사고로 골절환자 발생 시 가장 중요한 것은 출혈 여부를 확인하고 움직이기 전에 부목을 대어 준다.
① 다친 곳은 건드리거나 함부로 옮기지 않는다.
② 부목을 사용하기 전에 드레싱을 하여 감염을 방지한다.
③ 골절 부위에 출혈이 있으면 직접 압박하여 출혈을 방지한다.
④ 부러진 뼈가 움직이기 전에 부목을 갖다 댄다.
⑤ 부목을 사용하기 전과 후에 부상 부위의 사지 맥박을 점검한다.

(4) 부목의 사용목적
① 부러진 뼈를 움직이지 않도록 하기 위함이다.
② 부러진 뼈에 의한 신경 자극을 줄여 통증 유발을 감소시킨다.
③ 근육, 신경, 혈관 등이 더 이상 손상되는 것을 방지한다.
④ 탈구 : 뼈가 관절에서 빠진 상태를 말한다.
⑤ 염좌 : 뼈에는 이상이 없으며 뼈를 지지하는 인대 등이 늘어난 상태이다.

⑤ 각종 중독 시의 응급처치

(1) 농약 중독 시 : 유기인제, 카바마이트계 농약 중독인 경우 신속히 아트로핀을 투여한다.

(2) 쥐약 중독 시
① 기도유지를 하며 위세척, 활성탄, 하제를 투여한다.
② 혈액형과 교차반응 검사 후 수혈한다.
③ 혈액응고시간을 측정한다.

④ 필요 시 비타민 K를 근육 주사한다.
⑤ 의식저하, 구역질반사를 자극하여 구토를 시킨다.
⑥ 병원에 갈 때 반드시 중독된 쥐약 병이나 겉포장을 가져간다.

(3) 약물 중독 시
① 먼저 기도를 유지시키며 중독물질을 신속히 제거하고 위세척을 해 준다.
② 위 속의 독물은 손으로 인두를 자극하거나 Apomorphine 등을 투여하여 구토를 하게 된다.
③ 해독시키고, 쇼크에 대해 처치를 한다.
④ 희석시키기 위해 다량의 물과 우유를 마시게 한 후 구토를 유도한다.

> **참고**
> 중독 위험이 있는 약물을 다량 복용한 환자의 경우 약물 흡수를 억제하기 위해 구토유발과 위세척을 적용한다.

6 기타 응급처치

(1) 내출혈, 뇌손상 시의 응급처치
① 내출혈
  ㉠ 반듯하게 눕히고 마실 것은 주지 않는다.
  ㉡ 기침을 하거나 토하면 머리를 옆으로 돌려주고, 안정시킨다.
  ㉢ 호흡이 곤란한 경우 호흡하기 쉽게 머리와 어깨를 높여 주어야 한다.
  ㉣ 의식이 없을 때는 환자를 모로 눕혀 피가 폐로 들어가지 않게 한다.
  ㉤ 내출혈의 증상 : 빠르고 약한 맥박, 갈증, 피부청색증, 불안, 혈압저하 등
② 뇌손상
  ㉠ 기도를 유지하고, 머리를 움직이지 않게 한다.
  ㉡ 출혈과 쇼크를 조절한다.
  ㉢ 환자의 의식수준을 평가 한다.
  ㉣ 환자의 기본적인 상태를 파악한다.(의식수준, 반응수준, 동공반사 등)
  ㉤ 뇌압상승증상이 나타나는지 사정하고 머리는 올려준다.

(2) 효과적인 구토 유도법 및 구토 금기증

① 효과적인 구토 유도법
　㉠ Ipecac시럽을 먹인다.
　㉡ 물이나 우유를 마시게 한다.
　㉢ 구역질 반사를 자극한다.

② 구토 금기증
　㉠ 의식이 혼미하거나 혼수상태의 환자
　㉡ 경련환자
　㉢ 임산부
　㉣ 석유제품
　㉤ 심장발작 가능성이 있거나 심장질환의 병력이 있는 자
　㉥ 부식성 물질(강산, 강알칼리를 먹은 경우)

(3) 이물질에 대한 응급처치 및 심폐소생술

① 이물질에 대한 응급처치 및 심폐소생술
　㉠ 금속물이 귀에 들어간 경우 : 기름을 조금 부어 넣고 그 쪽 귀를 밑으로 향하게 한다.
　㉡ 곤충이나 살아 있는 벌레가 귀에 들어간 경우 : 불을 밝게 비추어 유도하거나 기름을 넣는다.
② 심폐소생술 단계 : 환자의 반응 확인 → 기도유지 → 호흡유지 → 순환유지 → 흉부 압박
③ 인공호흡법
　㉠ 구강 대 구강법 : 가장 실용적이면서 효과적인 인공호흡법이다.(성인 12회, 소아 20회)
　㉡ 심폐소생술 : 1인이거나 2인이거나 모두 흉부압박을 30회 실시한 후에 인공호흡을 2회 실시한다.(흉부압박 : 인공호흡=30:2)

제 1 과목_ 기초간호학 개요

예상문제·기출유사문제

1장 _ 간호 관리

01 국내 보건사업의 역사의 연결로 가장 옳지 않은 것은?

① 고종 31년-위생과가 설치되어 의료행정에 중요한 역할 수행
② 1885년-한국 최초의 서양식 병원인 광혜원 설립
③ 1897년-병역사업으로 지석영 선생이 처음 종두접종을 실시
④ 1946년-선교사인 할(Dr. Hall)박사가 결핵요양원을 설립
⑤ 1973년-한국간호조무사협회 창립

[정답] ④
[해설] 1931년에 선교사인 할(Dr. Hall)박사가 결핵요양원을 설립하였다.

02 보건간호사의 필요문제가 대두된 시기는 언제인가?

① 1923년　② 1948년
③ 1967년　④ 1980년
⑤ 1997년

[정답] ②
[해설] 1948년에 대한민국 정부수립과 함께 많은 간호학교가 신설되고 각 면까지 보건소 또는 보건지소가 설치되고 보건간호사의 필요문제가 대두되었다.

03 다음 중 환자에게 입원 시 불안을 조성시키는 요소가 아닌 것은?

① 병원용어의 이해 부족
② 가까운 사람들과의 격리
③ 동통과 질병의 예후
④ 낯선 기구 및 소음
⑤ 건강관리 요원들의 인간적인 태도

[정답] ⑤
[해설] 환자에게 입원 시 불안을 조성시키는 요소는 다음과 같다.
　㉠ 가까운 사람들과의 격리
　㉡ 건강관리 요원들의 비인간적인 태도
　㉢ 낯선 기구 및 소음
　㉣ 병원용어의 이해 부족
　㉤ 소음
　㉥ 동통과 질병의 예후 등

04 간호 직업윤리 실천 시의 유익한 사항으로 가장 바르지 않은 것은?

① 법적인 책임한계를 식별하도록 해 준다.
② 문제해결 시 지혜롭고 양심적인 판단을 하는데 도움이 된다.
③ 간호조무사 자신을 위해 안전하고 유익한 행동의 방향을 제시해 준다.
④ 기쁨과 보람을 느끼게 해 준다.
⑤ 자기의 직무와 관련된 자기 자신을 아는데 도움이 된다.

정답 ③
해설 간호 직업윤리 실천 시의 유익한 사항은 다음과 같다.
  ㉠ 자기의 직무와 관련된 자기 자신을 아는 데 도움이 된다.
  ㉡ 문제해결 시 지혜롭고 양심적인 판단을 하는데 도움이 된다.
  ㉢ 환자나 자신을 위해 안전하고 유익한 행동의 방향을 제시해 준다.
  ㉣ 법적인 책임한계를 식별하도록 해 준다.
  ㉤ 기쁨과 보람을 느끼게 해 준다.

05 다음 중 국제간호사 윤리강령 간호의 기본책임이 아닌 것은?

① 건강증진
② 건강회복
③ 높은수익
④ 고통경감
⑤ 질병예방

정답 ③
해설 국제간호사 윤리강령 간호의 기본책임으로는 건강증진, 질병예방, 건강회복, 고통경감 등이 있다.

06 다음 중 간호조무사의 기본적 태도로 보기 가장 어려운 것은?

① 정숙하고 신뢰성 있는 태도를 유지한다.
② 의사가 환자를 치료할 때는 조용히 휴게실에 가서 휴식을 취한다.
③ 정신적 요구에 이바지한다.
④ 인도적 봉사를 한다.
⑤ 질병이나 부상자의 신체적 간호를 한다.

정답 ②
해설 간호조무사의 기본적 태도는 다음과 같다.
  ㉠ 인도적 봉사
  ㉡ 정신적 요구에 이바지
  ㉢ 질병이나 부상자의 신체적 간호
  ㉣ 의사가 환자를 치료할 때 협력적 관계 유지
  ㉤ 정숙하고 신뢰성 있는 태도

07 다음 중 일반적인 간호기록규칙으로 가장 적절하지 않은 것은?

① 해석함이 없이 객관적인 내용을 기록한다.
② 모든 기록장, 보고장 등은 같은 종류끼리 모아 정리한다.
③ 기록 후 반드시 작성한 사람이 서명한다. 서명은 서명을 다 써야 한다.
④ 환자 병세에 변화가 생기거나 이상한 증상은 상황을 지켜보고 판단한 후에 보고한다.
⑤ 투약이나 치료에 대한 기록은 처치 전이 아니라 처치 후에 한다.

정답 ④
해설 환자 병세에 변화가 생기거나 이상한 증상은 즉시 기록 및 보고한다.

08 보건요원 부족 시 간호조무사를 보건지소에 배치하여 보건사업을 보조한 시기는?

① 1923년
② 1967년
③ 1977년
④ 1981년
⑤ 1987년

정답 ②
해설 1967년에 서울대학교 보건대학원에서 1년 과정의 지역사회간호과정이 시작되었으며, 보건요원 부족 시 간호조무사를 보건지소에 배치하여 보건사업을 보조하였다.

기출유사문제

09 환자가 감사하는 마음에 금전적 사례를 하려고 할 때 간호조무사의 태도로 옳은 것은?

① 병원의 규칙을 설명하고 정중히 거절한다.
② 간호사실 데스크에 갖다 놓으라고 한다.
③ 너무 거절해도 무례하기 때문에 감사히 받는다.

④ 정색을 하고 거절한다.
⑤ 일단 사양한 후 그래도 권하면 받는다.

정답 ①

해설 환자가 자신을 정성껏 돌봐준 것에 감사하며 금전적 보답 및 선물이나 먹을 것을 줄 때는 병원규칙상 안 된다고 잘 이해시키고 정중히 사양한다.

해설 ② 업무상 알게 된 환자의 비밀은 어떤 상황에서도 절대 누설되지 않도록 노력한다.
③ 환자와의 관계는 인정 정도를 넘어서는 안 된다.
④ 환자가 자신을 정성껏 돌봐준 것에 감사하며 금전적 보답 및 선물이나 먹을 것을 줄 때는 병원규칙상 안 된다고 잘 이해시키고 정중히 사양한다.
⑤ 복장과 외모(너무 야한 것은 피하고, 정기적으로 세탁, 근무시간외나 병원 밖에서는 착용을 금함. 화장은 가볍고 밝게 함)

기출유사문제

10 간호 기록에 대한 설명으로 옳은 것은?

① 작성자의 성과 이름을 다 쓴다.
② 틀리면 지우개로 지우고 다시 쓴다.
③ 연필로 쓴다.
④ 투약 전에 기록한다.
⑤ 임의적으로 약어를 쓴다.

정답 ①

해설 ① 기록 후 반드시 작성한 사람이 서명한다. 서명은 서명을 다 써야 한다.
② 한 번 기록한 것은 절대로 지우개로 지우지 말며 기록이 잘못된 경우에는 적색 볼펜으로 한 줄 또는 두 줄을 긋고 error라고 쓴 다음 정확한 기록을 다시 한다.
③ 모든 기록은(초번과 낮번) 잘 변하지 않도록 검정색이나 푸른색 잉크를 이용하며, 밤번 근무자는 붉은색 볼펜으로 기입한다.
④ 투약이나 치료에 대한 기록은 처치 전이 아니라 처치 후에 한다.
⑤ 모든 기록은 활자체로 단정하고 똑똑하게 쓰며, 공식 약어 사용은 가능하다.

기출유사문제

11 간호조무사의 직업적 태도로 적절한 것은?

① 자기의 직무를 정확히 알고 이행한다.
② 환자의 비밀은 동료와 공유한다.
③ 환자의 요구는 모두 들어준다.
④ 환자가 주는 선물은 감사히 받는다.
⑤ 간호복을 입고 외출한다.

정답 ①

기출유사문제

12 환자에 대한 간호조무사의 태도로 옳은 것은?

① 환자가 요구하는 것은 일단 무시한다.
② 환자가 하는 말은 모두 들어준다.
③ 환자가 요구하면 병실 내 가구를 옮겨 준다.
④ 환자의 이야기를 주의깊게 들어준다.
⑤ 환자가 잘못한 일이 있으면 훈계한다.

정답 ④

해설 ①, ⑤ 상냥하면서도 품위 있는 태도를 지닌다.
② 간호업무를 보조, 수행하며, 지시된 보조적 업무의 한계를 임의로 넘어서는 안 된다.
③ 업무가 바쁜 간호조무사에게 환자가 침요를 갈아달라고 요구할 경우 환자에게 상황을 설명하고 나중에 해준다고 말한다.

기출유사문제

13 간호조무사의 직업적 윤리와 태도로 적절한 것은?

① 환자의 비밀을 공유한다.
② 환자의 요구사항을 모두 들어준다.
③ 다른 직원의 대리 근무를 선다.
④ 직무의 범위를 정확히 알고 일한다.
⑤ 환자의 비밀을 동료에게 말해준다.

정답 ④

해설 ①, ⑤ 업무상 알게 된 환자의 비밀은 어떤 상황에서도 절대 누설되지 않도록 노력한다.

②, ③ 간호업무를 보조, 수행하며, 지시된 보조적 업무의 한계를 임의로 넘어서는 안 된다.

2장 _ 기초해부생리

기출유사문제

14 근무 전 개인사유로 근무시간 변경이 필요할 때 간호조무사의 직업적 태도로 옳은 것은?

① 가족과 상의하여 결정한다.
② 일단 결근하고 다음 날 신청서를 제출한다.
③ 동료 간호조무사에게 대리근무를 부탁한다.
④ 변경 전에 간호관리자에게 사유를 설명한다.
⑤ 동료 간호조무사에게 늦게 출근하겠다고 알린다.

정답 ④
해설 근무시간의 변경을 하고자 할 경우에는 가능한 한 일찍 직속상관에게 사유를 설명한다.

기출유사문제

15 간호조무사의 건강관리 행위 중 고쳐야 하는 경우로 옳은 것은?

① 교대근무를 위해 체력을 단련한다.
② 감염을 막기 위해 손을 자주 씻는다.
③ 손끝을 보호하기 위해 손톱을 길게 기른다.
④ 서서 하는 일이 많으므로 발을 다치지 않도록 주의한다.
⑤ 밤 근무가 연속되는 경우에는 주간에 충분한 수면과 휴식을 취한다.

정답 ③
해설 청결을 위해서 손톱은 깨끗하게 잘라준다.

01 다음 중 용어의 설명이 잘못된 것은?

① 굴곡이란 관절을 굽히는 운동으로 해부학적 자세에서 원래 이루고 있던 각도보다 줄어드는 것을 말한다.
② 신전이란 똑바로 선 자세에서 손, 발을 다시 아래로 내리는 자세이다.
③ 회선은 손바닥이 앞쪽을 향하게 하는 운동이다.
④ 내전은 정중면에서 가까이 오는 운동을 말한다.
⑤ 외전은 정중면에서 멀어지는 운동을 말한다.

정답 ③
해설 회선은 굴곡, 신전, 내전, 외전의 연속된 운동으로 예를 들면 팔이나 손가락으로 원을 그리는 운동을 의미한다.

02 인체를 구성하는 4가지 기본 원소가 아닌 것은?

① 염소   ② 탄소
③ 질소   ④ 산소
⑤ 수소

정답 ①
해설 인체를 구성하는 4가지 기본 원소로는 산소(O), 탄소(C), 수소(H), 질소(N) 등이 있다.

03 DNA라고 부르는 핵산이 들어 있어 세포분열 시에 "염색체"를 만드는 것은?

① 핵형질   ② 핵소체
③ 인지질   ④ 세포질
⑤ 염색질

정답 ⑤
해설 염색질은 과립 또는 가는 실모양의 물질로 이는 DNA라고 부르는 핵산이 들어 있어 세포분열 시에 "염색체"를 만든다.

04 세포분열의 순서로 옳은 것은?
① 전기 → 간기 → 중기 → 후기 → 종기
② 전기 → 중기 → 후기 → 간기 → 종기
③ 간기 → 전기 → 중기 → 후기 → 종기
④ 간기 → 중기 → 전기 → 후기 → 종기
⑤ 중기 → 간기 → 전기 → 후기 → 종기

정답 ③
해설 세포분열의 순서는 '간기 → 전기 → 중기 → 후기 → 종기'의 순으로 이루어진다.

05 다음 중 뼈의 기능으로 보기 가장 어려운 것은?
① 신경기능   ② 보호기능
③ 조혈기능   ④ 운동기능
⑤ 저장기능

정답 ①
해설 뼈의 기능은 다음과 같다.
㉠ 지주기능 : 체격을 유지한다.
㉡ 보호기능 : 체강 속의 내부 장기들을 보호한다.
㉢ 조혈기능 : 골수에서 혈구를 생산한다.
㉣ 운동기능 : 근육과 협력하여 운동한다.
㉤ 저장기능 : 무기물(칼슘, 인산염)등을 축적하였다가 필요에 따라 혈류를 통해 공급한다.

06 다음 중 뼈의 개수가 바르지 않은 것은?
① 척추골-26개   ② 늑골-24개
③ 흉골-1개   ④ 상지골-64개
⑤ 하지골-52개

정답 ⑤
해설 하지골은 62개이다.

		뇌두개골	22개
구간골 (80개)	두개골 (29개)	안면골	
		이소골	6개
		설골	1개
	척추골		26개
	늑골		24개
	흉골		1개
사지골 (126개)	상지골		64개
	하지골		62개

07 연골에 대한 내용으로 적절하지 않은 것은?
① 뼈와 마찬가지로 변형된 결합조직의 일종이다.
② 혈관 및 신경의 분포가 많다.
③ 유리연골은 청백색의 연골이다.
④ 탄력성이 있다.
⑤ 단백질이 많다.

정답 ②
해설 연골은 혈관이나 신경의 분포가 없다.

08 다음 중 음식물의 이동경로로 옳은 것은?
① 구강 → 식도 → 인두 → 십이지장 → 위 → 소장 → 대장 → 직장 → 항문
② 구강 → 식도 → 십이지장 → 인두 → 위 → 직장 → 소장 → 대장 → 항문
③ 구강 → 인두 → 십이지장 → 위 → 식도 → 소장 → 직장 → 대장 → 항문
④ 구강 → 인두 → 식도 → 위 → 십이지장 → 소장 → 대장 → 직장 → 항문

⑤ 구강 → 위 → 식도 → 십이지장 → 인두 → 소장 → 직장 → 대장 → 항문

정답 ④

해설 음식물의 이동경로는 '구강 → 인두 → 식도 → 위 → 십이지장 → 소장 → 대장 → 직장 → 항문'으로 이어진다.

09 다음 중 간의 기능으로 옳지 않은 것은?

① 호흡
② 항체형성
③ 해독작용
④ 조혈작용
⑤ 담즙의 생산

정답 ①

해설 간의 기능으로는 담즙의 생산, 아미노산과 당을 저장 또는 대사시키는 작용, 조혈작용, 해독작용, 항체형성, 수명이 다한 적혈구의 파괴, 혈장 단백질 일부 생성 등이 있다.

기출유사문제

10 체온조절중추와 관계있는 것은?

① 대뇌
② 소뇌
③ 간뇌
④ 시상하부
⑤ 중뇌

정답 ④

해설 시상하부는 체온, 음식섭취 조절의 중추, 항이뇨 호르몬과 옥시토신을 생성(뇌하수체 후엽), 유리호르몬 등을 생성한다.
① 대뇌는 지각, 시각, 청각, 후각, 운동중추(행동, 감정 조절) 등과 관련이 있다.
② 소뇌는 후두부 위치, 운동조절, 몸의 평행유지 등과 관련이 있다.
③ 간뇌는 주로 내장, 혈관과 같은 자율신경을 관리한다.
⑤ 중뇌는 시청각 반사, 몸의 평형기능 유지, 숙련된 근육의 움직임을 조절한다.

기출유사문제

11 복강과 하지에 있는 정맥혈을 모아 우심방으로 들어오는 혈관은 무엇인가?

① 상대정맥
② 하대정맥
③ 폐동맥
④ 폐정맥
⑤ 대정맥

정답 ②

해설 전신에 퍼져 있는 혈액을 심장으로 모아들이는 혈관을 정맥이라 하며, 복강과 하지에 있는 정맥혈을 모아 우심방으로 들어오는 혈관은 하대정맥이다.

기출유사문제

12 90% 이상의 물, 알부민, 글로불린, 피브리노겐 등으로 구성되어 있는 혈액의 액체 성분은?

① 혈장
② 혈청
③ 백혈구
④ 적혈구
⑤ 혈소판

정답 ①

해설 혈장은 혈장 단백질(알부민 55%, 글로불린 38%, 피브리노겐 7%), 물, 기타(1%)로 이루어져 있다.

기출유사문제

13 교뇌와 척수 사이에 위치하며, 생명 유지와 직결되는 호흡중추가 있는 곳은?

① 시상
② 소뇌
③ 중뇌
④ 연수
⑤ 뇌하수체

정답 ④

해설 중추신경계통인 연수는 호흡중추가 있어 생명에 직접 관여하는 중추이다.

3장 _ 기초약리

01 다음 중 약물투여의 목적이 아닌 것은?

① 질병치료
② 질병진단
③ 동통 및 불편함의 제거
④ 질병예방
⑤ 질병경과

정답 ⑤

해설 약물 투여의 목적으로는 질병치료, 질병예방, 질병진단, 동통 및 불편함의 제거 등이 있다.

02 약물관리에 대한 내용으로 적절하지 않은 것은?

① 연고, 마사지용 알코올, 소독약 등은 내복약과 다른 칸막이에 따로 둔다.
② 약물은 30℃ 이하의 서늘하고 통풍이 잘 되며 직사광선을 피해 어두운 곳에 보관한다.
③ 유효날짜가 지난 것은 간호조무사가 스스로 판단하여 바로 버린다.
④ 액체로 된 약품이나 약상사, 기타 약을 담는 그릇은 언제나 뚜껑을 덮어 둔다.
⑤ 기름 종류의 약품은 10℃ 전후로 보관한다.

정답 ③

해설 유효날짜가 지난 것은 간호사에게 보고하여 바로 버린다.

03 약물작용에 영향을 주는 요소가 아닌 것은?

① 경제적 요인   ② 특이체질
③ 심리적 요인   ④ 환경적 요인
⑤ 체중

정답 ①

해설 약물작용에 영향을 주는 요소는 다음과 같다.
㉠ 체중 및 연령
㉡ 성(性)
㉢ 약물의 투여시기와 투여경로
㉣ 특이체질
㉤ 심리적 요인
㉥ 환경적 요인

04 다음 중 약물의 흡수속도가 빠른 순서는?

① 근육주사 → 정맥주사 → 피하주사 → 경구투여
② 정맥주사 → 근육주사 → 피하주사 → 경구투여
③ 정맥주사 → 피하주사 → 근육주사 → 경구투여
④ 피하주사 → 정맥주사 → 근육주사 → 경구투여
⑤ 근육주사 → 피하주사 → 정맥주사 → 경구투여

정답 ②

해설 약물의 흡수속도가 빠른 순서는 '정맥주사 → 근육주사 → 피하주사 → 경구투여'이다.

05 투약 시의 일반적인 주의사항으로 바르지 않은 것은?

① 약은 반드시 의사의 처방에 의해 사용한다.
② 마약과 수면제는 법률의 규제를 받으므로 수량을 잘 확인한다.
③ 액성 약물이 뿌옇게 흐리거나 색깔이 변했으면 사용하지 않는다.
④ 환자에게 투약 시 라벨은 1번만 확인하도록 한다.

⑤ 약을 너무 많이 따랐을 때에는 약병에 다시 붓지 말고 버린다.

정답 ④

해설 환자에게 투약 시 라벨은 3번 이상 확인하도록 한다.

06 약장관리 열쇠는 누가 보관하는가?
① 의사 ② 간호조무사
③ 당직간호사 ④ 책임간호사
⑤ 환자

정답 ④

해설 아편제제와 마약종류는 별도의 약장에 보관하고 거듭 잠그는 장치를 요한다. 반드시 잠가두고 항상 수량을 확인하는 한편 열쇠는 책임간호사가 보관한다. 마약을 투여하지 않을 경우 버리지 않고 반납해야 한다.

07 약물의 구비조건이 아닌 것은?
① 인체에 해가 없어야 한다.
② 안정성, 강도, 효과가 있어야 한다.
③ 선택성이 없어야 한다.
④ 발암현상이 없어야 한다.
⑤ 치료효과가 있어야 한다.

정답 ③

해설 약물은 선택성이 있어야 하며 값이 저렴해야 한다.

08 투여한 약물의 작용과 전혀 성질이 다른 증상이 나타나는 것은?
① 부작용 ② 내성
③ 약물 알러지 ④ 치료 작용
⑤ 독작용

정답 ③

해설 약물 알러지는 개인의 민감성에 따라 나타나며 투여한 약물의 작용과 전혀 성질이 다른 증상이 나타남을 말한다.

기출유사문제

09 두 가지 이상의 약물을 병용했을 때 약효가 감소되거나 상쇄되는 작용으로 옳은 것은?
① 내성 ② 길항작용
③ 부작용 ④ 축적작용
⑤ 협동작용

정답 ②

해설 길항작용은 두 가지 이상의 약물을 병용할 때 각 약물의 작용이 감약 또는 상쇄되는 것을 의미한다.

기출유사문제

10 협심증 환자의 니트로글리세린 투여 방법으로 적절한 것은?
① 피내주사 ② 근육주사
③ 피하주사 ④ 설하 투여
⑤ 직장 투여

정답 ④

해설 설하투여제(니트로글리세린)는 혀 밑의 점막을 통해 투여하며, 약물이 녹을 때까지 혀 아래에 넣고 있도록 한다.

기출유사문제

11 다음 중 항생제에 해당하는 것은?
① 디곡신 ② 코데인
③ 페니실린 ④ 옥시토신
⑤ 아스피린

정답 ③

해설 항생제는 혈중 약물농도를 일정하게 유지하여 치료효과를 높이려면 일정한 간격으로 투여해야 하며, 이에는 페니실린(Penicilin), 세팔로스포린계

(Cephalosporins), 클로람페니콜, 테트라사이클린계(Tetracyclines), 스트렙토마이신(S.M), 에리스로마이신(Erythromycin), 설파제(Sulfa drugs) 등이 있다.

기출유사문제

12 약물에 대한 관리 방법으로 옳은 것은?

① 인슐린은 냉동 보관한다.
② B형 간염 백신은 실온 보관한다.
③ 향정신성 약물은 일반 약물과 함께 보관해야 한다.
④ 마약류는 이중 잠금 되어 있는 철제 금고에 보관한다.
⑤ 니트로글리세린은 햇빛이 잘 드는 곳에 보관한다.

정답 ④

해설 아편제제와 마약종류는 별도의 약장에 보관하고 거듭 잠그는 장치를 요한다. 반드시 잠가두고 항상 수량을 확인하는 한편 열쇠는 책임간호사가 보관한다. 마약을 투여하지 않을 경우 버리지 않고 반납해야 한다.

4장 _ 기초영양

01 영양소의 작용이 아닌 것은?

① 열량공급
② 체액의 균형
③ 혈액마비
④ 신체의 조직구성
⑤ 신경계와 내분비 샘의 기능조절

정답 ③

해설 영양소의 작용은 다음과 같다.
  ㉠ 열량공급
  ㉡ 신체의 조직구성
  ㉢ 체액의 균형
  ㉣ 신경계와 내분비 샘의 기능조절

02 지방의 기능이 아닌 것은?

① 발육정지
② 신체온도유지
③ 충격흡수 역할
④ 필수지방산의 공급
⑤ 만복감을 주는 역할

정답 ①

해설 지방의 기능은 다음과 같다.
  ㉠ 외부와의 절연체 역할
  ㉡ 신체온도유지
  ㉢ 충격흡수 역할
  ㉣ 만복감을 주는 역할
  ㉤ 필수지방산의 공급

03 다음 중 무기질의 기능이 아닌 것은?

① 체조직의 형성
② 체내의 수분함량 조절
③ 충격흡수 역할
④ 혈액응고작용
⑤ 삼투압을 일정하게 유지

정답 ③

해설 무기질의 기능은 다음과 같다.
  ㉠ 삼투압을 일정하게 유지
  ㉡ 체액의 산성 또는 균형을 유지
  ㉢ 체조직의 형성
  ㉣ 체내의 수분함량 조절
  ㉤ 신경전도 작용 및 근육의 수축
  ㉥ 혈액응고작용

04 비타민의 주요 기능이 아닌 것은?

① 질병에 대한 저항력을 높임
② 신경 안정에 도움
③ 체내의 수분함량 조절
④ 생식능력의 증진
⑤ 소화기관의 정상적 작용을 도모

정답 ③

해설 비타민의 주요 기능은 다음과 같다.
㉠ 성장의 촉진
㉡ 생식능력의 증진
㉢ 소화기관의 정상적 작용을 도모
㉣ 무기질의 이용에 도움
㉤ 에너지 영양소의 대사과정을 도움
㉥ 신경 안정에 도움
㉦ 질병에 대한 저항력을 높임
㉧ 단백질과 더불어 창상 치유에 도움

05 다음 중 수분의 기능으로 바르지 않은 것은?

① 삼투압을 유지
② 노폐물을 배설
③ 체온조절
④ 체내 화학적 변화의 매체
⑤ 단백질과 더불어 창상 치유에 도움

정답 ⑤

해설 수분의 기능은 다음과 같다.
㉠ 체액을 조성하고 삼투압을 유지
㉡ 신체 조직을 만들고 노폐물을 배설
㉢ 영양물의 흡수 및 운반, 체온조절
㉣ 체내 화학적 변화의 매체

기출유사문제

06 다음에서 설명하는 영양소는?

- 생체를 구성하는 주성분임
- 질병과 감염에 저항하도록 도움
- 파괴된 조직을 수선하고 새로운 조직을 형성함

① 지방
② 비타민
③ 무기질
④ 단백질
⑤ 탄수화물

정답 ④

해설 단백질은 생체의 주성분으로 조직을 형성하고 파괴된 조직을 수선한다. 단백질이 결핍되면 콰시오카(발육정지, 빈혈, 부종, 혈청 단백질의 감소 등), 창상 치유가 잘 안됨, 큰 수술 후 상처치유가 지연된다.

기출유사문제

07 부종이 심한 환자가 섭취를 제한해야 하는 성분은 무엇인가?

① 인
② 철
③ 칼슘
④ 나트륨
⑤ 마그네슘

정답 ④

해설 나트륨 제한, 칼륨 섭취 증가, 열량조절, 자극성 식이 제한(울혈성 부종을 방지하기 위해 나트륨의 축적을 예방하며 심부전증이 있을 때에는 산소 공급에 유의하면서 칼륨 부족을 가져오지 않게 노력)한다.

5장 _ 기초치과

01 치근의 가장 가운데 있으며 신경과 혈관이 존재하는 것은?

① 백악질
② 치경부
③ 근관
④ 법랑질
⑤ 치수

정답 ⑤

해설 치수는 치근의 가장 가운데 있으며 신경과 혈관이 존재하며 신경은 치아의 외부 자극을 고통으로만 느낀다.

02 부정교합의 원인이 아닌 것은?

① 유치가 너무 늦게 빠졌을 때
② 유전적 요인
③ 손가락 빠는 습관
④ 후천적 원인(습관)
⑤ 유치가 안 빠졌을 때

정답 ①

해설 부정교합의 원인은 다음과 같다.
  ㉠ 유전적 요인
  ㉡ 후천적 원인(습관)
  ㉢ 손가락 빠는 습관
  ㉣ 유치가 너무 빨리 빠졌거나 안 빠졌을 때

03 부정교합 예방 이유가 아닌 것은?

① 치주병을 예방하기 위해
② 바른 외모 유지를 위해
③ 악습관을 예방하기 위해
④ 대인관계를 유지하기 위해
⑤ 치아우식증을 예방하기 위해

정답 ④

해설 부정교합 예방 이유는 다음과 같다.
  ㉠ 씹는 기능 등 치아의 올바른 기능을 위해
  ㉡ 치주병을 예방하기 위해
  ㉢ 치아우식증을 예방하기 위해
  ㉣ 바른 외모 유지를 위해
  ㉤ 악습관을 예방하기 위해

04 다음 중 치아의 기능이 아닌 것은?

① 심미적 기능
② 기억력 증진에 기여
③ 치아의 분포 신경
④ 저작과 발음 기능
⑤ 자음계의 성음에 관여

정답 ②

해설 치아의 기능은 다음과 같다.
  ㉠ 저작과 발음 기능
  ㉡ 연하·소화작용 및 아동의 두개 안면 발육 촉진
  ㉢ 자음계의 성음에 관여
  ㉣ 심미적 기능
  ㉤ 치아의 분포 신경

05 치과기구의 소독에 가장 많이 이용되는 멸균법은?

① 고압증기 멸균법
② 화학 멸균법
③ 비드 멸균법
④ 고온유 소독
⑤ 불꽃 소독

정답 ①

해설 고압증기 멸균법(증기 소독)은 보통 135℃ 온도에서 3~5분 정도 하거나 121℃에서 20분 정도로 하는 치과기구의 소독에 가장 많이 이용되는 멸균법이다.(유리제품의 소독에 가장 많이 사용)

06 충치의 발생요인이 아닌 것은?

① 치아의 질
② 세균의 존재
③ 음식물의 종류
④ 심미적 기능
⑤ 당분의 섭취

정답 ④

해설 충치의 발생 요인은 다음과 같다.
  ㉠ 음식물의 종류
  ㉡ 당분의 섭취
  ㉢ 세균의 존재
  ㉣ 치아의 질

07 치아우식 발생 요인이 아닌 것은?

① 설탕
② 엿
③ 전분
④ 맥아당
⑤ 수분

정답 ⑤
해설 치아우식 발생요인으로는 설탕, 맥아당, 엿, 전분 등이 있다.

기출유사문제

10 치과 진료에 대한 내용으로 옳은 것은?

① 전등이 입과 눈을 비추게 한다.
② 세면대가 보이게 한다.
③ 고압증기 멸균법으로 소독하고 사용하기 전까지 자외선 살균기에 보관한다.
④ 의사의 의자를 간호사의 의자보다 높게 한다.
⑤ 진공흡입기 사용은 의사가 하는 역할 중 가장 기본적인 임무이다.

정답 ③
해설 ② 세면대는 의료진의 손의 청결과 교차 감염 예방을 위해 필수적으로 설치해야 하며 환자에게 안 보이는 곳에 설치한다.
④ 환자 입안을 잘 볼 수 있게 치과 의사 의자보다 간호조무사의 의자를 더 높게 한다.
⑤ 진공흡입기는 구강 내에 고여 있는 물이나 침, 혈액 등의 액체를 흡인하여 제거하는 장비이다.(치과 조무사의 가장 기본 업무이다)

08 구강 문제를 초래할 위험성이 높은 대상자가 아닌 것은?

① 탈수 환자   ② 의식 환자
③ 기관 내 삽입 환자 ④ 장기간 금식환자
⑤ 비위관 삽입 환자

정답 ②
해설 구강 문제를 초래할 위험성이 높은 대상자로는 무의식 환자, 탈수 환자, 비위관 삽입 환자, 기관 내 삽입 환자, 장기간 금식환자, 산소요법 시행 환자 등이 있다.

기출유사문제

09 다음 설명의 멸균법으로 옳은 것은?

- 치과 기구의 멸균에 주로 사용한다.
- 침투력이 좋다.
- 멸균 후에 증기가 남는다는 단점이 있다.

① 건열 멸균법   ② 자외선 멸균법
③ 자비소독법   ④ 화학적 멸균법
⑤ 고압증기 멸균법

정답 ⑤
해설 진료 시 빛을 반사하여 구강을 직접 관찰하기 위한 기구로써, 침투력이 좋고, 소독 방법은 약품을 이용하나 현재 일반적으로 고압증기 멸균법이 많이 사용되고 있다. 하지만 멸균 후 증기가 남는 단점이 있다.

기출유사문제

11 치관에 해당하고 치아의 맨 바깥층이며, 인체 조직 중 제일 단단한 조직은?

① 치수   ② 백악질
③ 법랑질   ④ 상아질
⑤ 치근막

정답 ③
해설 법랑질(사기질=에나멜층)은 치아의 맨 바깥층으로 먹거리를 씹는 기능을 한다. 불소가 가장 잘 침착이 된다. 치아우식증을 예방해야 하는 부위이다.

6장 _ 기초한방

01 탕제의 복용방법으로 바르지 않은 것은?

① 위장에 자극을 주는 약은 식사 직후에 복용한다.
② 독성이 있는 약을 복용할 경우 처음엔 조금씩 먹는다.
③ 주로 만성질환에 사용한다.
④ 약을 먹는 횟수는 보통 1회나 3회로 한다.
⑤ 일반적으로 따뜻하게 복용함이 좋다.

정답 ③

해설 탕제의 복용방법은 다음과 같다.
㉠ 약을 먹는 횟수는 보통 1회나 3회로 한다.
㉡ 위장에 자극을 주는 약은 식사 직후에 복용한다.
㉢ 구토할 시에는 조금씩 여러 차례에 걸쳐서 복용시킨다.
㉣ 독성이 있는 약을 복용할 경우 처음엔 조금씩 먹는다.
㉤ 일반적으로 따뜻하게 복용함이 좋다.
㉥ 주로 급성질환에 사용한다.
㉦ 복용 시에 부작용이 나타나면 횟수를 줄이거나 복용량을 줄여본다.

02 다음 중 냉요법의 목적으로 바르지 않은 것은?

① 근육긴장도 증가   ② 부종예방
③ 혈당감소   ④ 통증경감
⑤ 혈관수축

정답 ③

해설 냉요법의 목적은 다음과 같다.
㉠ 통증경감
㉡ 부종예방
㉢ 혈관수축
㉣ 근육긴장도 증가

기출유사문제

03 음압 펌프질로 관 속에 든 공기를 빼내어 피부 표면에 흡착시키거나 간접적으로 화력을 이용하여 울혈을 일으켜서 치료하는 방법은 무엇인가?

① 구법   ② 자침
③ 추나요법   ④ 수치료법
⑤ 부항요법

정답 ⑤

해설 부항요법은 간접적으로 화력을 이용하는 방법으로서, 출혈성 증상이 심한 사람에겐 부항치료를 삼가한다.

기출유사문제

04 부항 요법의 주의 사항으로 옳은 것은?

① 육류 섭취를 권장한다.
② 아프고 저린 곳은 부항을 피한다.
③ 비만 환자에게는 작은 화관을 적용한다.
④ 1회 30분 정도 적용한다.
⑤ 치료 후 피로감 호소 시 2~3일 휴식기를 갖는다.

정답 ⑤

해설 부항요법 치료 시의 주의사항은 다음과 같다.
① 자연식과 병용한다.
② 서서히 체력에 적응되도록 훈련한다.
③, ④ 명현이 일어나면 압력과 횟수를 감소시킨다.
⑤ 치료 후에는 피곤하므로 2~3일 정도 휴식기를 취한다.

7장 _ 성인관련 간호의 기초

01 질병의 원인 중 물리적 요인에 해당하는 것은?

① 신경 ② 신체 호르몬
③ 바이러스 ④ 기온
⑤ 공포

정답 ④

해설 질병의 원인은 다음과 같다.
  ㉠ 유적전 요인 : 신경, 골, 혈관 계통 등에 잘 오며 혈우병, 유전성 빈혈, 운동실조증, 간질병에 걸리기 쉽고 유전받을 수 있다.
  ㉡ 물리적 요인 : 기온, 기습, 방사선, 전기 등
  ㉢ 화학적 요인 : 신체 호르몬이나 기타 분비물이 비정상적으로 분비될 경우
  ㉣ 미생물적 요인 : 세균, 바이러스, 기생충 등
  ㉤ 정서 및 심리적 요인 : 공포, 불안, 분노, 원한, 염려, 고민 등
  ㉥ 영양 요인 : 음식물의 결핍으로 생기는 질병
  ㉦ 연령

02 호흡의 과정으로 옳은 것은?

① 좌심방 → 좌심실 → 전신(O_2) → 대정맥(CO_2) → 대동맥(O_2) → 우심실 → 우심방 → 폐동맥(CO_2) → 폐(교환) → 폐정맥(O_2)
② 좌심방 → 좌심실 → 대동맥(O_2) → 전신(O_2) → 대정맥(CO_2) → 우심방 → 우심실 → 폐동맥(CO_2) → 폐(교환) → 폐정맥(O_2)
③ 좌심실 → 좌심방 → 대정맥(CO_2) → 대동맥(O_2) → 전신(O_2) → 우심실 → 우심방 → 폐(교환) → 폐동맥(CO_2) → 폐정맥(O_2)
④ 좌심실 → 대정맥(CO_2) → 좌심방 → 대동맥(O_2) → 우심실 → 우심방 → 전신(O_2) → 폐(교환) → 폐동맥(CO_2) → 폐정맥(O_2)
⑤ 대동맥(O_2) → 대정맥(CO_2) → 좌심방 → 좌심실 → 전신(O_2) → 우심방 → 우심실 → 폐동맥(CO_2) → 폐(교환) → 폐정맥(O_2)

정답 ②

해설 호흡의 과정은 다음과 같다.
좌심방 → 좌심실 → 대동맥(O_2) → 전신(O_2) → 대정맥(CO_2) → 우심방 → 우심실 → 폐동맥(CO_2) → 폐(교환) → 폐정맥(O_2)

03 다음 기관지 천식의 외인성 원인이 아닌 것은?

① 곰팡이 ② 음식물
③ 새털 ④ 정서변화
⑤ 꽃가루

정답 ④

해설 기관지 천식의 외인성 원인으로는 꽃가루, 곰팡이, 새털, 음식물, 애완동물의 털 등이 있다.

04 혈당치가 얼마 이상인 경우 심한 운동을 피해야 하는가?

① 50mg/dL 이상인 경우
② 300mg/dL 이상인 경우
③ 500mg/dL 이상인 경우
④ 700mg/dL 이상인 경우
⑤ 900mg/dL 이상인 경우

정답 ②

해설 혈당치가 300mg/dL 이상일 경우 심한 운동은 피해야 한다.

05 다음 중 규칙적인 인슐린요법이 필요한 경우가 아닌 것은?

① 경증의 당뇨병환자
② 급성 합병증이 있는 환자
③ 연령에 관계없이 대수술환자 또는 열병환자
④ 체중감소가 심한 당뇨병을 가진 성인
⑤ 성장기 또는 소아형 당뇨병을 가진 성인

정답 ①

해설 규칙적인 인슐린요법이 필요한 경우는 다음과 같다.
㉠ 성장기 또는 소아형 당뇨병을 가진 성인
㉡ 체중감소가 심한 당뇨병을 가진 성인
㉢ 급성 합병증이 있는 환자
㉣ 중증의 당뇨병환자(혈당 300이상)
㉤ 연령에 관계없이 대수술환자 또는 열병환자

06 의료진의 간염 감염예방에 대한 내용으로 바르지 않은 것은?

① 가능한 액와 체온을 재도록 한다.
② 소아의 경우 항문체온을 재고 손을 잘 씻도록 한다.
③ 간염환자의 혈액에 노출된 경우 간호조무사에게 상의한다.
④ 환자의 비강 및 구강 분비물, 대변의 접촉을 방지해야 한다.
⑤ 환자가 쓰던 식기는 반드시 소독한다.

정답 ③

해설 만약 간염환자의 혈액에 노출된 경우 의사에게 상의해야 한다.

07 소변이 형성되는 과정으로 옳은 것은?

① 피질 → 수질 → 신우 → 수뇨관 → 방광 → 요도 → 체외
② 피질 → 신우 → 수질 → 방광 → 수뇨관 → 요도 → 체외
③ 수질 → 피질 → 방광 → 신우 → 수뇨관 → 요도 → 체외
④ 수질 → 신우 → 피질 → 방광 → 요도 → 수뇨관 → 체외
⑤ 신우 → 수질 → 피질 → 방광 → 수뇨관 → 요도 → 체외

정답 ①

해설 소변이 형성되는 과정은 다음과 같다.
피질 → 수질 → 신우 → 수뇨관 → 방광 → 요도 → 체외

기출유사문제

08 신부전증 환자의 간호로 옳은 것은?

① 인의 섭취를 늘린다.
② 수분 섭취를 격려한다.
③ 지방의 섭취를 늘린다.
④ 칼륨 섭취를 증가시킨다.
⑤ 염분의 섭취를 줄인다.

정답 ⑤

해설 신부전증 : 신장이 기능을 할 수 없다.(신장의 손상으로 인해서 수분, 전해질 및 대사산물의 배설장애가 발생한 상태) 이 경우의 간호는 염분의 섭취를 줄여야 한다.

기출유사문제

09 간성혼수 환자의 암모니아 수치를 낮추기 위한 식이로 옳은 것은?

① 고염식이   ② 저단백식이
③ 저열량식이   ④ 저비타민식이
⑤ 고탄수화물식이

정답 ②

해설 간성혼수는 무서운 간질환 합병증의 하나로 간의 대사기능의 장애가 발생한다. 간성혼수 환자는 혈액 중에 암모니아가 증가하므로 이러한 간성혼수 환자의 암모니아를 낮추기 위한 식이는 저단백식이가 좋다.

기출유사문제

10 폐호흡에서 산소와 이산화탄소의 교환이 이루어지는 곳은?

① 후두　　② 인두
③ 흉곽　　④ 폐포
⑤ 기관

정답 ④

해설 폐포는 보통 허파꽈리라고 부르며 기도(airway)의 맨 끝부분에 있는 포도송이 모양의 작은 공기주머니를 의미하며, 폐호흡에서 산소와 이산화탄소의 교환이 이루어진다.

기출유사문제

11 비타민B12가 부족할 때 발생되는 빈혈은?

① 악성 빈혈　　② 용혈성 빈혈
③ 지중해 빈혈　④ 재생 불량성 빈혈
⑤ 철분 결핍성 빈혈

정답 ①

해설 악성빈혈 : vitB12가 부족하여 나타나는 만성적인 빈혈상태, 황달(50%에서 나타남), 전신쇠약, 창백, 호흡곤란, 위암이 잘 발생한다.

02 다음 중 양수의 역할로 옳지 않은 것은?

① 태아에게 불균일한 체온을 유지한다.
② 태아의 운동을 자유롭게 한다.
③ 분만 시 산도를 윤활(세정 작용)하는 역할을 한다.
④ 난막과 태아체부와의 유착을 방지한다.
⑤ 외부자극으로부터 태아를 보호한다.

정답 ①

해설 양수의 역할은 다음과 같다.
　㉠ 외부자극으로부터 태아를 보호한다.
　㉡ 태아의 운동을 자유롭게 한다.
　㉢ 난막과 태아체부와의 유착을 방지한다.
　㉣ 태아에게 균일한 체온을 유지한다.
　㉤ 분만 시 산도를 윤활(세정 작용)하는 역할을 한다.

03 난막이 탈출되거나 파열되고 태아가 만출되는 것을 무엇이라고 하는가?

① 유산　　　② 유도유산
③ 자궁 외 임신　④ 포상기태
⑤ 자궁경관무력증

정답 ⑤

해설 자궁경관무력증은 임신 2~3기 초에 통증 없이 경관이 열리고, 난막이 탈출되거나 파열되고 태아가 만출되는 것을 말한다.

8장 _ 모성관련 간호의 기초

01 다음 중 정자의 자궁 내 생존기간은?

① 1일 정도　　② 3일 정도
③ 5일 정도　　④ 7일 정도
⑤ 10일 정도

정답 ②

해설 정자의 수명은 질 내 4~8시간, 자궁 내 3일 정도 생존하며, XY염색체를 가지고 있다.

04 말기의 정상 양수량은 얼마인가?

① 400 ~ 600㎖　　② 600 ~ 800㎖
③ 800 ~ 1,200㎖　④ 1,200 ~ 1,600㎖
⑤ 1,600 ~ 2,000㎖

정답 ③

해설 말기의 정상 양수량은 800 ~ 1,200㎖이다.

05 양수과다증 양수량은?

① 250㎖ 이상   ② 500㎖ 이상
③ 1,000㎖ 이상   ④ 1,500㎖ 이상
⑤ 2,000㎖ 이상

정답 ⑤
해설 양수과다증의 양수량은 2,000㎖ 이상이다.

06 다음 중 양수과소증 양수량은?

① 2,000㎖ 이하   ② 1,500㎖ 이하
③ 1,000㎖ 이하   ④ 500㎖ 이하
⑤ 250㎖ 이하

정답 ④
해설 양수과소증 양수량은 500㎖ 이하이다.

07 분만 제4기에 해당하는 내용이 아닌 것은?

① 신생아에 대한 반응 확인
② 방광 팽만 여부 확인
③ 태아 만출
④ 회음부의 상태(부종, 혈종) 확인
⑤ 자궁저부의 위치확인

정답 ③
해설 분만 제4기에 나타나는 내용은 다음과 같다.
  ㉠ 자궁저부의 위치확인
  ㉡ 오로(양, 색깔)확인
  ㉢ 회음부의 상태(부종, 혈종) 확인
  ㉣ 혈압(약간 높으나 1시간 내에 정상으로 돌아온다)
  ㉤ 맥박
  ㉥ 방광 팽만 여부 확인
  ㉦ 신생아에 대한 반응 확인

08 다음 괄호 안에 들어갈 말로 가장 적절한 것은?

> 산욕열은 산욕기 동안에 (   ) 이상의 체온 상승이 2회 이상 나타나거나 2일 이상 지속되는 열을 말한다.

① 42℃   ② 38℃
③ 32℃   ④ 30℃
⑤ 26℃

정답 ②
해설 산욕열은 분만 후 첫 24시간이 지난 후 산욕기 동안에 38℃ 이상의 체온 상승이 2회 이상 나타나거나 2일 이상 지속되는 열을 의미한다.

기출유사문제

09 임신 후반기 질출혈의 원인으로 옳은 것은?

① 전치태반   ② 자연유산
③ 포상기태   ④ 자궁외 임신
⑤ 자궁경관무력증

정답 ①
해설 임신 후반기에는 질 출혈의 원인으로 출혈성 합병증 중 하나인 전치태반(출혈)이 나타난다.

기출유사문제

10 완전개대, 태아 만출, 회음부 절개에 해당하는 분만의 단계로 옳은 것은?

① 분만 1기   ② 분만 2기
③ 분만 3기   ④ 분만 4기
⑤ 산욕

정답 ②
해설 분만 제2기(만출기)는 자궁경관이 완전개대~몸체가 만출되는 시기이다. 이 시기에는 배림, 발로, 태아 만출 등의 현상이 나타난다.

9장 _ 아동관련 간호의 기초

01 다음 중 그 연결이 바르지 않은 것은?

① 신생아-출생에서 생후 4주까지
② 영아기-생후 4주에서 1세까지
③ 유아기-2~5세까지
④ 학령전기-3~6세까지
⑤ 청소년기-사춘기에서 성인생활의 시작까지

정답 ③

해설 유아기는 1~3세까지이다.

02 다음 중 산전환경에 해당하지 않는 것은?

① 모체의 식이상태 ② 사회경제적 환경
③ 방사선 노출   ④ 전염병
⑤ 흡연

정답 ②

해설 산전환경에는 모체의 식이상태 및 건강, 방사선 노출, 전염병, 흡연, 알콜 등이 있다.

03 지적발달 단계별 특징으로 바르지 않은 사항은?

① 1단계 : 벌과 복종에 의한 도덕성
② 2단계 : 욕구 충족 수단으로서의 도덕성
③ 3단계 : 대인관계의 조화를 위한 도덕성
④ 4단계 : 법과 질서를 준수하는 것으로의 도덕성
⑤ 5단계 : 보편적 도덕원리에 의한 도덕성 지향

정답 ⑤

해설 지적발달 단계별 특징은 다음과 같다.
㉠ 1단계 : 벌과 복종에 의한 도덕성(2~3세 까지)
㉡ 2단계 : 욕구 충족 수단으로서의 도덕성(쾌락주의, 4~7세)
㉢ 3단계 : 대인관계의 조화를 위한 도덕성(상호관계, 7~8세)
㉣ 4단계 : 법과 질서를 준수하는 것으로의 도덕성(고정된 규칙, 10~12세)
㉤ 5단계 : 사회 계약 정신으로서의 도덕성
㉥ 6단계 : 보편적 도덕원리에 의한 도덕성 지향

04 신생아의 체온은 얼마인가?

① 30.1℃~31.7℃   ② 31.3℃~32.3℃
③ 34.4℃~35.5℃   ④ 36.1℃~37.7℃
⑤ 38.5℃~39.2℃

정답 ④

해설 신생아의 체온은 36.1℃~37.7℃이다.

05 출생 시 위의 용적은?

① 10~40cc   ② 20~50cc
③ 30~60cc   ④ 40~70cc
⑤ 50~80cc

정답 ③

해설 출생 시 위의 용적은 30~60cc이다.

06 출생 후 처음 보는 변인 태변은 1일 몇 회 정도 나오는가?

① 0~1회   ② 1~2회
③ 2~3회   ④ 3~4회
⑤ 4~5회

정답 ⑤

해설 태변은 출생 후 처음 보는 변으로 끈적끈적하고 냄새가 없으며 암녹색이나 암갈색이고 생후 8~24시간 후에 배출되며 1일에 4~5회 정도 나오며 약 3일 정도 계속된다.

07 출생 후 몇 초 이내에 호흡을 하지 않으면 질식의 위험이 생기는가?

① 출생 후 10초 이내
② 출생 후 20초 이내
③ 출생 후 30초 이내
④ 출생 후 40초 이내
⑤ 출생 후 50초 이내

정답 ③
해설 신생아는 출생 후 30초 이내에 호흡을 하지 않으면 질식의 위험이 있으므로 주의 관찰을 요한다.

08 신생아 목욕 시 겨울철 물의 온도는?

① 10도 전후   ② 20도 전후
③ 30도 전후   ④ 40도 전후
⑤ 50도 전후

정답 ④
해설 신생아의 목욕시간은 5~10분간이 적당하다. 물의 온도는 겨울엔 40도 전후, 여름철엔 30도 정도가 적당하다.

09 다음 중 모유의 장점이 아닌 것은?

① 단백질이 많다.
② 신선, 소독 등이 필요 없다.
③ 모자간의 애착이 증진된다.
④ 일정한 온도 유지
⑤ 알러지 가능성이 적다.

정답 ①
해설 모유의 장점은 다음과 같다.
㉠ 천연적 생성, 일정한 온도 유지
㉡ 소화가 잘 되며 구토, 설사, 변비, 알러지 가능성이 적다.
㉢ 신선, 소독 등이 필요 없다.
㉣ 비타민이 많다.
㉤ 모자간의 애착이 증진된다.

10 인공영양 시 소독된 우유는 몇 도 이하에서 보관해야 하는가?

① 4℃이하   ② 7℃이하
③ 10℃이하   ④ 15℃이하
⑤ 20℃이하

정답 ③
해설 인공영양 시 소독된 우유는 10℃ 이하에서 보관하고 우유병은 끓는 물에 10분간 소독하며, 물은 끓여서 사용한다.

11 유아 간호 시 영양공급에 관한 내용으로 적절하지 않은 것은?

① 영아보다 성장률이 감소한다.
② 일정한 간격으로 소량의 식사를 한 번 제공해 준다.
③ 섭취요구는 감소하나 성장에 필요한 양은 섭취해야 한다.
④ 식사 사이에 간식을 준다.
⑤ 열량, 단백질, 수분의 요구량은 감소하나 비타민의 요구량은 증가한다.

정답 ②
해설 일정한 간격으로 소량의 식사를 세 번 제공해주고 식사 사이에 간식을 준다.

기출유사문제

12 신생아 목욕 간호에 대한 내용으로 옳은 것은?

① 상체부터 담근다.
② 미숙아도 통목욕이 가능하다.
③ 산성 비누로 얼굴을 씻는다.
④ 빠른 시간 내에 목욕을 끝낸다.
⑤ 씻는 순서는 다리를 시작으로 얼굴 방향으로 진행한다.

정답 ④

해설 신생아 목욕의 경우 첫 목욕은 체온이 36.5℃로 안정이 되면 시행하며, 빠른 시간 안에 목욕을 끝내는 것이 좋다.

기출유사문제

13 에릭슨의 성장 발달 과업 중 노년기의 과업으로 옳은 것은?

① 자율성   ② 신뢰감
③ 통합감   ④ 근면성
⑤ 주도성

정답 ③

해설 연령 주요사건 발달과제는 다음과 같다.
　㉠ 영아기(0~1세) : 수유 신뢰감 및 불신감
　㉡ 유아기(1~3세) : 배변 자율성 및 수치감
　㉢ 3~6세 : 운동성 주도성 및 죄책감
　㉣ 6~12세 : 학교 근면성 및 열등감
　㉤ 청소년기 : 동료관계 정체감 및 역할 혼돈
　㉥ 성인초기 : 애정관계 친밀감 및 고립감
　㉦ 성인기 : 출산과 양육 생산성과 불모성
　㉧ 노년기 : 반성과 수용 자아통합과 절망감

기출유사문제

14 에릭슨의 심리사회적 발달단계 중 청소년기의 주요 발달과업과 갈등은?

① 근면성 대 열등감
② 친밀감 대 고립감
③ 주도성 대 죄책감
④ 생산성 대 침체성
⑤ 자아정체감 대 역할 혼돈

정답 ⑤

해설 연령 주요사건 발달과제 중 청소년기의 주요 발달과업과 갈등은 동료관계 정체감 및 역할 혼돈이다.

10장 _ 노인관련 간호의 기초

01 노인의 특징으로 바르지 않은 사항은?

① 피부건조 및 탄력성의 소실
② 회음근 약화로 인한 요실금의 증가
③ 사고발생 가능성의 증가
④ 시력 및 청각과 후각의 감퇴
⑤ 골격량의 증가

정답 ⑤

해설 노인의 일반적인 신체적 특징은 다음과 같다.
　㉠ 시력 및 청각과 후각의 감퇴
　㉡ 뼈의 손실 및 골격량의 감소
　㉢ 폐환기능력 감소
　㉣ 피부건조 및 탄력성의 소실
　㉤ 회음근 약화로 인한 요실금의 증가
　㉥ 사고발생 가능성의 증가
　㉦ 폐활량의 감소

02 노인과의 의사소통 수행방법으로 바르지 않은 것은?

① 경청하면서 신뢰감을 조성한다.
② 주위의 소음을 줄인다.
③ 질문에 반응하거나 말할 시간을 충분히 준다.
④ 말에 따라 적절한 몸짓을 사용한다.
⑤ 대상자의 시야 내에서 위치하며 조금 높은 음조로 한다.

정답 ⑤

해설 대상자의 시야 내에서 위치하며 조금 낮은 음조로 한다.

1 기초간호학 개요

03 노인 간호 시의 4가지 원칙에 해당하지 않는 것은?

① 개별적인 접근　② 결과적 접근
③ 노인에 대한 이해　④ 팀 접근
⑤ 예방적인 접근

정답 ②

해설 노인 간호 시의 4가지 원칙은 다음과 같다.
　㉠ 노인에 대한 이해
　㉡ 개별적인 접근
　㉢ 예방적인 접근
　㉣ 팀 접근

04 다음 중 노인의 주된 사망 원인으로 보기 가장 어려운 것은?

① 뇌혈관 질환　② 고혈압
③ 암　　　　　 ④ 심장병
⑤ 신장병

정답 ⑤

해설 노인의 주된 사망 원인으로는 뇌혈관 질환, 고혈압, 암, 심장병 등이 있다.

05 노인들이 소변을 저장할 수 있는 최대의 양으로 가장 적절한 것은?

① 150~200cc　② 250~300cc
③ 350~400cc　④ 500~700cc
⑤ 800~950cc

정답 ②

해설 노인들이 소변을 저장할 수 있는 최대의 양은 250~300cc이다.

06 다음 중 재가노인복지시설이 아닌 것은?

① 방문목욕서비스
② 단기보호서비스
③ 주야간 보호서비스
④ 노인복지주택
⑤ 방문요양서비스

정답 ④

해설 노인보건복지시설 중 재가노인복지시설로는 방문요양서비스, 주야간 보호서비스, 단기보호서비스, 방문목욕서비스 등이 있다.

기출유사문제

07 노인 환자에게 등 마사지하는 방법으로 옳은 것은?

① 앙와위를 취해 준다.
② 유날법으로 마사지한다.
③ 15~20분 이상 해준다.
④ 등 마사지시 크림을 사용하지 않는다.
⑤ 뼈가 돌출된 부위는 지압법으로 한다.

정답 ③

해설 노인환자의 경우에는 매일 목욕하는 것은 피하며 주 1회 정도 실시하고 목욕 후 크림을 사용한다. 또한 등 마사지시 크림(로션)을 사용하며 노인 환자에게 등 마사지 할 시에는 15~20분 이상 해 주는 것이 좋다.

기출유사문제

08 노인의 일반적인 신체적 특징으로 옳은 것은?

① 심박출량 증가　② 혈관저항 감소
③ 골밀도 증가　　④ 폐활량 감소
⑤ 호흡수 증가

정답 ④

해설 노인의 일반적인 신체적 특징은 다음과 같다.
　㉠ 시력 및 청각과 후각의 감퇴
　㉡ 뼈의 손실 및 골격량의 감소
　㉢ 폐환기능력 감소
　㉣ 피부건조 및 탄력성의 소실
　㉤ 회음근 약화로 인한 요실금의 증가
　㉥ 사고발생 가능성의 증가
　㉦ 폐활량의 감소

기출유사문제

09 낙상 위험이 가장 높은 노인은?

① 낙상 경험이 있는 노인
② 시·청각이 정상인 노인
③ 규칙적으로 운동하는 노인
④ 굽이 낮은 신발을 신은 노인
⑤ 보조 장비 없이 균형 감각 있게 걷는 노인

정답 ①

해설 ②, ③, ④, ⑤는 낙상위험을 예방하는 차원이며, ①은 낙상위험에 노출되어 있으며 이에 대한 대비가 되어 있지 않은 경우에 해당한다.
노인의 낙상 위험 요인은 다음과 같다.
㉠ 시각 및 청각의 손상
㉡ 낙상의 경험
㉢ 우울 및 흥분
㉣ 배뇨장애
㉤ 현기증
㉥ 높은 굽의 구두나 미끄러운 신발이나 바닥
㉦ 약물 복용(이뇨제, 최면제, 항 우울제, 항불안제, 항고혈압제, 저혈당제 등)

기출유사문제

10 노인 영양 관련 문제에서 변비가 있는 노인 환자의 간호로 적절한 것은?

① 식사량을 줄인다.
② 활동을 제한한다.
③ 수분 섭취를 제한한다.
④ 금식을 하게 한다.
⑤ 식이 섬유가 많은 음식을 먹게 한다.

정답 ⑤

해설 노인환자의 경우에는 충분한 영양분을 섭취하도록 하되, 영양부족 외에 탈수증상을 나타내는 일이 있으므로 충분한 수분섭취를 시켜주며, 치아가 나쁠 때는 부드러운 음식을 준다. 또한, 변비가 있는 노인환자의 경우에는 식이섬유가 많은 음식을 먹게 해야 한다.

기출유사문제

11 요실금이 있는 노인 환자를 위한 간호보조 활동으로 옳은 것은?

① 차, 커피의 섭취를 권장한다.
② 규칙적으로 소변을 보게 한다.
③ 실금할 때마다 단단히 주의를 준다.
④ 잠자기 30분 전부터 수분을 섭취하게 한다.
⑤ 하루 1,000cc 미만으로 수분을 섭취하게 한다.

정답 ②

해설 노인환자가 요실금 증상을 보일 때에는 피부간호(욕창예방), 심리적 간호, 고무포를 깔아주며, 기저귀를 착용한다. 또한, 규칙적으로 소변을 보게 한다.

기출유사문제

12 노인 우울증에 관한 설명으로 옳은 것은?

① 진단과 치료가 쉽다.
② 여자보다 남자에게 흔하다.
③ 치매와 유사한 증상이 있다.
④ 심신의 건강 상태와 관련이 없다.
⑤ 정상 노화 현상과 뚜렷하게 구분된다.

정답 ③

해설 ① 진단과 치료가 상당히 어렵다.
② 남녀 모두에게 흔하다.
④ 심신의 건강 상태와 관련이 있다.
⑤ 정상적인 노화 현상과 뚜렷하게 구분되지 않는다.

기출유사문제

13 노인의 낙상을 예방하기 위한 간호보조 활동으로 적절한 것은?

① 실내조명을 어둡게 한다.
② 옷을 입을 때 서서 입게 한다.
③ 뒷굽이 높은 신발을 신고 걷게 한다.
④ 앉고 일어날 때 신속히 움직이게 한다.
⑤ 이동할 때 보행기나 지팡이를 사용하게 한다.

정답 ⑤

해설 ① 실내조명을 밝게 한다.
② 옷을 입을 때는 편안 자세(앉은 자세 등)에서 입게 하도록 한다.
③ 뒷굽이 낮은 신발을 신고 걷게 한다.
④ 앉고 일어날 때에는 천천히 움직이게 한다.

11장 _ 응급관련 간호의 기초

01 응급처치의 구명 4단계의 순서로 옳은 것은?

① 쇼크 예방 → 기도유지 → 지혈 → 상처보호
② 기도유지 → 쇼크 예방 → 지혈 → 상처보호
③ 기도유지 → 지혈 → 쇼크 예방 → 상처보호
④ 쇼크 예방 → 지혈 → 기도유지 → 상처보호
⑤ 지혈 → 쇼크 예방 → 기도유지 → 상처보호

정답 ③

해설 응급처치의 구명 4단계의 순서는 '기도유지 → 지혈 → 쇼크 예방 → 상처보호' 순으로 이루어진다.

02 체내 정상적 피의 양은?

① 체중의 $\frac{1}{2}$ ② 체중의 $\frac{1}{5}$
③ 체중의 $\frac{1}{7}$ ④ 체중의 $\frac{1}{10}$
⑤ 체중의 $\frac{1}{13}$

정답 ⑤

해설 체내 정상적 피의 양은 체중의 $\frac{1}{13}$, 이 중 $\frac{1}{2}$이 소실되면 사망하게 된다.

03 응급환자 치료시의 일반원칙으로 바르지 않은 것은?

① 척추손상 가능 환자는 척추와 목을 고정해 몸이 움직이지 않게 한다.
② 기도유지, 호흡유지, 순환유지가 정상적인지 관찰한다.
③ 환자를 옮긴 후에 모든 골절에는 복합골절 예방을 위해 부목을 한다.
④ 두부손상이 있는 경우 의식상태의 변화를 주의 깊게 확인한다.
⑤ 사고현장에서는 대출혈 및 호흡 정지 환자를 가장 먼저 처치한다.

정답 ③

해설 응급환자 치료시의 일반원칙은 다음과 같다.
㉠ 사고현장에서는 대출혈 및 호흡 정지 환자를 가장 먼저 처치한다.
㉡ 기도유지, 호흡유지, 순환유지가 정상적인지 관찰한다.
㉢ 두부손상이 있는 경우 의식상태의 변화를 주의 깊게 확인한다.(언어로 사정하거나 동공크기와 불빛반사를 본다)
㉣ 척추손상 가능 환자는 척추와 목을 고정해 몸이 움직이지 않게 한다.
㉤ 환자를 옮기기 전 모든 골절에는 복합골절 예방을 위해 부목을 한다.

04 골절 시 응급처치로 바르지 않은 것은?

① 부목을 사용하기 전에 드레싱을 하여 감염을 방지한다.
② 부러진 뼈가 움직이고 난 다음에 부목을 갖다 댄다.
③ 부목을 사용하기 전과 후에 부상 부위의 사지 맥박을 점검한다.
④ 골절 부위에 출혈이 있으면 직접 압박하여 출혈을 방지한다.
⑤ 다친 곳은 건드리거나 함부로 옮기지 않는다.

정답 ②

해설 골절 시 응급처치는 다음과 같다.
  ㉠ 다친 곳은 건드리거나 함부로 옮기지 않는다.
  ㉡ 부목을 사용하기 전에 드레싱을 하여 감염을 방지한다.
  ㉢ 골절 부위에 출혈이 있으면 직접 압박하여 출혈을 방지한다.
  ㉣ 부러진 뼈가 움직이기 전에 부목을 갖다 댄다.
  ㉤ 부목을 사용하기 전과 후에 부상 부위의 사지 맥박을 점검한다.

05 쥐약 중독 시 응급처치로 바르지 않은 것은?

① 혈액형과 교차반응 검사 전 수혈한다.
② 병원에 갈 때 반드시 중독된 쥐약 병이나 겉포장을 가져간다.
③ 혈액응고시간을 측정한다.
④ 의식저하, 구역질반사를 자극하여 구토를 시킨다.
⑤ 기도유지를 하며 위세척, 활성탄, 하제를 투여한다.

정답 ①

해설 쥐약 중독 시의 응급처치는 다음과 같다.
  ㉠ 기도유지를 하며 위세척, 활성탄, 하제를 투여한다.
  ㉡ 혈액형과 교차반응 검사 후 수혈한다.
  ㉢ 혈액응고시간을 측정한다.
  ㉣ 필요 시 비타민 K를 근육 주사한다.
  ㉤ 의식저하, 구역질반사를 자극하여 구토를 시킨다.
  ㉥ 병원에 갈 때 반드시 중독된 쥐약 병이나 겉포장을 가져간다.

06 뇌손상일 경우의 응급처치로 옳지 않은 것은?

① 환자의 기본적인 상태를 파악한다.
② 환자의 의식수준을 평가 한다.
③ 출혈과 쇼크를 조절한다.
④ 기도를 유지하고, 머리를 움직이지 않게 한다.
⑤ 뇌압상승증상이 나타나는지 사정하고 머리는 내려준다.

정답 ⑤

해설 뇌손상의 경우 응급처치는 다음과 같다.
  ㉠ 기도를 유지하고, 머리를 움직이지 않게 한다.
  ㉡ 출혈과 쇼크를 조절한다.
  ㉢ 환자의 의식수준을 평가 한다.
  ㉣ 환자의 기본적인 상태를 파악한다.(의식수준, 반응수준, 동공반사 등)
  ㉤ 뇌압상승증상이 나타나는지 사정하고 머리는 올려준다.

07 다음 중 심폐소생술의 단계로 옳은 것은?

① 호흡유지 → 기도유지 → 환자의 반응 확인 → 순환유지 → 흉부 압박
② 환자의 반응 확인 → 호흡유지 → 기도유지 → 순환유지 → 흉부 압박
③ 환자의 반응 확인 → 기도유지 → 호흡유지 → 순환유지 → 흉부 압박
④ 호흡유지 → 순환유지 → 기도유지 → 환자의 반응 확인 → 흉부 압박
⑤ 순환유지 → 기도유지 → 호흡유지 → 환자의 반응 확인 → 흉부 압박

정답 ③

해설 심폐소생술의 단계는 '환자의 반응 확인 → 기도유지 → 호흡유지 → 순환유지 → 흉부 압박' 순으로 이루어진다.

기출유사문제

08 못이나 칼 같은 예리하고 날카로운 것에 찔려 생긴 좁고 깊은 상처로 옳은 것은?

① 절상   ② 열상
③ 관통상   ④ 자상
⑤ 찰과상

정답 ④

해설 환자의 상처를 드레싱하여 감염가능성을 줄이는 것으로 깊고 좁은 상처로써 파상풍(3대 증상 : 아관긴급, 조소, 후궁반장)의 감염률이 가장 높은 편이다.

제1과목 _ 기초간호학 개요

OX문제

1장 _ 간호관리

01 한국 최초의 서양식 병원인 광혜원 설립 시기는 1893년이다.

정답 ×

해설 한국 최초의 서양식 병원인 광혜원 설립 시기는 1885년이다.

02 간호의 3대 요소는 기술, 지식, 명예이다.

정답 ×

해설 간호의 3대 요소는 기술적 간호(기술), 과학적 간호(지식), 정신적 간호(사랑)이다.

03 병역사업으로 지석영 선생이 처음 종두접종을 실시한 연도는 1897년이다.

정답 ○

해설 병역사업으로 지석영 선생이 처음 종두접종을 실시한 연도는 1897년이다.

04 보건진료원의 명칭을 가진 지역사회간호사가 출현한 시기는 1990년이다.

정답 ×

해설 보건진료원의 명칭을 가진 지역사회간호사가 출현한 시기는 1980년이다.

05 직장을 그만 둘 경우는 적어도 3달 전 간호과장에게 사직 의사를 알려서 후임이 정해진 다음 떠나야 한다.

정답 ×

해설 직장을 그만 둘 경우는 적어도 1달 전 간호과장에게 사직 의사를 알려서 후임이 정해진 다음 떠나야 한다.

06 환자나 외부인이 환자의 질병에 대해 물으면 간호조무사는 아는 부분까지는 친절하게 설명한다.

정답 ×

해설 환자나 외부인이 환자의 질병에 대해 물으면 간호조무사는 의사나 간호사에게 직접 문의하도록 설명한다.

07 노인병원에서 보호자와 함께 침상에서 잠자던 노인이 병실바닥으로 떨어져 어깨 골절상을 입은 경우 간호윤리적인 면에서 간호사에게 책임이 있다.

정답 ×

해설 노인병원에서 보호자와 함께 침상에서 잠자던 노인이 병실바닥으로 떨어져 어깨 골절상을 입은 경우 간호윤리적인 면에서 간호조무사에게 책임이 있다.

08 모든 기록은(초번과 낮번) 잘 변하지 않도록 붉은색의 잉크를 이용하며, 밤번 근무자는 검은색 볼펜으로 기입한다.

정답 ×

해설 모든 기록은(초번과 낮번) 잘 변하지 않도록 검정색이나 푸른색의 잉크를 이용하며, 밤번 근무자는 붉은색 볼펜으로 기입한다.

2장 _ 기초해부생리

01 항상성이란 율동적인 생리적 과정을 통해 몸의 안정상태를 유지하는 것을 말한다.

정답 ○

해설 자극에 대해 자율적이고 율동적인 생리적 과정을 통해 몸의 안정상태를 유지하는 것을 의미한다.

02 굴곡이란 관절을 굽히는 운동으로 해부학적 자세에서 원래 이루고 있던 각도보다 줄어드는 것을 말한다.

정답 ○

해설 굴곡이란 관절을 굽히는 운동으로 해부학적 자세에서 원래 이루고 있던 각도보다 줄어드는 것을 말하는데, 똑바로 선 자세에서 손, 발을 위로 올리는 자세이다.

03 회선이란 해부학적 자세의 한계를 약간 넘어서는 경우로 어깨관절과 대퇴관절에서 일어나는데 해부학적 자세에서 팔, 다리를 움직이는 자세를 말한다.

정답 ×

해설 회선이란 굴곡, 신전, 내전, 외전의 연속된 운동으로 예를 들면 팔이나 손가락으로 원을 그리는 운동이다.

04 인체의 기본 단위는 조직이다.

정답 ×

해설 인체의 기본 단위는 세포이다.

05 인체를 구성하는 4가지 기본 원소는 산소(O), 탄소(C), 수소(H), 질소(N)이다.

정답 ○

해설 인체를 구성하는 4가지 기본 원소는 산소(O), 탄소(C), 수소(H), 질소(N)이다.

06 세포질은 단백질 합성에 필요한 RNA를 만드는 곳이다.

정답 ×

해설 세포질은 세포에서 핵을 제외한 모든 부분을 말한다.

07 탄수화물은 효소, 운반체, 항원의 기능을 한다.

정답 ×

해설 탄수화물은 세포막의 바깥쪽에 존재하면서 외부로부터의 정보를 받아들인다.

08 세포 포함체는 선택적 투과 작용을 한다.

정답 ×

해설 세포 포함체는 구조물을 제외한 화학물질이다.

3장 _ 기초약리

01 기름 종류의 약품은 5℃ 전후로 보관한다.

정답 ✕

해설 기름 종류의 약품은 10℃ 전후로 보관한다.

02 약물은 45℃ 이하의 서늘하고 통풍이 잘 되며 직사광선을 피해 어두운 곳에 보관한다.

정답 ✕

해설 약물은 30℃ 이하의 서늘하고 통풍이 잘 되며 직사광선을 피해 어두운 곳에 보관한다.

03 기밀 용기는 가장 효과적으로 미생물 침입을 방지 한다.

정답 ✕

해설 기밀 용기는 수분 침입, 손실, 오염 등의 방지를 위함이다.

04 항 히스타민제(Anti histamines)는 항 알러지라고도 한다.

정답 ○

해설 항 히스타민제(Anti histamines)는 항 알러지라고도 하며, 항 히스타민제를 투여해 알러지의 증상을 제거한다.

05 환자에게 몰핀을 투여하기 전에만 반드시 호흡수를 측정한다.

정답 ✕

해설 환자에게 몰핀을 투여하기 전후에는 반드시 호흡수를 측정한다.

06 아미노필린은 기관지 평활근 이완제로 천식환자의 발작 시에 사용한다.

정답 ○

해설 아미노필린은 기관지 평활근 이완제로 천식환자의 발작 시에 사용하며 저혈압의 부작용이 올 수 있다.

07 다이아제팜은 진정제의 용도로 활용된다.

정답 ✕

해설 다이아제팜은 항불안제로 수술 전 처치, 경련 시에 사용한다.

08 결핵치료제는 박테리아(세균)의 성장과 발육을 저지할 목적으로 사용한다.

정답 ✕

> **해설** 결핵치료제는 병원균의 저항력(내성)을 늦추고 약 효과 증진 및 부작용 감소, 균의 혼합감염치료를 위함이다.

09 투약 시 약품명과 2회 분량이 정확히 기입된 것만 사용하며 다른 병으로 옮겨야 한다.

> **정답** ×
> **해설** 투약 시 약품명과 1회 분량이 정확히 기입된 것만 사용하며 다른 병으로 약을 옮기지 않는다.

4장 _ 기초영양

01 비타민은 생체의 주성분이다.

> **정답** ×
> **해설** 단백질은 생체의 주성분으로 조직을 형성하고 파괴된 조직을 수선한다.

02 지방은 근육운동을 위한 열량원이다.

> **정답** ×
> **해설** 근육운동을 위한 열량원으로서 탄수화물이 가장 좋은 자원이 된다.

03 무기질은 우리 몸의 약 20%에 해당한다.

> **정답** ×
> **해설** 무기질은 광물질, 회분이라고도 하며 우리 몸의 약 4%에 해당된다.

04 단백질은 삼투압을 일정하게 유지한다.

> **정답** ×
> **해설** 삼투압을 일정하게 유지하는 것은 무기질이다.

05 무기질은 체액을 조성하고 삼투압을 유지한다.

> **정답** ×
> **해설** 체액을 조성하고 삼투압을 유지하는 것은 수분이다.

06 지방은 체내의 수분함량을 조절한다.

정답 ×

해설 체내의 수분함량을 조절하는 것은 무기질이다.

07 탄수화물은 필수지방산을 공급하는 역할을 한다.

정답 ×

해설 필수지방산을 공급하는 것은 지방이다.

08 성장을 촉진하는 것은 단백질이다.

정답 ×

해설 성장을 촉진하는 것은 비타민이다.

09 고혈압 식이를 하는 목적은 동맥경화의 발생과 진전을 억제하기 위함이다.

정답 ○

해설 고혈압 식이를 하는 목적은 혈압을 내리고 동맥경화의 발생과 진전을 억제하는 데 있다.

5장 _ 기초치과

01 법랑질은 법랑질의 충격을 흡수하여 신경을 보호하는 완충 지대이다.

정답 ×

해설 법랑질은 치아의 맨 바깥층으로 먹거리를 씹는 기능을 한다.

02 뼈의 치밀골과 유사한 조직은 상아질이다.

정답 ×

해설 뼈의 치밀골과 유사한 조직은 백악질이다.

03 잇몸 바깥으로 나와 있는 치아는 치경부이다.

정답 ×

해설 잇몸 바깥으로 나와 있는 치아는 치관이다.

04 영구치 중 가장 마지막에 나오는 치아는 유치이다.
정답 ×
해설 영구치 중 가장 마지막에 나오는 치아는 지치(사랑니)이다.

05 유치에서 영구치로 대치되는 시기는 3~4세이다.
정답 ×
해설 유치에서 영구치로 대치되는 시기는 6~7세이다.

06 접근하기 어려운 구강의 손상 부위를 감지하는 기구는 유닛체어이다.
정답 ×
해설 접근하기 어려운 구강의 손상 부위를 감지하는 기구는 탐침이다.

07 보존 치료 시 구강 내 소형 재료를 삽입, 제거하는 기구는 진공흡입기이다.
정답 ×
해설 보존 치료 시 구강 내 소형 재료를 삽입, 제거하는 기구는 커튼 플라이어이다.

08 보존 치료 시 우식 병소의 제거를 위한 기구는 유치이다.
정답 ×
해설 보존 치료 시 우식 병소의 제거를 위한 기구는 스푼 익스카베이터이다.

09 영구치의 치배는 태생 20주에 형성이 되어 생후 15~16년경이 되면 사랑니를 제외하고 모두 석회화가 종료된다.
정답 ○
해설 영구치의 치배는 태생 20주에 형성이 되어 생후 15~16년경이 되면 사랑니(지치-영구치 중에서 가장 마지막에 나오는 치아)를 제외하고 모두 석회화가 종료된다. 18세에 완전히 나오며 32개의 치열이 완성된다.

6장 _ 기초한방

01 서양의학은 생명현상을 정신적·육체적인 면을 병행하여 고찰하되 모든 병인, 증후, 치료에 있어서 정신적인 면에 치중한다.

> 정답 ×
> 해설 생명현상을 정신적·육체적인 면을 병행하여 고찰하되 모든 병인, 증후, 치료에 있어서 정신적인 면에 치중하는 것은 동양의학이다.

02 동양의학은 인간을 대자연에서 파생된 하나의 소우주로 간주하였다.

> 정답 ○
> 해설 동양의학은 인간을 대자연에서 파생된 하나의 소우주로 간주하였다. 즉, 인체에 나타나는 생리현상, 병적 변화현상을 대자연의 운행과정에서 발생되는 것으로 보았다.

03 한방간호에서 가장 중요시하는 점은 환자의 정신(마음가짐)이다.

> 정답 ○
> 해설 한방간호에서 가장 중요시하는 점은 환자의 정신(마음가짐)으로 희(喜), 노(怒), 우(憂), 사(思), 비(悲), 공(恐), 경(驚)의 칠정(七情)은 환자의 질병과 관련이 있다.

04 폐의 병은 온식(溫食)을 금한다.

> 정답 ×
> 해설 마음의 병은 온식(溫食)을 금하며 폐의 병은 한식(寒食)을 금한다.

05 부항요법은 직접적으로 화력을 이용하는 방법이다.

> 정답 ×
> 해설 부항요법은 간접적으로 화력을 이용하는 방법이다.

06 월경기 및 임신기에는 복부나 요천부 등의 추나 치료가 가능하다.

> 정답 ×
> 해설 월경기 및 임신기에는 복부나 요천부 등의 추나 치료가 불가하다.

07 위장에 자극을 주는 약은 식사 직전에 복용한다.

정답 ×

해설 위장에 자극을 주는 약은 식사 직후에 복용한다.

08 독성이 있는 약을 복용할 경우 처음에 길들이는 차원에서 많이 먹는 것이 좋다.

정답 ×

해설 독성이 있는 약을 복용할 경우 처음에는 조금씩 먹는다.

09 탕제는 주로 만성질환에 사용한다.

정답 ×

해설 탕제는 주로 급성질환에 사용한다.

7장 _ 성인관련 간호의 기초

01 질병의 화학적 요인은 기온, 기습, 방사선, 전기 등이다.

정답 ×

해설 질병의 화학적 요인은 신체 호르몬이나 기타 분비물이 비정상적으로 분비될 경우이다.

02 어떤 유해자극에 의해 우리 몸이 정상적인 기능을 유지 못할 때를 중독이라 한다.

정답 ×

해설 어떤 유해자극에 의해 우리 몸이 정상적인 기능을 유지 못할 때를 질병이라 한다.

03 외부로부터 이물질이 생체내로 침입하였을 때 생체를 특별히 보호하는 작용을 방어라 한다.

정답 ×

해설 외부로부터 이물질이 생체내로 침입하였을 때 생체를 특별히 보호하는 작용을 면역이라 한다.

04 체내에 그 병에 대한 저항성을 가지고 있는 상태를 후천적 면역이라 한다.

정답 ×

해설 체내에 그 병에 대한 저항성을 가지고 있는 상태를 선천적 면역이라 한다.

05 호흡기의 기능은 호흡을 통해 이산화탄소를 받아들이고 산소를 내보내는 것이다.

정답 ×

해설 호흡기의 기능은 호흡을 통해 산소를 받아들이고 이산화탄소를 내보내는 것이다.

06 폐렴의 경우 끈적끈적하며 많은 양의 객담이고 초기에는 붉은색이며 진행 시에 검정색으로 변한다.

정답 ×

해설 폐렴은 끈적끈적하며 적은 양의 객담이고 초기에는 녹슨색이며 진행 시에 누런색으로 변한다.

07 폐기종의 90% 이상이 과도한 음주로 인해 생긴다.

정답 ×

해설 폐기종의 90% 이상이 흡연으로 인해 생긴다.

08 폐의 어느 부분 또는 전체가 허탈되거나 공기가 없거나 줄어든 것을 기관지 천식이라 한다.

정답 ×

해설 폐의 어느 부분 또는 전체가 허탈되거나 공기가 없거나 줄어든 것을 무기폐라고 한다.

8장 _ 모성관련 간호의 기초

01 정자의 수명은 질 내 10~13시간, 자궁 내 7일 정도 생존한다.

정답 ×

해설 정자의 수명은 질 내 4~8시간, 자궁 내 3일 정도 생존한다.

02 배란이란 뇌하수체 전엽의 성선자극호르몬의 영향으로 3개의 난자가 매월 복강 내로 배출되는 것을 말한다.

정답 ×

해설 뇌하수체 전엽의 성선자극호르몬의 영향으로 1개의 난자가 매월 복강 내로 배출되는 것을 말한다.

기초간호학 개요

03 월경량은 100~250cc이다.

정답 ×

해설 월경량은 50~100cc이다.

04 수정란은 20쌍의 보통염색체, 4쌍의 성염색체(XY, XX)로 구성된다.

정답 ×

해설 수정란은 22쌍의 보통염색체, 1쌍의 성염색체(XY, XX)로 구성된다.

05 임신하고 10주 이후 혈압이 상승하면 임신성고혈압을 의심해야 한다.

정답 ×

해설 임신하고 20주 이후 혈압이 상승하면 임신성고혈압을 의심해야 한다.

06 임신 시 체내에 축적되는 것은 탄수화물대사이다.

정답 ×

해설 임신 시 체내에 축적되는 것은 단백질대사이다.

07 초음파술로 태아의 성별진단이 가능한 것은 9주이다.

정답 ×

해설 초음파술로 태아의 성별진단이 가능한 것은 12주이다.

08 태반은 임신 6개월에 완성된다.

정답 ×

해설 태반은 임신 3개월에 완성된다.

09 임신 20주 또는 분만 6주 후에 발생하여 계속 나타나는 경우는 임신성 고혈압이다.

정답 ×

해설 임신 20주 또는 분만 6주 후에 발생하여 계속 나타나는 경우는 만성 고혈압이다.

9장 _ 아동관련 간호의 기초

01 지적발달 단계에서 벌과 복종에 의한 도덕성은 4~5세까지이다.

정답 ×

해설 지적발달 단계에서 벌과 복종에 의한 도덕성은 2~3세까지이다.

02 정서의 발달에서 수유 신뢰감 및 불신감이 드는 시기는 4~5세이다.

정답 ×

해설 정서의 발달에서 수유 신뢰감 및 불신감이 드는 시기는 0~1세이다.

03 남아 신생아의 신장은 49.8cm이다.

정답 ×

해설 남아 신생아의 신장은 50.4cm이다.

04 신생아의 체온은 36.1℃~37.7℃이다.

정답 ○

해설 출생 이전에는 체온이 높다가 출생 후 분만실 온도에 의해 내려가나 8시간 후에는 정상으로 유지된다. 신생아의 체온은 36.1℃~37.7℃이다.

05 신생아는 출생 후 60초 이내에 호흡을 하지 않으면 질식의 위험이 있다.

정답 ×

해설 신생아는 출생 후 30초 이내에 호흡을 하지 않으면 질식의 위험이 있다.

06 신생아의 첫 목욕은 체온이 37.5℃로 안정이 되면 시행한다.

정답 ×

해설 신생아의 첫 목욕은 체온이 36.5℃로 안정이 되면 시행한다.

07 신생아에 필요한 영양소 중 단백질은 1일 2~3g/kg 필요하다.

정답 ×

해설 신생아에 필요한 영양소 중 단백질은 1일 3~4g/kg 필요하다.

08 초유는 분만 4~5일에 분비되는 끈적끈적하고 황색으로 면역체가 충분히 있고 태변의 배설을 돕고 열량이 높다.

정답 ×

해설 초유는 분만 2~3일에 분비되는 끈적끈적하고 황색으로 면역체가 충분히 있고 태변의 배설을 돕고 열량이 높다.

09 모유는 소화가 잘 되지 않는다.

정답 ×

해설 모유는 소화가 잘 되며 구토, 설사, 변비, 알러지 가능성이 적다.

10장 _ 노인관련 간호의 기초

01 노인은 회음근 강화로 인해 요실금이 감소된다.

정답 ×

해설 노인은 회음근 약화로 인해 요실금이 증가된다.

02 노인은 충분한 수분섭취를 시켜주어야 한다.

정답 ○

해설 노인은 영양부족 외에 탈수증상을 나타내는 일이 있으므로 충분한 수분섭취를 시켜주며, 치아가 나쁠 때는 부드러운 음식을 준다.

03 노인환자는 매일 목욕하는 것이 좋다.

정답 ×

해설 노인환자는 매일 목욕하는 것은 피하며 주 1회 정도 실시하고 목욕 후 크림을 사용한다.

04 노인의 주된 사망 원인은 과로이다.

정답 ×

해설 노인의 주된 사망원인은 뇌혈관 질환, 고혈압, 암, 심장병 등이다.

05 노인에게 가장 중요한 3가지 영양소는 단백질, 탄수화물, 비타민A이다.
정답 ×
해설 노인에게 가장 중요한 3가지 영양소는 단백질, 칼슘, 비타민C이다.

06 노인들이 소변을 저장할 수 있는 최대의 양은 150~200cc이다.
정답 ×
해설 노인들이 소변을 저장할 수 있는 최대의 양은 250~300cc이다.

07 노인 수술 시에 수술 전 투약을 성인보다 일찍하여 수술 3시간 전에 한다.
정답 ×
해설 노인 수술 시에 수술 전 투약을 성인보다 일찍하여 수술 1시간 전에 한다.

08 노인은 피부건조 및 탄력성의 소실이 없다.
정답 ×
해설 노인은 피부건조 및 탄력성의 소실이 나타난다.

09 노인환자의 피부간호 시 비누는 지방이 적은 비누를 사용한다.
정답 ×
해설 노인환자의 피부간호 시 비누는 지방이 많은 중성비누를 사용한다.

11장 _ 응급관련 간호의 기초

01 응급처치는 사고나 급한 병에 의한 즉각적이면서 영구적인 처치이다.
정답 ×
해설 응급처치는 사고나 급한 병에 의한 즉각적이면서 임시적인 처치이다.

02 체내 정상적 피의 양은 체중의 $\frac{1}{13}$이다.

정답 O

해설 체내 정상적 피의 양은 체중의 $\frac{1}{13}$, 이 중 $\frac{1}{2}$이 소실되면 사망하게 된다.

03 수술을 해야 할 환자에게 물을 주어도 된다.

정답 ×

해설 수술을 해야 할 환자에게는 물을 주어서는 안 된다.

04 좌상의 경우 상처 세척 시 상처 바깥쪽으로 물을 붓는다.

정답 ×

해설 좌상의 경우 지혈을 위해 압박, 찬물찜질을 하며 사지를 올린다. 또한, 대량출혈로 인한 쇼크가 의심되면 의학적인 치료를 받는다.

05 찰과상은 깊고 좁은 상처로써 파상풍의 감염률이 가장 높은 편이다.

정답 ×

해설 깊고 좁은 상처로써 파상풍의 감염률이 가장 높은 것은 자상이다.

06 열 경련 응급처치의 경우 찬물찜질, 냉수목욕 등을 시행해서 체온을 빨리 내려준다.

정답 ×

해설 열 경련 응급처치의 경우 바람이 잘 통하는 곳에 눕히거나 0.1% 식염수 및 짠 음료를 제공한다.

07 금속물이 귀에 들어간 경우 불을 밝게 비추어 유도하거나 기름을 넣는다.

정답 ×

해설 금속물이 귀에 들어간 경우 기름을 조금 부어 넣고 그 쪽 귀를 밑으로 향하게 한다.

08 인공호흡은 성인 20회, 소아 12회를 실시한다.

정답 ×

해설 인공호흡은 성인 12회, 소아 20회 실시한다.

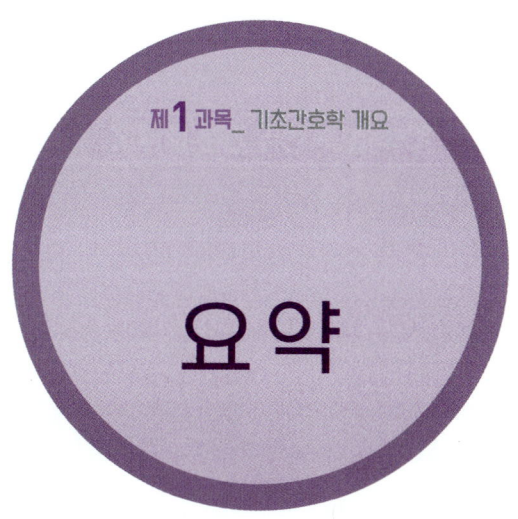

제1과목_ 기초간호학 개요

요약

1장 _ 간호 관리

- **간호의 3대 요소**
  ㉠ 기술적 간호(기술)
  ㉡ 과학적 간호(지식)
  ㉢ 정신적 간호(사랑)

- **간호 직업윤리 실천 시의 유익한 사항**
  ㉠ 자기의 직무와 관련된 자기 자신을 아는 데 도움이 된다.
  ㉡ 문제해결 시 지혜롭고 양심적인 판단을 하는 데 도움이 된다.
  ㉢ 환자나 자신을 위해 안전하고 유익한 행동의 방향을 제시해 준다.
  ㉣ 법적인 책임한계를 식별하도록 해 준다.
  ㉤ 기쁨과 보람을 느끼게 해 준다.

- **간호조무사의 기본적 태도**
  ㉠ 인도적 봉사
  ㉡ 정신적 요구에 이바지
  ㉢ 질병이나 부상자의 신체적 간호
  ㉣ 의사가 환자를 치료할 때 협력적 관계 유지
  ㉤ 정숙하고 신뢰성 있는 태도

- **전인간호가 요구되는 이유**
  ㉠ 육체적 간호 요구의 충족을 위해
  ㉡ 전 인격적 간호 요구의 충족을 위해
  ㉢ 정신적, 심리적, 정서적 및 영적 간호 요구의 충족을 위해
  ㉣ 교육적 간호 요구의 충족을 위해

- **간호조무사의 업무**
  ㉠ 입원실 및 진찰실의 환경정리
  ㉡ 환자의 관찰(관찰 후 간호사에게 보고하고 환자의 신체적 간호를 도움)
  ㉢ 검사물 수거 및 확인과 각종 검체의 검사실 운반
  ㉣ 식사보조
  ㉤ 개인위생보조
  ㉥ 환자교육
  ㉦ 진료보조
  ㉧ 드레싱 준비
  ㉨ 체온과 맥박 및 호흡측정
  ㉩ 기구의 소독과 손질 및 사후정리
  ㉪ 기구나 물품의 재고조사 및 보고
  ㉫ 환자 침상의 정돈

2장 _ 기초해부생리

- **항상성 기전의 특성**
  ㉠ 보상성
  ㉡ 자가 조절성
  ㉢ 되먹이 체계
  ㉣ 상호 보완성
  ㉤ 오류나 이탈

ⓑ 제한성

- **인체를 구성하는 4가지 기본 원소**
  산소(O), 탄소(C), 수소(H), 질소(N)

- **세포분열 순서**
  간기 → 전기 → 중기 → 후기 → 종기

- **세포의 기능**
  근육세포, 신경세포, 상피세포, 결체조직세포

- **뼈의 기능**
  ㉠ 지주기능
  ㉡ 보호기능
  ㉢ 조혈기능
  ㉣ 운동기능
  ㉤ 저장기능

- **음식물의 이동경로**
  구강 → 인두 → 식도 → 위 → 십이지장 → 소장 → 대장 → 직장 → 항문

- **혈액**
  체중의 $\frac{1}{13}$, 5ℓ

- **뼈의 구분**

		뇌두개골	22개
구간골 (80개)	두개골 (29개)	안면골	
		이소골	6개
		설골	1개
	척추골		26개
	늑골		24개

사지골 (126개)	흉골	1개
	상지골	64개
	하지골	62개

3장 _ 기초약리

- **약물투여의 목적**
  ㉠ 질병치료
  ㉡ 질병예방
  ㉢ 질병진단

- **약물작용에 영향을 주는 요소**
  ㉠ 체중 및 연령
  ㉡ 성(性)
  ㉢ 약물의 투여시기와 투여경로
  ㉣ 특이체질
  ㉤ 심리적 요인(예 위약)
  ㉥ 환경적 요인(예 고온, 저온)

- **투약 시의 일반적인 주의사항**
  ㉠ 정확한 약, 환자, 용량, 시간, 방법을 확인하며, 수술 후에는 수술 전에 주던 약을 주지 않고 처방을 다시 받는다.
  ㉡ 약은 반드시 의사의 처방에 의해 사용하며, 간호사는 약의 효력과 중독증상을 알아야 한다.
  ㉢ 약품명과 1회 분량이 정확히 기입된 것만 사용하며 다른 병으로 약을 옮기지 않는다.
  ㉣ 약을 너무 많이 따랐을 때에는 약병에 다시 붓지 말고 버린다.
  ㉤ 약을 잘못 사용 시에 곧바로 의사와 간호사에게 보고하여 응급조치를 한다.
  ㉥ 환자에게 투약 시 라벨은 3번 이상 확인하도

록 한다.
- ⓐ 마약과 수면제는 법률의 규제를 받으므로 수량을 잘 확인한다.
- ⓑ 액성 약물이 뿌옇게 흐리거나 색깔이 변했으면 사용하지 않는다.

4장 _ 기초영양

● **영양소의 작용**
- ㉠ 열량공급
- ㉡ 신체의 조직구성
- ㉢ 체액의 균형
- ㉣ 신경계와 내분비 샘의 기능조절

● **지방의 기능**
- ㉠ 외부와의 절연체 역할
- ㉡ 신체온도유지
- ㉢ 충격흡수 역할
- ㉣ 만복감을 주는 역할
- ㉤ 필수지방산의 공급

● **무기질의 기능**
- ㉠ 삼투압을 일정하게 유지
- ㉡ 체액의 산성 또는 균형을 유지
- ㉢ 체조직의 형성
- ㉣ 체내의 수분함량 조절
- ㉤ 신경전도 작용 및 근육의 수축
- ㉥ 혈액응고작용(칼슘)

● **비타민의 주요 기능**
- ㉠ 성장의 촉진
- ㉡ 생식능력의 증진
- ㉢ 소화기관의 정상적 작용을 도모
- ㉣ 무기질의 이용을 도움
- ㉤ 에너지 영양소의 대사과정을 도움
- ㉥ 신경 안정을 도움
- ㉦ 질병에 대한 저항력을 높임
- ㉧ 단백질과 더불어 창상 치유에 도움

● **수분의 기능**
- ㉠ 체액을 조성하고 삼투압을 유지
- ㉡ 신체 조직을 만들고 노폐물을 배설
- ㉢ 영양물의 흡수 및 운반, 체온조절
- ㉣ 체내 화학적 변화의 매체

5장 _ 기초치과

● **치아의 기능**
- ㉠ 저작과 발음 기능
- ㉡ 연하·소화작용 및 아동의 두개 안면 발육 촉진
- ㉢ 자음계의 성음에 관여
- ㉣ 심미적 기능

● **간호조무사의 기본 업무**
- ㉠ 진료 기구 준비
- ㉡ 추후 진료 예약
- ㉢ 환자에 대한 진료 준비 및 진료 기구의 교환
- ㉣ 치료 후 주의 사항이나 구강 보건 등의 교육
- ㉤ 진공 흡입기의 사용
- ㉥ 공기, 물 사출기 등을 사용하여 치아를 세척 및 건조 등

● **충치의 발생 요인**
- ㉠ 음식물의 종류

ⓒ 당분의 섭취
ⓒ 세균의 존재
ⓔ 치아의 질

- **치아우식 발생 요인**
  ㉠ 설탕
  ㉡ 맥아당
  ㉢ 엿
  ㉣ 전분

- **구강 문제를 초래할 위험성이 높은 대상자(특별 구강 간호 대상자)**
  ㉠ 무의식 환자
  ㉡ 탈수 환자
  ㉢ 비위관 삽입 환자
  ㉣ 기관 내 삽입 환자
  ㉤ 장기간 금식환자
  ㉥ 산소요법 시행 환자

- **교정치료 시술 후 부작용**
  ㉠ 치근의 흡수
  ㉡ 경미한 잇몸의 염증
  ㉢ 치아표면의 탈회
  ㉣ 턱관절 장애

6장 _ 기초한방

- **부항요법 치료 시의 주의사항**
  ㉠ 자연식과 병용한다.
  ㉡ 서서히 체력에 적응되도록 훈련한다.
  ㉢ 치료 후에는 피곤하므로 2~3일 정도 휴식기를 갖는다.
  ㉣ 명현이 일어나면 압력과 횟수를 감소시킨다.

- **탕제의 복용방법**
  ㉠ 약을 먹는 횟수는 보통 1회나 3회로 한다.
  ㉡ 위장에 자극을 주는 약은 식사 직후에 복용한다.
  ㉢ 구토할 시에는 조금씩 여러 차례에 걸쳐서 복용시킨다.
  ㉣ 독성이 있는 약을 복용할 경우 처음엔 조금씩 먹는다.
  ㉤ 일반적으로 따뜻하게 복용함이 좋다.
  ㉥ 주로 급성질환에 사용한다.
  ㉦ 복용 시에 부작용이 나타나면 횟수를 줄이거나 복용량을 줄여본다.

- **침 시술을 받는 환자의 간호**
  ㉠ 환자 상태를 관찰하여 현훈이 나타나면 의사에게 알림
  ㉡ 유침시간 동안에 환자의 체위를 일정하게 유지한다.
  ㉢ 발침 후에는 알코올 솜으로 닦고 출혈 시 멈출 때까지 누른다.
  ㉣ 체위는 누운 자세가 좋으며 발침 후에 남은 침이 없는지 살핀다.
  ㉤ 기온이 내려가고 방안의 공기가 낮은 경우 치료 시에 노출피부 면을 적게 하거나 적당히 치료시간을 단축한다.

- **냉요법의 목적**
  ㉠ 통증경감
  ㉡ 부종예방
  ㉢ 혈관수축
  ㉣ 근육긴장도 증가

7장 _ 성인관련 간호의 기초

- **질병의 원인**
  - ㉠ 유전적 요인
  - ㉡ 물리적 요인
  - ㉢ 화학적 요인
  - ㉣ 미생물적 요인
  - ㉤ 정서 및 심리적 요인
  - ㉥ 영양 요인
  - ㉦ 연령

- **면역반응의 효과**
  - ㉠ 외부 이물질을 파괴하거나 중화시킨다.
  - ㉡ 이물 단백질의 재침입을 막는다.
  - ㉢ 장기이식이나 수혈 시 거부 또는 수용반응
  - ㉣ 악성화되는 세포의 파급을 막고 예방한다.

- **호흡의 과정**
  좌심방 → 좌심실 → 대동맥(O_2) → 전신(O_2) → 대정맥(CO_2) → 우심방 → 우심실 → 폐동맥(CO_2) → 폐(교환) → 폐정맥(O_2)

- **기관지 천식**
  - ㉠ 외인성 원인(꽃가루, 곰팡이, 새털, 음식물, 애완동물의 털 등)
  - ㉡ 내인성 원인(감기, 호흡기 감염, 운동, 정서변화, 환경오염물질, 아스피린 등의 물질)

- **무기폐의 원인**
  - ㉠ 부동, 흡입마취, 심호흡을 장애하는 질환
  - ㉡ 폐 조직을 억압하는 늑막 삼출액, 기관지 확장증, 과량의 산소(산 중독)
  - ㉢ 폐 조직을 억압하는 폐 실질 조직의 장애-폐농양, 폐종양
  - ㉣ 호흡을 억제하는 복부수술이나 흉부수술 시
  - ㉤ 위 내용물이나 이물질의 흡입 등
  - ㉥ 정상호흡을 방해하는 과도한 진정제를 투여한 사람

- **규칙적인 인슐린요법이 필요한 경우**
  - ㉠ 성장기 또는 소아형 당뇨병을 가진 성인
  - ㉡ 체중감소가 심한 당뇨병을 가진 성인
  - ㉢ 급성 합병증이 있는 환자
  - ㉣ 중증의 당뇨병환자(혈당 300이상)
  - ㉤ 연령에 관계없이 대수술환자 또는 열병환자

8장 _ 모성관련 간호의 기초

- **양수의 역할**
  - ㉠ 외부자극으로부터 태아를 보호한다.
  - ㉡ 태아의 운동을 자유롭게 한다.
  - ㉢ 난막과 태아체부와의 유착을 방지한다.
  - ㉣ 태아에게 균일한 체온을 유지한다.
  - ㉤ 분만 시 산도를 윤활(세정 작용)하는 역할을 한다.

- **양수이상증**
  - ㉠ 말기의 정상 양수량 : 800 ~ 1,200㎖
  - ㉡ 양수과다증 양수량 : 2,000㎖이상
  - ㉢ 양수과소증 양수량 : 500㎖이하

- **산욕열**
  분만 후 첫 24시간이 지난 후 산욕기 동안에 38℃이상의 체온 상승이 2회 이상 나타나거나 2일 이상 지속되는 열

9장 _ 아동관련 간호의 기초

- **지적발달 단계별 특징**
  - ㉠ 1단계 : 벌과 복종에 의한 도덕성(2~3세 까지)
  - ㉡ 2단계 : 욕구 충족 수단으로서의 도덕성(쾌락주의, 4~7세)
  - ㉢ 3단계 : 대인관계의 조화를 위한 도덕성(상호관계, 7~8세)
  - ㉣ 4단계 : 법과 질서를 준수하는 것으로의 도덕성(고정된 규칙, 10~12세)
  - ㉤ 5단계 : 사회 계약 정신으로서의 도덕성
  - ㉥ 6단계 : 보편적 도덕원리에 의한 도덕성 지향

- **연령 주요사건 발달과제**
  - ㉠ 영아기(0~1세) : 수유 신뢰감 및 불신감
  - ㉡ 유아기(1~3세) : 배변 자율성 및 수치감
  - ㉢ 3~6세 : 운동성 주도성 및 죄책감
  - ㉣ 6~12세 : 학교 근면성 및 열등감
  - ㉤ 청소년기 : 동료관계 정체감 및 역할혼돈
  - ㉥ 성인초기 : 애정관계 친밀감 및 고립감
  - ㉦ 성인기 : 출산과 양육 생산성과 불모성
  - ㉧ 노년기 : 반성과 수용 자아통합과 절망감

- **모유의 장점**
  - ㉠ 천연적 생성, 일정한 온도 유지
  - ㉡ 소화가 잘 되며 구토, 설사, 변비, 알러지 가능성이 적다.
  - ㉢ 신선, 소독 등이 필요 없다.
  - ㉣ 비타민이 많다.
  - ㉤ 모자간의 애착이 증진된다.

- **아동간호의 태도**
  - ㉠ 아동에 대해 연구하고 이해하는 태도가 요구된다.
  - ㉡ 아동들과 함께 감정이 통할 수 있어야 한다.
  - ㉢ 아동을 하나의 인간으로 존중한다.
  - ㉣ 개개 아이의 특성과 필요에 따라 간호해야 한다.

- **인공영양 시 고려사항**
  - ㉠ 규칙적으로 수유한다.
  - ㉡ 우유병과 젖꼭지는 매회 소독하며 구멍은 크게 뚫지 않으며 공기가 들어가지 않게 한다.
  - ㉢ 소독된 우유는 10℃ 이하에서 보관하고 우유병은 끓는 물에 10분간 소독하며, 물은 끓여서 사용한다.
  - ㉣ 인공영양 시에 비타민이 부족할 수 있으므로 외부적으로 첨가 가능하다.

10장 _ 노인관련 간호의 기초

- **노인의 특징**
  - ㉠ 시력 및 청각과 후각의 감퇴
  - ㉡ 뼈의 손실 및 골격량의 감소
  - ㉢ 폐환기능력 감소
  - ㉣ 피부건조 및 탄력성의 소실
  - ㉤ 회음근 약화로 인한 요실금의 증가
  - ㉥ 사고발생 가능성의 증가 등

- **노인환자의 피부간호**
  - ㉠ 자외선 차단크림 사용
  - ㉡ Baby oil 사용
  - ㉢ 화장 시 액체 파운데이션 사용
  - ㉣ 매일 목욕하는 것은 피하며 주 1회 정도 실시하고 목욕 후 크림을 사용
  - ㉤ 등 마사지시 크림(로션) 사용
  - ㉥ 알코올 사용 금지

ⓐ 비누는 지방이 많은 중성비누 사용
ⓑ 목욕 시 미지근한 물 사용

● **노인간호 시의 4가지 원칙**
  ㉠ 노인에 대한 이해
  ㉡ 개별적인 접근
  ㉢ 예방적인 접근
  ㉣ 팀 접근

● **노인보건복지시설**
  ㉠ 노인주거복지시설 : 양로시설, 노인공동생활가정, 노인복지주택
  ㉡ 노인의료복지시설 : 노인요양시설, 노인요양공동생활가정
  ㉢ 노인여가복지시설 : 노인복지관, 경로당, 노인교실
  ㉣ 재가노인복지시설 : 방문요양서비스, 주야간보호서비스, 단기보호서비스, 방문목욕서비스

● **노인과의 의사소통 수행방법**
  ㉠ 대상자의 시야 내에서 위치하며 조금 낮은 음조로 한다.
  ㉡ 질문에 반응하거나 말할 시간을 충분히 준다.
  ㉢ 간호자는 대상자의 얼굴을 바라보며 입모양을 뚜렷하게 한다.
  ㉣ 자음을 분명하게 발음한다.
  ㉤ 경청하면서 신뢰감을 조성한다.
  ㉥ 주위의 소음을 줄인다.
  ㉦ 말에 따라 적절한 몸짓을 사용한다.

11장 _ 응급관련 간호의 기초

● **응급처치의 구명 4단계**
  기도유지 → 지혈 → 쇼크 예방 → 상처보호

● **탈수 시 나타나는 증상**
  체온상승, 적은 소변량, 갈증, 피부 긴장도 감소 등

● **물, 음료수 등이 금지되는 응급환자**
  병원에 곧 도착할 환자, 수술을 해야 할 환자, 의식이 없는 환자, 구토 및 대출혈 및 내출혈 환자, 두부손상 환자, 복부손상 및 복부창 환자

● **응급환자 치료시의 일반원칙**
  ㉠ 사고현장에서는 대출혈 및 호흡 정지 환자를 가장 먼저 처치한다.
  ㉡ 기도유지, 호흡유지, 순환유지가 정상적인지 관찰한다.
  ㉢ 두부손상이 있는 경우 의식상태의 변화를 주의 깊게 확인한다.(언어로 사정하거나 동공크기와 불빛반사를 본다)
  ㉣ 척추손상 가능 환자는 척추와 목을 고정해 몸이 움직이지 않게 한다.
  ㉤ 환자를 옮기기 전 모든 골절에는 복합골절 예방을 위해 부목을 한다.

● **발열이 있는 대상자의 간호**
  침상안정, 수분섭취 권장, 서늘한 환경유지, 냉요법 등

● **심폐소생술 단계**
  환자의 반응 확인 → 기도유지 → 호흡유지 → 순환유지 → 흉부 압박

- **의식불명환자에게 물, 음료수를 금지시키는 이유**
  물, 음료수 등이 기도로 들어가 질식될 우려가 있기 때문

- **골절 시 응급처치**
  교통사고로 골절환자 발생 시 가장 중요한 것은 출혈 여부를 확인하고 움직이기 전에 부목을 대어 준다.
  ㉠ 다친 곳은 건드리거나 함부로 옮기지 않는다.
  ㉡ 부목을 사용하기 전에 드레싱을 하여 감염을 방지한다.
  ㉢ 골절 부위에 출혈이 있으면 직접 압박하여 출혈을 방지한다.
  ㉣ 부러진 뼈가 움직이기 전에 부목을 갖다 댄다.
  ㉤ 부목을 사용하기 전과 후에 부상 부위의 사지 맥박을 점검한다.

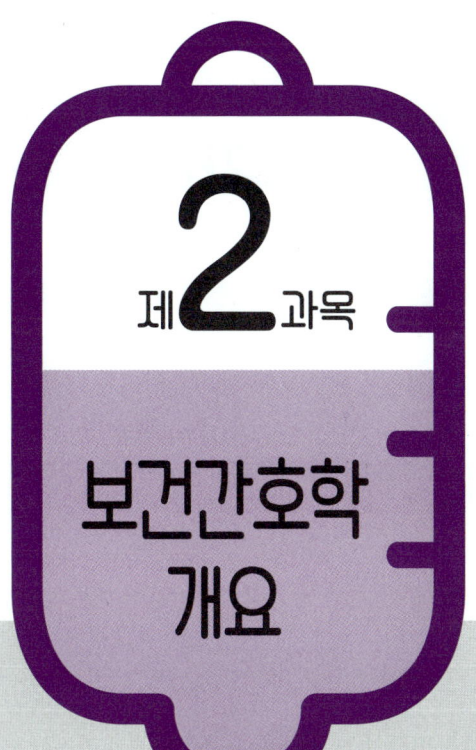

제2과목 보건간호학 개요

- 1장　보건간호와 보건교육
- 2장　보건행정
- 3장　환경보건
- 4장　산업보건

제2과목　예상문제・기출유사문제
제2과목　OX문제
제2과목　요약

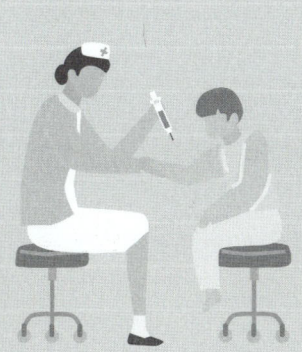
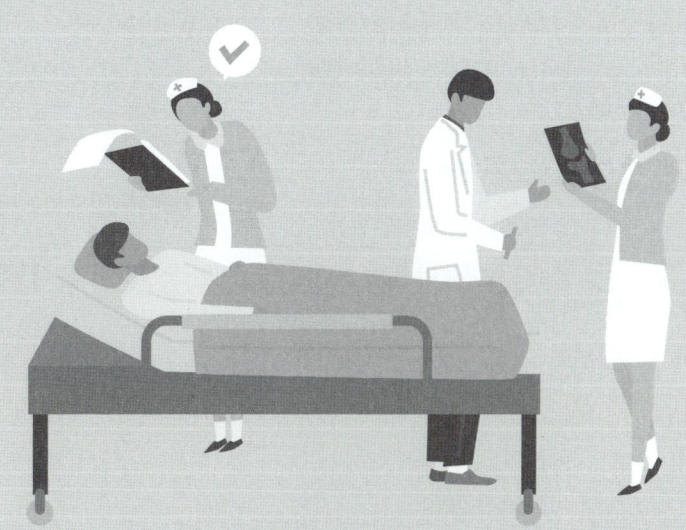

1장 보건간호와 보건교육

보건간호학 개요

❶ 보건간호

(1) 정의 : 간호이론과 공중보건학의 이론을 종합적으로 응용한 이론의 개념으로, 인구집단의 건강을 증진하고 보존한다.

(2) 목적 : 지역사회를 하나의 통합체로 보고 다음과 같은 목적을 가진다.
　① 질병의 예방
　② 건강생활습관 실천력을 길러 생활수준을 향상
　③ 건강 증진

❷ 우리나라에서의 보건간호

(1) 보건소법
　① 1956년 『보건소법』 제정
　② 1958년 『보건소법 시행령』 공포

(2) 일차보건개념
　① 1978년 알마아타 선언
　② 1980년 『농어촌 등 보건의료를 위한 특별조치법』 제정(이 법의 경우 우리나라에서 일차 보건 의료를 위한 보건진료소 설치의 근거가 제시됨)
　③ 1981년 농어촌, 오지의 일차보건의료사업을 위한 보건진료 전담공무원이 배치되었다.

(3) 『지역보건법』으로 개정 : 1995년 『보건소법』이 『지역보건법』으로 개정되었다.

(4) 지역보건의료기관 : 지역주민의 건강을 증진하고 질병을 예방, 관리하기 위해 이 법에 따라 설치, 운영하는 보건소, 보건의원, 보건지소 및 건강생활 지원센터 등

> **참고**
> **세계보건간호의 역사**
> - **보건간호의 시작** : 미국에서 1893년 왈드, '헨리 집단부락' 설립, 처음으로 '보건간호사'라는 용어를 사용하면서 시작되었다.
> - **보건 간호의 정의** : 1996년 미국 공중보건협회, 인구집단을 사정하고 지역사회 중재를 위한 계획을 수행, 결과를 평가하는 체계적인 과정으로 정의되었다.
> - **보건간호 실무 제시** : 2007년 미국간호협회, 지역사회에서의 보건간호실무는 모든 사람이 건강할 수 있는 환경을 조성하기 위해 건강증진, 불구 및 질병 예방을 목표로 인구 중심으로 실시해야 함을 강조하였다.

❸ 보건교육

(1) 건강의 이해

① 건강
  ㉠ 건강의 정의 : WHO는 단순히 질병이나 상해가 없는 상태만을 의미하는 것이 아닌 신체적, 정신적, 사회적으로 안녕한 상태를 건강으로 정의
  ㉡ 건강의 결정인자 : 건강행위(생활양식), 생물학적 특성, 환경적 요인, 보건의료체계 등

② 건강 증진
  ㉠ 정의 : 국민 모두가 최적 수준의 건강을 유지하도록 하는 과정
  ㉡ 목표 : 개인이나 지역사회의 자기건강관리능력을 향상시키고, 건강 잠재력을 최대한 이끌어내어 건강수명을 연장하며 만성퇴행성 질환의 증가로 인한 국가의 사회경제적 부담을 경감시키는 것

③ 우리나라의 건강 증진 사업
  ㉠ 1995년 국민건강증진법을 제정
  ㉡ 국민건강증진사업은 보건교육, 질병예방, 영양개선 및 건강생활의 실천 등을 통해 국민의 건강을 증진시키는 사업
  ㉢ 국민건강증진종합계획 : 국민건강증진법 제 5조에 근거하여 매 5년마다 수립

(2) 보건교육의 이해

① 보건교육의 정의 : 보건지식을 전달하여 태도의 변화를 가져오고 건강생활을 실천하는 것

② 보건교육의 목적 : 개인, 가족, 지역사회가 스스로의 건강문제를 인식하고 건강을 증진, 실천하기 위함이다.
③ 보건교육의 기본 요소 : 교육자, 학습자, 교육내용, 환경 등
④ 보건교육의 진행 방향
　㉠ 쉬운 것에서 어려운 것의 순서로 진행
　㉡ 과거의 내용에서 최신의 내용 순서로 진행
　㉢ 구체적인 것에서 추상적인 것의 순서로 진행
　㉣ 단순한 것에서 복잡한 것의 순서로 진행
　㉤ 직접적인 것에서 간접적인 것의 순서로 진행
　㉥ 친숙한 것에서 낯선 것의 순서로 진행
⑤ 보건교육 프로그램 개발
　㉠ 요구도 사정 : 면접, 관찰법, 설문지 조사, 기존자료 분석법, 시험 등을 통해 요구도를 사정
　　• 우선순위 설정
　　• 대상자의 준비 정도, 과거의 경험
　　• 학습 동기 사정
　　• 교육환경
　㉡ 목표 설정 : 구체적인 목표 설정
　㉢ 내용의 선정 및 체계화
　　• 학습 내용의 선정 : 학습목표와의 관련성, 넓이와 깊이의 균형, 새롭고 참신한 내용, 사회적 현실에의 적절성
　　• 학습내용의 조직 : 계열성, 계속성, 통합성
　㉣ 보건교육 진행과정 계획
　　• 도입(10~15%) : 목표 제시, 주의 환기, 관심과 집중을 유도, 앞으로 제시될 주제와의 연관성 제시(예 포스터를 보여주며 흡연의 위험성을 강조한다.)
　　• 전개(70~80%) : 강의 본론
　　• 종결(10~15%) : 요약 및 결론

> **참고**
> **보건교육 학습 과정**
> 주의집중(자극) → 흥미유발 → 욕구유발 → 신념유발 → 실천 → 자신감과 만족감 → 계속하고자 하는 자극

　㉤ 보건교육 계획안 작성 : 보건교육의 주체, 대상자, 교육시기, 장소, 학습목표, 교육내용, 교육방법, 교육시간, 교육매체, 평가계획 등이 포함되어야 한다.
　㉥ 보건교육 준비 시 고려해야 할 사항

- 장소 및 대상 결정
- 교육 내용 결정
- 방법 선택
- 시행 후의 평가
- 피교육자의 이해(가장 중요)

ⓒ 보건교육 시 고려해야 할 사항
- 목표를 구체적으로 잡음
- 지역사회주민의 요구에 따라 교육
- 학습자의 입장을 중심으로 함
- 지역사회보건과 병행해서 교육

ⓞ 보건 교육 시 가장 중요한 것 : 대상자와 함께 계획

ⓩ 학습자 요인 : 학습 동기(가장 중요), 학습자 준비, 지적 능력, 학습전략, 자신에 대한 지각, 심리적 개인차 등

(3) 보건교육 방법

① 보건교육방법의 선정 : 대상자 수, 학습목표의 난이도, 대상자의 성숙 수준, 학습 환경, 교육자의 학습지도 기술을 고려하여 선정한다.

② 보건교육방법의 분류

㉠ 상담 : 대상자에게 자신의 문제를 생각해보도록 격려함으로써 자신이 가진 문제의 원인을 이해하고 스스로 해결방법을 찾고 행동하도록 돕는 과정이다. 신뢰감 형성이 중요하며 주의 깊게 청취해야 한다.

㉡ 강의 : 중요한 지식이나 기능을 대상자에게 이해시키기 위해 교육자의 설명을 통해 전달하는 방법을 말한다.
- 장점 : 시간과 비용을 절약할 수 있음. 피교육자가 기본지식이 없는 경우 이용
- 단점 : 피교육자는 수동적인 자세

㉢ 토론 및 토의 : 교육자와 대상자 또는 대상자와 대상자 간에 의사소통을 통해 문제를 해결하는 방식이다.
- 그룹 토의 : 5~10명의 참가자들이 둘러앉아 특정 주제에 관해 자유롭게 토의하는 방식이다. 장점으로는 민주적 회의 능력 배양, 타인에 대한 수용력이 길러진다. 단점으로는 경제성이 낮다.
- 세미나 : 참가자 모두가 전문가, 토론 구성원이 해당주제에 대해 먼저 발표하고, 참가자들이 이에 대해 토론하는 방식이다.
- 배심토의(패널토의) : 소수의 전문가, 배심원이 다수의 일반 청중 앞에서 사회자의 진행에 따라

특정 주제에 대해 토의하는 방식이다.
- **심포지움** : 참가자 모두가 전문가, 특정한 주제에 대해 권위 있는 전문가들이 각기 다른 의견을 발표한 후 이를 중심으로 사회자나 의장이 청중과 함께 토의를 진행하는 방식이다. 장점으로는 모두가 발표 주제에 대한 경험이 있어 여러 가지 측면에서 깊이 있게 다룰 수 있다.
- **분단토의(버즈 세션)** : 소집단 토의로 시작해 나중에는 전체 구성원이 토의를 하게끔 하는 방식이다.
- **브레인스토밍** : 특정 문제를 해결하기 위해 여러 구성원이 가능한 많은 아이디어를 종이에 기록하여 목록화하고, 그 중 최상의 아이디어를 선택하는 방법이다. 장점으로는 다양한 창의적인 아이디어를 많이 얻을 수 있다.

② **역할극** : 대상자들이 특정 상황 속의 역할을 맡아 연기를 하면서 그 사람의 입장과 처지를 이해하고, 상황에 대해 분석하면서 문제의 해결방안을 모색해 나가는 방법이다.

⑩ **시범** : 교육자가 실제 기술을 적용해 보이거나 나타내 보이는 동안 대상자들이 관찰하고 모방하여 새로운 행위를 학습하는 방법이다. 장점으로는 실무 적용이 용이하며, 의도하는 바를 좀 더 확실하게 전해줄 수 있고, 대상자를 주의 집중 시키는데 효과적이다. 하지만 단점으로는 비경제적, 교육을 위해 많은 시간과 준비가 필요하다.

⑭ **문제해결법** : 대상자에게 해결해야할 문제와, 문제해결의 실마리가 될 만한 정보를 제시하여 대상자 스스로 해결하도록 해 학습이 자연스럽게 이루어지도록 하는 방법이다.

⊗ **프로젝트법** : 아이디어를 밖으로 내놓고 객관화 시켜서 구체적으로 실현하려는 활동이다.

⊙ **모의실험** : 대상자에게 실제와 유사한 상황이나 과정을 구현해놓고 활동에 참여하게 하는 방법이다.

ⓩ **현장학습(견학)** : 현장을 직접 방문하여 관찰을 통해 대상자의 학습을 유도하는 방법이다. 장점으로는 실생활에 적용이 쉬우며, 피교육자의 흥미를 유발시킬 수 있다.

ⓧ **컴퓨터 이용 보조수업** : 컴퓨터가 교육자의 역할을 대신하여 대상자의 능력에 맞게 과제를 제시하고, 상호작용함으로써 대상자가 스스로 학습하도록 고안된 방법이다.

㉠ **캠페인** : 집중적이고 반복적인 과정을 통해 사람들이 건강관리에 필요한 정보를 습득하도록 널리 알리는 방법이다.

참고

교육자 중심의 보건 교육
- **일방적 교육방법** : 강의, 비디오, 영화, 게시, 전달, 회람, 포스터, 광고, 라디오 등
- **왕래식 교육방법** : 집단 토의, 면접, 연극실험, 시범교육, 교수강습회, 일방적 교육방법보다 더 효과적 등

(4) 보건교육매체

① **교육매체의 개념** : 과거 시청각 기자재나 교재에 국한되었으나, 교육자의 교수활동을 돕는 모든 수단을 의미하는 개념으로 발전되었다.

② **교육매체의 기여도**

   ㉠ 교수활동의 표준화

   ㉡ 교수-학습활동의 흥미와 매력성, 효율성, 매력성 등을 높일 수 있다.

   ㉢ 대상자가 원하는 시간에 원하는 장소에서 교수활동이 일어날 수 있게 한다.

   ㉣ 교육자의 역할이 긍정적인 방향으로 바뀔 수 있도록 도움을 준다.

③ **교육매체의 유형**

   ㉠ 사실성 정도에 따른 분류 : 구체성과 추상성에 따라 교육매체를 구분한다.

   ㉡ 감각기관에 따른 분류 : 시각, 청각, 시청각, 상호작용매체 등

   ㉢ 상호작용성에 따른 분류 : 일방향, 양방향

   ㉣ 시대적 발전과정에 따른 분류 : 1세대, 2세대, 3세대, 4세대

④ **교육매체의 선정**

   ㉠ 교육매체 선택 시 고려할 사항 : 대상자의 수준, 교육자의 태도 및 사용가능성, 학습목표와 교육내용, 학습 환경 등

   ㉡ 교육매체의 체계적 선정을 위한 ASSURE 모형 : 대상자 분석, 목표 진술, 매체와 자료의 선정, 매체와 자료의 활용, 대상자의 참여 유도, 평가와 수정

⑤ **교육매체의 종류**

   ㉠ 시각매체

   - 유인물(리플릿 팸플릿, 소책자) : 정보를 요약해서 그림과 함께 인쇄하여 정보를 전달하는 방법이다.
   - 칠판 : 거의 모든 교실에 비치되어 있으며 오랫동안 사용한 교육매체이다.
   - 융판 : 전달하고자 하는 자료를 부착하여 사용한다.
   - 게시판 : 전달 내용을 간결하게 시각화하여 만든 내용물을 부착하여 사용하는 판이다.
   - 포스터 : 관련 정보를 대상자들이 보는 즉시 인상적으로 느끼게 하여 그 내용을 기억에 남기고자 할 때 사용한다.
   - 실물 및 실제상황 : 교육 시 실제 기구나 상황을 사용하며, 가장 효과적인 방법이다. 장점으로는 학습자가 직접 사용을 시범할 수 있다.
   - 모형 및 유사물 : 실물의 주요하거나 강조하고 싶은 특징을 선택하여 인위적으로 만든 입체자료이다.

   ㉡ 청각매체 : 전화, 방송, 녹음기, 라디오

   ㉢ 시청각매체

- 비디오테이프 및 DVD : 모형을 이용하여 보여주기 어려운 특수상황이나 진행절차를 보여주고자 할 때 사용한다. 장점으로는 사실과 가깝게 접근할 수 있다.
- 멀티미디어 교육매체 : 문자, 그래픽, 사진, 애니메이션, 비디오 정보와 음성 정보를 포함하는 다양한 형태의 정보를 제시하는 것이다.

(5) 보건교육 평가

① 평가의 목적 : 평가를 통해 교육이 올바른 방향으로 전개되었는지, 교육목표가 어느 정도 달성되었는지를 파악한다.

② 평가의 유형
  ㉠ 평가 기준에 따른 분류
   - 절대평가 : 목표지향적 방법, 타당도가 중요하다.
   - 상대평가 : 경쟁을 통해 학습동기를 유발하는 방법, 신뢰도가 중요하다.
  ㉡ 평가 시점에 따른 분류
   - 진단평가 : 교육을 실시하기 전의 평가
   - 형성평가 : 교육이 진행되는 동안의 평가
   - 총괄평가 : 교육이 끝난 후의 평가
  ㉢ 평가 성과에 따른 분류
   - 과정평가 : 프로그램이 계획한대로 시행되었는지를 확인
   - 영향평가 : 교육의 결과로 나타난 바람직한 변화를 평가
   - 결과(성과)평가 : 보건교육을 통해 나타난 바람직한 변화로 인해 얻은 건강상의 변화 등을 평가

③ 평가 단계
  ㉠ 평가의 대상과 기준 설정
  ㉡ 평가를 위한 관련 자료수집
  ㉢ 보건교육 목적과 실제 교육과의 비교
  ㉣ 평가결과에 대한 분석 및 판단
  ㉤ 재계획

④ 평가 방법
  ㉠ 질문지법 : 질문을 읽고 이해할 수 있는 사람에게 사용하는 방법
  ㉡ 구두질문법 : 구두로 질문하여 평가할 수 있는 방법
  ㉢ 관찰법 : 정의적 행동, 상호작용이나 기술, 감수성 등을 평가할 수 있는 방법
    (예) 인슐린 주사방법 교육, 신생아 목욕법 교육, 모유 수유 교육 등)
  ㉣ 자가보고, 자기감시법 : 척도법을 사용한 설문지나 개방식 질문지 등의 양식에 따라 평가하는 방법

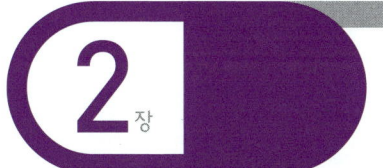

보건간호학 개요

보건행정

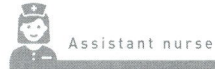

❶ 보건행정의 이해

(1) 보건행정의 의미 및 특징
① **의미** : 보건행정은 일반적으로 정부와 공공단체가 국민 또는 지역사회주민의 건강을 유지 및 향상시키기 위하여 수행하는 행정을 의미한다.
② **공공성 및 사회성** : 공공재의 성격을 띤다.
③ **봉사성** : 국민의 복지와 행복을 위해 적극적으로 서비스를 제공한다.
④ **조장성 및 교육성** : 국민 스스로 질병예방과 건강증진을 위해 노력하도록 조장한다.
⑤ **과학성 및 기술성** : 과학행정인 동시에 기술행정이다.
⑥ **보건의료에 대한 가치의 상충** : 서비스 욕구 등 개인적 가치와 서비스 분배에 따른 형평성이 상충된다.
⑦ **행정 대상의 양면성** : 국민의 보건을 위한 규제와 보건의료산업 보호를 위한 자율을 함께 고려해야 한다.

(2) 보건행정의 관리 요소 : 귤릭(Gulick)의 관리과정은 7종으로 구분하고 있다.
① **기획(planning, P)** : 조직의 목표를 성취하기 위하여 해야 할 일과 그 방법을 개괄적으로 확정하는 행위이다.
② **조직(organizing, O)** : 목표의 성취를 위하여 공식적 권한의 구조를 설정하고, 분업을 행하며, 각 직위의 직무내용을 확정하는 행위이다.
③ **인사(staffing, S)** : 직원을 채용하고 훈련하며, 좋은 근로조건을 주도록 노력하는 것을 말한다.
④ **지휘(directing, D)** : 관리자가 의사결정을 하고, 그에 따라서 각종의 명령을 발하는 행위이다.
⑤ **조정(coordination, Co)** : 업무의 모든 부문 간 상호관계를 정하여 주는 것을 말한다. 또한 조직 구성원 및 부서 간 업무활동을 수평적으로 결합한다.
⑥ **보고(reporting, R)** : 관리자가 그와 그의 부하가 신속하고 정확한 보고를 접수하게 하는 행위를

말한다.
⑦ 예산활동(budgeting, B) : 예산의 편성, 회계, 통제 등을 하는 것을 말한다.

❷ 보건행정조직

(1) 조직의 원리
① 계층화의 원리 : 권한과 책임의 정도에 따라 직무를 등급화한다.
② 통솔범위의 원리 : 한 사람의 상급자가 효과적으로 감독할 수 있는 이상적인 부하의 수이다.
③ 명령통일의 원리 : 한 사람의 하위자는 오직 한 사람의 상관에 의해서만 지시나 명령을 받아야 한다.
④ 분업화(전문화)의 원리 : 조직원 개개인에게 동일 업무만 분담시킴으로써 업무의 전문성을 기한다.
⑤ 조정의 원리 : 공동목표를 원활히 달성할 수 있도록 구성원 간의 업무 수행을 질서정연하게 배정한다.
⑥ 참모조직의 원리 : 전문적인 감독을 촉진하기 위해 참모조직을 따로 구성한다.
⑦ 책임과 권한의 권리 : 직무의 분담에 관한 책임과 직무를 수행하는데 필요한 일정한 권한이 부여되어야 한다.

(2) 중앙보건조직
① 보건복지부 : 질병관리본부(질병관리청), 국립검역소, 국립정신건강센터, 국립병원, 국립 재활원 등
② 보건복지부의 역할 : 보건 위생, 방역 사회 보장 등의 업무를 관할, 지역보건조직의 기술지원을 담당한다.
③ 의료자원정책과 : 간호조무사에 관한 사항을 담당하는 부서

(3) 지방보건조직
① 특징 : 지방보건 행정조직은 이원화, 즉 다원화된 행정 구조를 보인다.
② 시 · 도 보건행정조직
③ 보건소
  ㉠ 목적 : 민간 의료기관이 담당할 수 없는 분야, 즉 의무 및 보건행정, 의료기관의 관리와 지도, 질병예방과 건강증진 등 효율적인 지역보건사업을 통한 국민보건 향상
  ㉡ 특징 : 행정안전부 소속으로 시장, 군수, 구청장의 지휘, 감독을 받음, 보건행정의 최일선 조직, 지방자치단체의 사업소적인 성격을 가지며 보건예방활동의 중심

ⓒ 인력 : 해당 분야의 면허나 자격을 소지하고, 2년 이상 실무에 종사한 자, 보건소의 인사권은 시장, 군수, 구청장이 담당
ⓔ 세부사업
- 건강증진사업 : 주민 건강증진에 관한 세부계획의 수립, 시행, 건강 상담, 보건교육홍보, 질병 조기 검진 등
- 방문건강관리사업 : 취약계층의 건강인식 제고, 자가 건강관리능력 향상, 건강상태 유지 및 개선
- 구강보건사업 : 수돗물 불소화 사업, 노인구강보건사업 등
- 모자보건사업 : 임산부, 영·유아에 대한 지속적이고 종합적인 건강관리
- 정신보건사업 : 정신질환자 인권 침해 방지 및 권익 보호, 정신질환자 치료, 재활체계 강화
- 영양관리사업 : 국가 영양·식생활 관리 정책의 근거 마련 및 발전방안을 제시
④ 보건지소 : 보건소의 하부조직, 보건소가 설치된 지역 외 나머지 지역의 읍, 면 지역마다 1개소
⑤ 보건진료소 : 농어촌 등 보건의료를 위한 특별조치법에 의해 농어촌 등 벽지에 거주하는 주민에 대한 보건의료문제를 해결하고자 설치됨. 보건진료 전담공무원이 의료행위, 그 밖의 보건 예방활동을 한다.

(4) 국제보건조직

① 국제보건기구 : 국가 간 경계를 넘는 보건문제를 다룬다. 특히 후진국, 개발도상국의 보건문제에 관심을 갖고 두 국가 간의 협력을 통해 보건문제 해결을 지원한다.
② 세계보건기구(WHO) : 1948년에 창설, 본부는 스위스 제네바, 6개 지역사무소 중 우리나라는 서태평양 지역사무소(필리핀의 마닐라에 위치)에 속한다.
  ㉠ 주요 기능
  - 국제적인 보건 사업의 조정 및 지휘
  - 보건 분야 연구 수행
  - 보건 의료 및 전문가 교육, 훈련 기준 개발
  - 회원국에 대한 의약품 공급
  ㉡ 보건행정의 범위 규정 : 재해 예방, 보건 교육

(5) 세계보건기구(WHO)가 규정한 보건사업의 범위

① 보건관계기록의 보존
② 지역주민에 대한 보건교육
③ 환경위생
④ 감염병 관리

⑤ 모자보건
⑥ 의료서비스 제공
⑦ 보건간호

❸ 보건지표

(1) 보건지표의 정의와 조건
① **보건지표의 정의** : 건강 상태 뿐만 아니라 이와 관련된 제반 사항, 즉 보건 정책, 보건의료제도, 보건의료자원, 자연환경, 인구 규모와 구조, 국민의 보건에 대한 인식과 가치관 등에 대한 전반적인 수준이나 특성을 나타내는 척도이다.
② **보건지표가 의미를 갖기 위해 필요한 조건** : 이용가능성, 일반화, 수용성, 재현성, 특이성, 민감성, 정확성 등이다.

(2) 건강상태지표
: 1차 보건의료를 통해 국민의 건강을 향상시키고 국민 건강을 위한 제반 사항의 진척과 건강 상태를 평가하기 위한 지표이다.(예 아동의 영양 및 정신 상태, 영아사망률, 유아사망률, 평균수명, 모성사망률, 사인별 사망률, 발생률, 유병률, 신체 장애율, 사회적, 정신적 건전성 등)

① 출산지표
  ㉠ 출생률과 출산율
   • 출생률 : 인구에 대한 정상 출생의 상대적 발생 빈도
   • 출산율 : 모든 형태의 분만 인구에 대한 상대적 발생 빈도, 지수
  ㉡ 조출생률=(같은 해의 총 출생아 수/특정 연도의 연앙인구)×1,000
  ㉢ 일반출산율=(같은 기간 내의 총 출생아 수/특정기간의 가임연령 여성의 연앙인구)×1,000
  ㉣ 연령별출산율=(같은 연령층 여자가 낳은 연간 출생아 수/특정한 연령층 여자의 연앙인구)×1,000
  ㉤ 모아비=(0~4세 인구/가임 여성 인구)×100

② 사망지표
  ㉠ 사망률과 사산율
   • 사망률 : 어느 특정 인구에 대한 일정기간의 사망자 수의 비율
   • 사산율 : 살아서 태어난 아이의 수에 대한 죽어서 태어난 아이 수의 비율
  ㉡ 조사망률=(같은 해의 총 사망자 수/특정 연도의 연앙인구)×1,000

ⓒ 영아사망률=(같은 해의 1세 미만의 사망아 수/특정 연도의 총 출생아 수)×1,000
(만약, 모자보건수준, 경제상태, 환경위생 상태가 좋으면 영아기 사망을 예방할 수 있다.)

ⓔ 신생아사망률=(같은 해의 생후 28일 미만의 사망아 수/특정 연도의 총 출생아 수)×1,000

ⓜ 사산율=(총 사산아 수/(총 출생아 수+총 사산아 수(분만아 수))×1,000

ⓑ 주산기사망률=((같은 해 임신 28주 이후의 태아 사망 수+생후 1주 미만의 신생아 사망 수)/특정 연도의 총 출생아 수)×1,000

ⓢ 모성사망률과 모성사망비
- 모성사망률=(임신, 출산, 산욕 합병증의 발생으로 인한 사망자 수/15~49세 가임 여성 수)×1,000
- 모성사망비=(임신, 출산, 산욕 합병증의 발생으로 인한 사망자 수/특정 연도의 총 출생아 수(연간 출생아 수))×100,000

ⓞ 비례사망지수=(같은 해에 일어난 50세 이상 사망자 수/일 년 동안의 총 사망자 수)×100

③ 질병관련지표

㉠ 발생률=새로이 특정 건강문제가 발생한 사람의 수/건강한 전체 인구 수

㉡ 유병률=현재 특정 건강문제를 갖고 있는 사람의 수/전체 인구 수

④ 보건의료체계

(1) 보건의료제도 구성요소
① 보건의료자원 개발
② 보건의료 조직
③ 경제적 지원
④ 관리
⑤ 보건의료 제공

(2) 보건의료전달체계
① 보건의료전달체계의 정의 : 의료를 필요로 하는 사람들에게 질적, 양적으로 적정한 의료를 효과적으로 제공하는 것과 관련된 체계 또는 제도이다.
② 보건의료전달체계의 목적 : 보건의료 수요자에게 적절한 의료를 효율적으로 제공하는 것이다.
③ 보건의료전달체계가 대두된 배경

㉠ 의료기술의 향상
㉡ 의료 인력의 전문화, 고급화 추세
㉢ 의료 인력과 시설의 불균형적 분포
㉣ 제3자 지불제도의 도입 및 확산
㉤ 의료비의 급증
㉥ 제한된 의료자원의 효율적 제고

④ 보건의료전달체계의 조건
㉠ 건강은 국민의 기본 권리이다.
㉡ 보건의료 수요자에게 적절한 의료를 효과적으로 제공해야 한다.
㉢ 지역별로 병의원이 골고루 분포되어야 한다.
㉣ 질병의 심각성에 따라 적합한 의료기관을 이용할 수 있어야 한다.
㉤ 보건의료기관의 설비, 자원을 최대한 효율적으로 이용해야 한다.

⑤ 보건의료전달체계의 유형
㉠ **자유방임형** : 정부의 간섭이나 통제 등 국가의 개입이 최소화, 대상자 스스로 선택 가능
㉡ **사회보장형** : 정부가 적극적으로 보건의료서비스를 기획, 총괄
㉢ **사회주의형** : 의료자원과 의료서비스의 균등한 분포와 기회 제공

⑥ 우리나라의 보건의료전달체계 : 민간공급자 주도의 자유방임형이다.

⑤ 일차보건의료

(1) 일차보건의료의 배경
① 의료인력, 자원의 불균형
② 종합병원 중심의 의료
③ 치료 중심의 의료
④ 인간의 기본권 보장
⑤ 의료 인력의 전문화
⑥ 비전염성 질환의 양상

(2) **일차보건의료의 개념** : 전 국민을 대상으로 하는 전체 보건의료전달체계의 가장 기초, 지역사회의 시설 한도 내에서 이용 가능한 자원과 기술을 제공하는 것이다.

(3) 일차보건의료의 접근 방법 : 기본적이고 포괄적인 접근법(예방과 발견, 치료, 재활을 통합한 종합적인 보건의료)이다.

(4) 일차보건의료의 필수 요소
① 만연한 보건의료 문제에 대한 교육과 그 문제의 예방과 관리
② 식량공급 및 적절한 영양증진
③ 안전한 식수 제공 및 기본 위생관리
④ 가족계획을 포함한 모자보건
⑤ 주요 전염병에 대한 면역수준 증강(예방접종)
⑥ 지방 풍토병 예방 및 관리
⑦ 흔한 질병 및 상해에 대한 적절한 치료
⑧ 필수 의약품의 공급
⑨ 정신보건의 증진

(5) 일차보건의료의 기본 개념
① 보편적으로 지역사회의 주된 건강문제를 관리한다.
② 지역사회주민들이 누구나 쉽게 이용할 수 있는 접근성이 있어야 한다.
③ 주민들의 지불능력에 맞는 의료수가가 제공되어야 한다.
④ 지역주민의 기본적인 건강요구에 기본을 두어야 한다.
⑤ 주민과 보건의료팀과의 접근성과 수용성이 필요하다.
⑥ 건강은 인간의 기본권이라는 개념에 기초한다.
⑦ 지역사회개발사업의 일환으로 이루어져야 한다.
⑧ 지역사회주민의 적극적인 참여가 필요하다.
⑨ 높은 차원의 의료가 필요한 경우를 위해 후송의뢰체계가 잘 이루어져야 한다.
⑩ 기본적이고 보편적, 포괄적인 지역사회 건강문제를 관리한다.
⑪ 의사, 간호사만이 아닌 보건의료팀을 통한 접근이 이루어져야 한다.
⑫ 간호사와 주민과의 교량역할은 주민을 위해 봉사하고자 하는 활동적인 사람이 적합하다.
⑬ 지역사회의 가장 흔한 질병관리부터 우선하며 질병예방이 중요하다.
⑭ 주민과 가장 가까운 거리에서 계속적인 건강관리를 해야 한다.

(6) 일차보건의료사업의 특성

요소	세부 항목
내용	지역주민의 기본 보건의료 욕구 충족
수혜범위	일부 계층이 아닌 전체 인구
주민의 참여	건강에 영향을 미칠 수 있는 모든 의사결정에 적극적으로 참여
기술의 수준	과학적이고 적절하며 주민이 받아들일 수 있는 수준
주요 서비스 제공자	지역사회 보건요원
조직의 지원	기술 및 재정지원의 필요
자원의 활용	자원 활용의 극대화로 사업의 효과성, 효율성을 높임
타 분야와의 협조	사회개발 차원에서 사회, 경제적 뒷받침 필요
비용	지역주민이 지불 가능한 비용
접근성	지리적, 재정적, 문화적, 기능적으로 가능해야 함
의뢰체계	보건의료전달체계의 첫 단계

(7) 진료비 지불보상 방식

① **사전결정 방식**: 진료를 받기 전에 병원비가 미리 결정되어 실제 발생한 진료비와는 관계없이 의료기관에 진료비를 지불하는 방식이다.

  ㉠ **봉급제**: 개별능력 등에 따라 보수수준을 정하고 일정기간에 급료를 받는 보상제도이다.
   - 장점: 의사 간 불필요한 경쟁 억제, 의료비 억제 효과, 과잉진료 예방, 의사수입의 안정
   - 단점: 진료의 형식화, 관료화, 의료의 질 및 효율성 저하 가능성

  ㉡ **인두제**: 지역 내의 의사에게 등록된 환자나 인구수에 따라 사전에 일정한 보상액을 받는 형식이다.
   - 장점: 관리운영이 용이, 사전에 지출비용에 대한 예산이 가능, 과잉진료 억제, 진료의 계속성 유지, 치료보다는 예방이 우선
   - 단점: 환자의 선택권 제한, 과소진료 우려, 환자의 후송 및 의뢰가 증가할 수 있음

  ㉢ **총액계약제(총액예산제)**: 보험자와 의료제공자가 사전에 총 진료비를 계약하고 정부는 양자 간 관계를 조정하는 방식이다.
   - 장점: 총 진료비에 대한 억제효과, 과잉진료에 대한 억제
   - 단점: 보험자와 의료제공자 간 교섭 시 마찰, 첨단의료기술 도입에 대한 인센티브가 감소

  ㉣ **포괄수가제**: 의사에게 환자나 진료일당 또는 병원별 단가를 정하여 보상하는 방법이다.

- 장점 : 과잉진료 억제효과, 진료비 청구 및 심사업무의 간소화, 행정업무의 간편성, 의료기관의 효율적 경영
- 단점 : 제공하는 서비스 양의 최소화 가능성이 존재, 진료코드 조작을 통한 과잉진료 우려, 중증도가 높은 질병 군을 기피하는 경향성

② **사후결정방식** : 진료를 받은 후 진료비를 합산하여 지불하는 방식이다.
  ㉠ **행위별수가제** : 진료행위 당 수가를 정해 보상하는 방법이다.
  - 장점 : 양질의 서비스 제공, 의료서비스 제공에 있어 의사의 재량권이 크고, 새로운 의료기술의 적극적 도입과 연구개발 촉진 등
  - 단점 : 과잉진료 및 의료의 오남용 우려가 있으며 치료 중심의 서비스에 치중, 시설 및 장비에 대한 과잉 투자, 의료인과 보험자간 마찰 증가의 우려, 국민의료비 증가 등

(8) 국민의료비

① 국민의료비 증가의 원인
  ㉠ 의료기술의 발전
  ㉡ 보건의료서비스 종사자 임금 상승 및 투입되는 재료비 상승, 새로운 첨단 고가장비 개발, 사용
  ㉢ 보건의료서비스의 고급화
  ㉣ 만성질환의 급증으로 인한 의료 수요의 증가
  ㉤ 노령화로 인한 의료 수요의 증가
  ㉥ 전 국민 건강보험으로 인한 의료 수요의 증가
  ㉦ 전 국민 소득수준 향상으로 건강에 대한 의식의 변화
  ㉧ 교통수단의 발달, 의료교육비의 상승

② 국민의료비 증가를 억제하기 위한 방안
  ㉠ **정률제** : 총 의료비 중 일정비율은 피보험자가 직접 부담하는 방식이다.
  ㉡ **비용공제제 또는 정액제** : 의료비의 일정액까지는 피보험자(환자)가 비용을 지불하고, 일정수준 이상의 비용만 의료급여로 인정하는 것을 말한다.
  ㉢ **급여상한제** : 일정수준을 초과하는 진료비에 대해 보험급여를 해 주지 않는 제도이다.
  ㉣ 의료비 지불방식을 사전결정방식으로 전환한다.

(9) 사회보장제도

① **사회보장의 개념** : 출산, 양육, 실업, 노령, 장애, 질병, 빈곤 및 사망 등의 사회적 위험으로부터 모든 국민을 보호하고 국민 삶의 질을 향상시키는데 필요한 소득, 서비스를 보장하는 사회보험, 공공부조, 사회서비스이다.

② **사회보장의 기능**
  ㉠ 최저생활의 보장 기능
  ㉡ 경제적 기능
  ㉢ 소득재분배의 기능
  ㉣ 사회통합 기능
③ **사회보장 유형**
  ㉠ **사회보험** : 국민에게 발생하는 사회적 위험을 보험으로 대처함으로써 국민건강, 소득을 보장하는 제도(소득보장+의료보장)이다.
  ㉡ **공공부조** : 국가와 지방자치단체 책임 하에 생활유지 능력이 없는 국민의 최저생활을 보장하고 자립을 지원하는 제도(기초생활보장)이다.
  ㉢ **사회복지서비스** : 국가, 지방자치단체 및 민간 부문의 도움을 필요로 하는 모든 국민에게 다양한 분야에서 인간다운 생활을 할 수 있도록 보장하는 제도이다.
④ **의료보장**
  ㉠ **의료보장의 정의** : 국민의 건강권을 보장하기 위해 필요한 보건의료 서비스를 국가나 사회가 제도적으로 제공하는 것이다.
  ㉡ **의료보장의 목표**
    - 국민의 건강권 보호
    - 예기치 못한 의료비 부담으로부터 사회구성원 등을 재정적으로 보호
    - 필요에 따른 의료형평성을 높임
    - 국민의료비를 적절한 수준으로 유지
    - 의료가 필요한 사람에게 적절한 의료서비스를 제공
  ㉢ **의료보장의 구분**
    - **사회보험방식** : 의료비에 대한 국민의 자기 책임의식을 일정부분 인정하는 체계이다.
    - **국민의료보험방식** : 사회보험방식과 마찬가지로 사회연대성을 기반으로 보험의 원리를 도입한 의료보장체계, 보험자가 하나(국민건강보험공단)라는 점에서 차이가 있다.
    - **국민보건서비스방식** : 정부가 일반 조세로 재원을 마련하여 모든 국민에게 무상으로 의료를 제공하는 국가의 직접적인 의료관장방식이다.
⑤ **사회보험**
  ㉠ **국민건강보험제도**
    - **국민건강보험의 실시** : 1989년에 실시
    - **국민건강보험제도의 목적** : 생활유지 능력이 있는 국민을 대상으로 이들의 질병, 부상에 대한 예방, 진단, 치료, 재활, 출산, 사망 및 건강증진에 대하여 보험급여를 실시함으로써 국민보건

- 을 향상시키고 사회보장을 증진함에 있음
- **국민건강보험의 특성** : 강제보험적 성격, 보험료의 차등부과, 보험급여의 균등 수혜, 단기보험적 성격, 소득재분배 기능 수행, 본인에게도 부담을 줌으로써 불필요한 의료서비스를 이용하지 않게 함
- **국민건강보험의 적용 대상** : 의료급여 혹은 보호대상자를 제외한 모든 국민(직장가입자, 지역가입자로 나뉨)
- **보험 급여** : 피보험자나 그 가족이 질병, 부상, 출산, 사망 등과 같은 보험사고가 발생했을 경우 보험자가 지급하는 급여

> **참고 1**
> **보험 급여의 종류**
> 현물 급여(요양기관으로부터 직접 제공받는 의료서비스 일체), 현금 급여(국민건강보험공단에서 현금으로 지급받는 것)

> **참고 2**
> **보험 급여의 방법**
> 현금상환형, 제3자 지불형, 직접진료형 등

- **요양기관** : 의료기관, 약국, 한국희귀필·수의약품센터, 조산원, 보건소, 보건의료원, 보건지소 및 보건 진료소 등
- **국민건강보험 관련기관** : 보건복지부, 국민건강보험공단, 건강보험심사평가원 등

ⓒ 국민연금의 목적
- 전 국민을 가입대상으로 하여 보편주의 실현
- 소득능력 상실 시에도 최저 생활을 할 수 있도록 소득 보장
- 자본주의 사회의 소득 불평등을 완화하여 소득재분배와 국민통합에 기여

ⓒ 산업재해보상보험
- **목적** : 근로자의 업무상 재해를 신속하고 공정하게 보상하기 위함이다.
- **특징**
  - 소득보장과 의료보장이 모두 가능
  - 국가가 보험을 운영하여 사업주 대신 재해 보상
  - 무과실책임주의에 기초
  - 산재보상 실현의 용이
  - 직업재활급여, 간병급여 등 재해 보상의 다양성과 근로자 복지사업 병행
  - 강제보험
  - 사업주의 보험료 부담

ⓔ **고용보험의 목적** : 실직 예방, 고용 촉진 및 근로자의 직무능력 계발과 향상을 위한 국가의 직

업지도와 직업소개 기능 강화 등
  ⓜ 노인장기요양 보험제도
   • 노인장기요양 보험제도의 주요 특징
    - 건강보험제도와 별도 운영
    - 보험자 및 관리 운영자의 일원화
    - 사회보험방식을 기본으로 한 국고지원 부가방식
    - 노인중심의 급여
   • 노인장기요양보험의 적용
    - 장기요양인정 신청자격 : 65세 이상의 노인 또는 65세 미만자로서 치매, 뇌혈관성 질환 등 노인성 질병을 가진 자로 등급판정을 받은 자이다.
    - 장기요양등급 판정 : 건강보험심사평가원의 장기요양인정점수를 기준으로 한다.
    - 장기요양급여의 내용 : 재가급여, 시설급여, 특별현금급여(가족요양비, 특례요양비, 요양병원간병비) 등
    - 재원조달 : 장기요양보험료, 국가 지방자치단체 부담금, 본인 일부부담금 등
   • 노인의료복지시설 : 노인요양시설, 노인요양공동생활가정
   • 노인주거복지시설 : 양로시설, 노인복지주택, 노인공동생활가정
   • 재가노인복지서비스 : 방문요양, 주야간보호, 방문목욕, 수급자의 일상생활 지원에 필요한 용구 제공 등
   • 신체활동지원서비스 : 외출 시 동행, 식사 도움 등
 ⑥ 의료급여(공공부조)
  ㉠ 수급권자 : 국민기초생활보장법에 의한 수급권자와 이재민, 사상자, 국가유공자 및 중요무형문화재 보유자 등 타법에 의한 대상자 및 법령상 일정한 조건을 갖춘 행려환자 등
  ㉡ 관리운영체계 : 의료급여 사업기관인 보건복지부와 지방자치단체, 건강보험공단, 건강보험심사평가원이 각각 역할을 나누어 시행한다.
  ㉢ 급여수준과 본인부담 : 수급권자의 법정본인부담금을 제외한 전액을 국가가 지원하고, 법정본인부담금은 수급권자의 종별 구분에 따라 달리 적용된다.
  ㉣ 재정 : 시·도에 일반회계와 구분하여 의료급여기금을 설치한다.
  ㉤ 사례관리제도 : 수급권자에 전화, 방문을 통한 사례관리

3장 환경보건

보건간호학 개요

❶ 환경보건에 대한 이해

(1) 환경
① 환경은 인간을 둘러싸고 있는 모든 외부조건이다.
② 환경은 건강수준에 영향을 주는 절대적 요소이다.
③ 우리의 생활이 다변화되면서 환경의 의미는 복잡화된다.

(2) 쾌적한 환경의 요소
① 환기(가장 중요한 요소)
② 온도
③ 습도
④ 소음방지
⑤ 문화시설

(3) 환경위생
① 환경위생의 정의 : 인간의 건강에 유해한 영향을 미치거나 미칠 가능성이 있는 물리적 환경을 통제하는 것이다.
② 페텐코퍼 : 환경위생학을 근대적으로 과학화한다.

(4) 환경오염의 원인
① 인구의 증가
② 산업화
③ 인구의 도시 집중

④ 지역 개발
⑤ 과학기술의 발달
⑥ 환경보전에 대한 인식 부족

(5) 환경 관련 협약

① **파리 협정** : 지구온난화의 규제와 방지를 위한 기후협약인 교토협약을 대체하는 것으로 2016년 발효되었다.
② **몬트리올 협약** : 오존층 파괴 물질인 염화불화탄소의 생산과 사용을 규제하려는 목적에서 제정되었다.

❷ 기후변화 및 건강

(1) 기후의 개념 : 정상 상태에서의 지구를 둘러싼 대기의 종합적인 현상을 말한다.

(2) 기후 요소와 인자

① **기후의 3대 요소** : 기후를 구성하는 요소로는 기온, 기습, 기류 등이 있다.
② **기후 인자** : 기후의 분포와 변화를 일으키는 요인. 위도, 고도, 지형, 해류, 수륙분포 등이 있다.

(3) 기후대

① **한대** : 연평균 온도가 0도 이하, 대체로 전염병이 적다.
② **온대** : 연평균 온도가 0~20도, 각종 전염병이 발생한다.
③ **열대** : 연평균 온도가 20도 이상, 매개곤충에 의한 전염병이 많이 발생한다.

(4) 온열요소

① 기온
  ㉠ 지상 1.5m에서의 백엽상에서 측정한다.
  ㉡ 인간이 실내에서 활동하기 가장 적합한 온도 : 18±2도이다.
  ㉢ 일교차 : 하루의 최고기온(오후 1~3시)과 최저기온(일출 전)의 차이, 산악지역, 내륙, 고위도에서 크다.

② 기온역전 : 높이의 증가에 따라 기온이 높아지는 경우, 대기오염이 잘 발생한다.
㉤ 기온측정기구 : 수은온도계, 최고최저온도계, 아스만 통풍 건습계, 자기온도계
㉥ 감각온도 : 기온, 기습, 기류의 요소를 종합한 체감온도를 말한다.
㉦ 최적온도 : 체온을 조절하는 데 가장 적절한 온도를 말한다.
㉧ 쾌적감각온도 : 감각적으로 가장 쾌적하게 느끼는 온도를 말한다.

② 기습
㉠ 인간의 체온조절에 중요한 온열요소
㉡ 기온과 반비례 관계이며, 비교습도가 낮으면 호흡기 질병을 일으키고, 높으면 피부질환이나 식중독 등이 잘 발생할 수 있다.
㉢ 적당한 온도에서 쾌적한 습도 : 40~60%이다.
㉣ 절대습도 : 공기 $1m^3$중에 함유된 수증기량을 말한다.
㉤ 포화습도 : 공기 $1m^3$가 포화상태에서 함유할 수 있는 수증기량을 말한다.
㉥ 비교습도(상대습도) : 포화습도와 현재 함유된 수증기량과의 차이, 공기의 건습정도를 가장 잘 표시한다.

③ 기류
㉠ 바람은 신체의 신진대사와 방열작용을 촉진시키고, 실내 자연환기의 원동력이 된다.
㉡ 대기의 확산과 희석에 영향을 미쳐 기후를 변화시키는 작용을 한다.
㉢ 기류 측정 기구 : 카타한란계(카타온도계)
㉣ 쾌적 기류 : 실내의 경우 0.2~0.3m/sec, 실외의 경우 1~2m/sec이다.
㉤ 불감 기류 : 0.5m/sec 이하의 기류이며, 느끼지 못하나 실내나 의복 내에 끊임없이 존재하고 있으며 인간의 신진대사 특히 생식선 발육을 촉진시키며 냉한의 저항력을 강화시킨다.
㉥ 무풍 : 0.1m/sec 이하의 기류이다.

④ 복사열
㉠ 태양의 적외선에 의한 열, 태양에너지의 약 50%를 차지한다.
㉡ 거리의 제곱에 반비례(거리가 멀수록 영향이 감소)한다.
㉢ 검은 물체에 잘 흡수되고, 표면이 희거나 광택이 나는 물체에서는 잘 반사된다.

⑤ 불쾌지수(DI)
㉠ 기온과 기습에 따라 사람이 느끼는 불쾌감의 정도를 수치로 나타낸 것이다.
㉡ 기류와 복사열이 고려되지 않아 실내에서만 적용된다.

③ 대기 및 건강

(1) 공기 : 공기의 조성은 질소(78%), 산소(21%), 아르곤(0.93%), 이산화탄소(0.03%), 네온, 헬륨, 크립톤, 키세논, 오존, 수소 등으로 이루어진다.

① 공기의 자정작용
  ㉠ 바람에 의한 희석작용
  ㉡ 강우, 강설 등에 의한 공기 중의 수용성 가스와 분진의 세정작용
  ㉢ 산소, 오존, 과산화수소에 의한 산화작용
  ㉣ 태양광선 중 자외선에 의한 살균작용
  ㉤ 녹색식물의 탄소동화작용에 의한 이산화탄소와 산소의 교환작용

② 실내 자연환기의 원동력
  ㉠ 확산
  ㉡ 실내외 온도차
  ㉢ 기압차

③ 공기와 건강
  ㉠ 산소(O_2) : 인간의 생존과 가장 관계가 깊다.
  ㉡ 질소(N_2) : 고기압에서는 자극작용, 마취작용을 일으키고 의식상실이 나타난다.
  ㉢ 이산화탄소(CO_2) : 실내오염지표이며 다수인이 밀집한 실내에서 현기증 또는 구토 및 식욕저하 등을 유발하는 군집 독을 일으키므로 적절한 환기가 필요하다.
  ㉣ 일산화탄소(CO) : 헤모글로빈과의 친화성이 산소에 비해 250~300배나 강하여 산소결핍증을 일으킨다.

(2) 대기오염

① 1차 오염물질 : 입자상 물질, 가스 상의 물질이다.
  ㉠ 분진(에어로졸) : 대기오염지표, 공기 중에 고체 또는 액체의 미세한 입자로서 산재해 있다.
  ㉡ 암모니아(NH_3) : 무색의 기체로 특유한 자극성 냄새를 가진다.
  ㉢ 일산화탄소(CO) : 대기오염지표, 혈중 산소 농도를 저하시킨다.
  ㉣ 아황산가스(SO_2) : 대기오염지표, 산성비의 원인이다.
  ㉤ 이산화탄소(CO_2) : 실내오염지표, 지구 복사열을 흡수한 후 재복사하여 지표온도를 상승시킨다.

② 2차 오염물질
  ㉠ 스모그 : 연기, 먼지 등 불순물이 대기 속에 쌓인 채 부유하는 현상이다.

ⓒ 오존 : 프레온가스에 의해 발생, 공기보다 조금 무겁고 물에 잘 녹지 않으며, 오존층이 형성되며, 오존의 농도가 높아지면 호흡기계 질환과 피부암이 나타날 수 있다.

(3) 대기오염의 영향

① 만성기관지염, 기관지 천식, 폐기종, 인후두염 등의 호흡기와 심장, 순환계에서 장해가 나타난다.
② **온실효과** : 해수면의 온도를 상승시켜 엘니뇨 현상을 일으킨다.
③ **오존층의 파괴** : 프레온가스, 이산화탄소, 메탄가스, 산화질소 등에 의해 파괴, 피부암, 백내장 등을 유발한다.
④ **산성비** : 호흡기 질병, 식량 생산에 영향, 알루미늄이나 중금속에 의한 장애 유발, 구조물 등의 부식이 나타난다.
⑤ **열섬효과** : 배기가스와 미세먼지, 고층건물의 밀집, 인구과밀 등의 영향으로 도심의 온도가 높아져 열대야 현상 등을 일으킨다. 겨울에 더 뚜렷하다.

(4) 대기오염의 관리대책

① 배출시설의 대체 또는 폐쇄
② 배출원의 설치 지역 규제
③ 공정의 개선

(5) 환경과 관련된 제도

① **환경영향평가** : 환경에 미치는 영향을 미리 예측하여 환경에 피해를 덜 줄 수 있는 방안을 강구하는 절차이다.
② **환경오염 관련 부담금** : 탄소세, 환경개선부담금, 공해배출부과금, 환경개선예치금 등

❹ 수질오염 및 건강

(1) 물

① **물의 자정작용** : 산화, 여과, 침전 등
② **물의 자정작용 과정** : 침전, 분해, 희석, 일광소독 등

(2) 상수

① 상수도의 정수과정
- ㉠ 침전과 폭기 : 비중이 무거운 부유물을 가라앉히고, 가스 교환을 하는 단계이다.
- ㉡ 여과 : 물속의 잡균이나 대장균에 의한 수도 열과 수인성 질병을 감소시킨다.
- ㉢ 소독 : 독성과 냄새의 단점이 있으나 값이 저렴하고 조작이 간편하며, 소독력이 강한 염소를 보편적으로 사용한다. 또한 유리잔류염소가 0.1ppm이면 일반 세균은 대부분 사멸한다.

② 음용수의 수질
- ㉠ 냄새, 맛 : 무미, 무취
- ㉡ 색도 : 5도 이하(증류수 1L중에 염화백금표준원액 1ml를 함유할 때 1도)
- ㉢ 탁도 : 1도 이하(증류수 1L 중에 백토 1mg을 함유할 때 1도)
- ㉣ 대장균 : 100ml 중 대장균이 1마리도 검출되지 않아야 한다.
- ㉤ 일반 세균 : 1ml 중 100마리 이하여야 한다.
- ㉥ 수소이온농도(pH) : pH 5.8~8.5
- ㉦ 불소 : 0.8~1mg/L
- ㉧ 암모니아성 질소 : 0.5mg/L 이하
- ㉨ 질산성 질소 : 100mg/L 이하

(3) 하수

① 하수도의 정수과정
- ㉠ 스크리닝
- ㉡ 침사, 침전
- ㉢ 생물학적 처리
  - 혐기성 처리 : 공기가 차단된 탱크 내에서 혐기성균에 의한 분해가 이루어지고 찌꺼기는 소화되며, 임호프 탱크로 침전실과 부패실을 분리하여 냄새가 역류하지 않도록 한다.
  - 호기성 처리 : 유기물의 산화작용이 촉진되며, 토지가 적게 들고 파리와 모기 발생을 줄일 수 있다.

(4) 수질오염

① 오염원 및 오염물질
- ㉠ 점오염원 : 생활하수, 산업폐수, 축산폐수
- ㉡ 비점오염원 : 오염원이 확인이 어렵고 규제관리가 용이하지 않은 오염원을 말한다.

② 수질오염의 지표

㉠ 생물화학적 산소요구량(BOD) : 물속의 미생물이 유기물질을 분해할 때 필요한 산소의 양, 유기물질의 함유량 정도를 간접적으로 측정하는 데 이용되는 지표를 말한다.
㉡ 용존산소량(DO) : 물속에 녹아 있는 산소의 양을 말하며, 온도가 낮을수록, 염분이 낮을수록 증가한다.
㉢ 화학적 산소요구량(COD) : 물속에 포함되어 있는 유기물을 화학적 산화제에 의해 분리시킬 때 소비되는 산소요구량이다.

> **참고**
> COD가 높을수록 DO는 낮아지며, 깨끗한 물에서 DO는 높고 COD는 낮다.

㉣ 수소이온농도(pH) : pH 5.8~8.5가 어류의 생존에 가장 적합하다.
㉤ 대장균군 : 병원성 장내세균 오염의 간접적인 지표이며 분변오염의 지표이다. 다른 미생물이나 분변의 오염을 추측할 수 있다.
㉥ 지표생물 : 독특한 환경조건에서만 살 수 있는 생물이다.

(5) 수질오염의 현상

① 부영양화 : 생활하수나 축산폐수가 한꺼번에 많이 유입되어 물속에 유기물과 무기물이 증식하는 현상을 말한다.
② 적조현상 : 질소나 인산을 많이 함유한 생활하수나 비료성분이 유입되어 플랑크톤이 다량으로 번식하여 물이 붉게 변하는 현상을 말한다.
③ 녹조현상 : 영양염류의 과다로 호수에 녹조류 등이 다량으로 번식하여 물빛이 녹색으로 변하는 현상을 말한다.

(6) 수질오염의 영향

① 인체에 대한 피해
  ㉠ 수인성 질병의 감염원 : 콜레라, 장티푸스, 세균성 이질
  ㉡ 기생충질환의 감염원 : 간디스토마, 폐디스토마, 주혈흡충 등과 회충, 편충 등
  ㉢ 화학물질에 의한 중독
    • 미나마타병 : 메틸수은 중독
    • 이타이이타이병 : 카드뮴 중독
    • 가네미사건 : 폴리염화비페닐(PCB) 중독
② 생태계의 파괴
③ 물의 이용 저해

(7) 수질오염 관리 대책

① 상수원의 보전
② 하수 및 폐수 처리시설의 확충
③ 수질 보전을 위한 행정적 지원

❺ 광선 및 건강

(1) 광선 및 건강

① **자외선(건강선)** : 살균작용, 치료 작용, 성장과 신진대사에 작용, 비타민 D형성, 피부의 색소침착, 피부암, 결막염을 일으킨다.
② **적외선(열선)** : 화상과 홍반, 열 중증, 백내장, 근육이완, 혈관확장 등을 일으킨다.
③ **가시광선** : 명암과 색채를 구별하게 하는 광선. 조도가 낮으면 안정피로, 시력 저하, 근시, 안구진 탕증, 작업능률 저하 등을 일으킴
④ **방사능** : 조혈기능 장애, X-선 백내장, 피부 점막의 궤양, 조직에 악성신생물을 발생시킨다.

(2) 식품 및 건강

① **식중독의 정의** : 식품 섭취와 연관되어 인체에 유해한 미생물 또는 유독물질에 의해 발생하는 감염성 또는 독소형 질환이다.
② **식중독의 종류**
　㉠ 세균성 식중독

종류		원인 및 특징
감염형 식중독	살모넬라균	장염균, 돼지콜레라균(익히지 않은 계란이나 돼지고기)
	장염비브리오균	오염된 생선회, 어패류
	장구균	장내구균(사람이나 동물의 분변, 치즈, 소시지, 햄, 쇠고기 등)
독소형 식중독	포도상구균	잠복기가 가장 짧고 우리나라에 가장 많은 식중독 100도에서 30분간 끓여도 파괴되지 않음 당분이 함유된 식품에 침입하여 번식할 때 장독소를 분비
	보툴리누스균	치사율이 가장 높은 식중독 통조림, 소시지 등에 의해 발생

ⓒ 자연 독에 의한 식중독

종류		원인 독소
동물성 식중독	복어	데트로도톡신
	바지락, 굴	베네루핀
	조개	미틸로톡신
식물성 식중독	버섯	무스카린
	감자	솔라닌
	맥각(보리)	에르고톡신
	매실	아미그달린
	옥수수나 견과류	아플라톡신

③ 식품의 변질과 보존관리

㉠ 식품의 변질
- 부패 : 단백질이 분해되어 아민, 암모니아 등의 유해물질이 생성된다.
- 발효 : 당질식품(탄수화물)에 미생물이 작용해서 분해되어 변질되는 과정이다.
- 변패 : 지방질식품이나 탄수화물식품에 미생물이 작용하여 변질되는 과정이다.
- 자기소화 : 단백질식품이 식품 자신이 갖고 있는 효소에 의해서 근육이 연화된다.

㉡ 식품의 보존
- 물리적 보존법
  - 건조법 : 수분을 15% 이하로 유지한다.
  - 가열법 : 끓이거나 데쳐서 식품속의 미생물을 사멸하고, 식품 속의 효소를 불활성화 시켜서 식품의 변질을 방지하는 방법이다.
  - 저온보관법 : 식품을 저온에 유지하여 식품속의 미생물의 대사와 증식을 억제하거나 저지한다.
  - 밀봉법 : 식품을 외부의 공기, 수분, 해충 등을 차단시켜서 장기 보존하는 방법이다.
  - 통조림법 : 식품 속의 효소의 활성화와 세균의 발육을 억제한다.
  - 조사살균법 : 자외선이나 방사선을 조사하여 보존하는 방법이다.
- 화학적보존법
  - 방부제 첨가법 : 세균의 생활환경을 불리하게 만들어 세균의 성장, 번식을 억제한다.
  - 소금절임법(염수법, 건염법) : 삼투압을 이용한 탈수작용과 염소이온의 직접적작용에 의한 보존법이다.
  - 산장법 : pH가 낮은 식초, 구연산, 사과산을 이용하여 미생물의 생육을 저지하는 방법이다.

- 물리, 화학적 보존법
  - 훈연법 : 고기 등을 방부물질 용액에 담그거나 발라 인위적으로 훈연시킨다.
ⓒ 주요 식품의 보존
- 우유 : 저온장시간살균법, 고온단기간살균법, 초고온살균법
- 육류 : 구입 즉시 조리하여 소비
- 야채 : 농약과 기생충오염 문제로 흐르는 깨끗한 물에 여러 번 씻어 먹는다.

(3) 폐기물 관리 및 건강

① 폐기물의 분류
  ㉠ 생활폐기물 : 일상생활에서 생기는 폐기물이다.
  ㉡ 사업장 폐기물 : 사업장에서 배출되는 폐기물이다.

② 폐기물 처리방법
  ㉠ 파쇄 : 폐기물의 크기를 원래 형태보다 작게 한다.
  ㉡ 압축 : 폐기물의 밀도를 증가시켜 효율적으로 저장, 운반될 수 있도록 처리하는 공정이다.
  ㉢ 열적 처리 : 폐 고무 등을 열처리하여 경질오일로 만들어 부피를 감소시키고 에너지를 회수한다.
  ㉣ 고화처리 : 폐기물을 고체 형태로 고정하는 물질과 혼합함으로써 고정하고 안정화하는 처리방법이다.
  ㉤ 투기법 : 폐기물을 육상, 해상에 내다버리는 방법이다.
  ㉥ 퇴비화 : 유기물을 안정된 상태의 부식토로 변환시키는 생물학적 공정. 축산폐기물 처리에 사용한다.
  ㉦ 소각법 : 고체폐기물을 연소시켜 그 양을 줄이고 발생된 잔여물을 매립 처리하는 방법이다. 이는 가장 위생적이며 잔유물이 가장 적으나 일산화탄소, 질소산화물, 다이옥신 등을 발생시켜 대기가 오염되고 비용이 많이 든다.
  ㉧ 매립법 : 매립지역을 선정 후 쓰레기를 투입하고 압축한 후 흙으로 덮는 방법이다. 이는 우리나라의 도시에서 가장 많이 사용한다.

4장 산업보건

보건간호학 개요

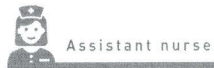

① 산업보건의 이해

(1) 산업보건의 개념 : 근로자들이 건강한 심신으로 높은 작업능률을 유지하면서 오랜 시간 일할 수 있고, 생산성을 향상시키기 위해 근로방법과 생활방법을 연구하는 과학 및 기술이다.

(2) 산업보건의 목표

① 근로자들이 신체적, 정신적, 사회적으로 안녕 상태를 최고로 증진한다.
② 산업장에서의 작업 조건 때문에 발생하는 질병을 예방한다.
③ 근로자들이 건강에 해를 끼치게 될 유해인자에 폭로되는 일이 없도록 보호한다.
④ 생리적, 심리적 적성에 맞는 작업에서 일하도록 배치, 작업 능률 및 생산성을 향상시킨다.

(3) 산업보건의 중요성

① 대상자인 노동인구가 많다.
② 건강한 인력 확보가 필요하다.
③ 근로자의 생산성 향상에 중요하다.
④ 노동의 사회성이 있다.

(4) 산업보건의 특성

① 산업보건의 목적 : 직업과 관련된 유해인자로부터 근로자의 건강을 보호하고 유지, 증진하여 생산성을 향상시킴으로써 근로자의 안녕상태를 최고로 유지하는 것이다.
② 보건관리자 선임
③ 보건관리 대행기관
④ 산업보건관련조직

⊙ 국제노동기구(ILO)
⊙ 공공조직
- 고용노동부(사업장 근로자들의 건강관리 담당)
- 근로복지공단(업무 상 재해를 입은 근로자를 치료해 주고 근로자와 가족생활을 보장)
- 한국산업안전보건공단

ⓒ 민간조직 : 대한산업보건협회, 한국산업간호협회, 한국직업건강간호학회, 대한산업의학회 등

(5) 산업보건의 업무
① 효율적인 적성 배치와 교대 근무
② 작업환경의 위생관리

(6) 근로기준법상 근로자 규정
① 근로자의 정의 : 직업의 종류와 관계없이 임금을 목적으로 사업이나 사업장에 근로를 제공하는 자
② 근로자의 근로조건
 ⊙ 근무시간
  - 1주 간의 근로시간은 휴게시간을 제외하고 40시간을 초과할 수 없다.
  - 1일의 근로시간은 휴게시간을 제외하고 8시간을 초과할 수 없다.
 ⊙ 근로 최저 연령 : 15세 미만인 자는 근로자로 사용하지 못한다.

❷ 근로자의 건강진단

(1) 건강진단 실시 이유 및 목적
① 건강진단 실시 이유
 ⊙ 전반적인 건강 수준을 평가하기 위해
 ⊙ 근로자가 일에 적합한 특성을 갖는지 확인하기 위해
 ⊙ 사후 배치에 고려할 수 있게 하기 위해
 ⊙ 작업이 근로자의 건강에 불리한 영향을 미치는지 여부를 확인하기 위해
② 건강진단 실시 목적
 ⊙ 집단의 건강 수준을 파악하기 위함이다.
 ⊙ 직업병의 유무를 색출하고 건강상태를 관찰하기 위함이다.

ⓒ 작업장에 부적합한 근로자를 색출하고 신체적, 심리적으로 알맞은 작업에 배치시키기 위함이다.
ⓔ 산업재해 보상의 근거와 질병자를 관리하기 위함이다.

(2) 건강진단의 종류

① 일반건강진단
- ㉠ 대상 : 상시 상용근로자
- ㉡ 목적 : 정기적인 근로자의 상태를 파악하기 위함이다.
- ㉢ 실시 시기 : 사무직은 2년에 1회, 비사무직은 1년에 1회

② 특수건강진단
- ㉠ 대상 : 대상유해인자 노출 근로자
- ㉡ 목적 : 특수건강진단 대상 업무에 종사하는 근로자에 대해 직업성 질환을 조기에 찾아내기 위해서이다.
- ㉢ 실시 시기 : 유해인자별로 정해진 주기마다 실시한다.

③ 배치 전 건강진단
- ㉠ 대상 : 특수건강진단 대상 업무 종사 근로자에 대해 예정 업무 적합성 평가
- ㉡ 목적 : 특수건강진단 대상 업무 또는 법정 유해인자 노출부서에 신규로 배치할 때, 근로자의 건강 평가에 필요한 기초건강자료를 확보하고, 배치하고자 하는 부서에 대한 의학적 적성 평가
- ㉢ 실시 시기 : 특수건강진단 대상 업무 배치 전

④ 수시 건강진단
- ㉠ 대상 : 의심 증상 또는 의학적 소견이 있는 근로자
- ㉡ 목적 : 특수건강진단 대상 업무에 종사 또는 법정 유해인자에 노출되는 근로자에 대하여 일정한 주기로 실시하는 건강진단만으로는 조기에 찾아내어 예방하기 어려운 직업성 질환을 예방하기 위해서이다.
- ㉢ 실시 시기 : 건강장해 의심 증상을 보이거나 의학적 소견이 있는 때

⑤ 임시 건강진단
- ㉠ 대상 : 동일 부서에 근무하는 근로자 또는 동일한 유해인자에 노출되는 근로자에게 유사한 질병의 자각 및 타각 증상이 발생한 경우
- ㉡ 목적 : 당해 근로자 또는 동료 근로자들의 건강보호조치를 긴급히 강구하기 위한 목적으로 지방노동관서 장의 명령에 따라 실시하는 건강진단
- ㉢ 실시 시기 : 지방고용노동관서장이 정하는 때

(3) 건강진단 결과 판정 및 추후 관리

① 건강진단 결과 판정 : 건강진단 결과에서 요관찰자로 판정받은 경우에는 정기적으로 면담날짜를 정해 질병으로 이행하거나 악화되지 않도록 주의 깊게 관찰한다.
② 결과에 따른 사후관리 : 건강진단 결과에 따라 업무수행 적합성을 판정하여 작업의 지속 여부를 판단한다.
③ 건강진단결과의 활용
　㉠ 동일 집단작업이나 유사작업 환경 근로자들에 대한 건강유해요인을 최소화하도록 하는 대책 수립 시에 분석 자료로 활용한다.
　㉡ 건강증진 프로그램의 기초자료로 활용한다.

❸ 산업피로

(1) 산업피로의 정의 : 산업에 종사하고 노동을 함으로써 생기는 신체적, 정신적 피로 상태를 통칭한다.

(2) 발생원인 : 작업관련 요인, 신체적 요인, 심리적 요인 등

(3) 산업피로의 증상

① 초기증상 : 동작이 완만해짐, 협동능력의 저하, 관절의 강직과 이완
② 중기증상 : 얼굴부종, 근육통, 호흡곤란, 심계항진 이상, 소화기 장애, 두통, 협심증, 허탈감 등
③ 만성적 증상 : 수면장애, 식욕부진, 소화기장애, 빈혈, 체중감소, 신경증상 등

(4) 산업피로의 결과 : 생산성 저하 및 재해 발생 증가

(5) 산업피로 대책

① 작업조건 대책 : 기계 및 작업자세를 인간공학적으로 고안, 적절한 휴식시간, 간단한 체조나 오락, 알맞은 작업량 배분, 불필요한 동작을 피하고 에너지 소모를 적게 한다.
② 근로자측 대책 : 충분한 수면과 영양 섭취로 예방, 피로의 축적을 가져오지 않는 범위 내에서 전신 운동, 근육피로에는 인이 함유된 식품의 섭취 권장, 과도한 음주나 약제의 남용은 억제해야 한다.

④ 산업재해

(1) 산업재해 정의 및 현황
① 정의 : 근로자가 업무에 관련되는 건설물, 설비, 원재료, 가스, 증기, 분진 등에 의하거나 작업 또는 기타 업무에 기인하여 사망 또는 부상하거나 질병에 걸리는 것
② 산업재해 발생현황 : 소규모 사업장 수가 매년 증가함에 따라 산업재해자수도 50인 미만 사업장에서 많이 발생
③ 발생원인 : 기계적 요인, 환경 요인, 인적 요인
④ 발생 관계 요소 : 근로자의 건강 상태, 작업 숙련도, 작업환경 상태

(2) 산업재해 지표
① 재해율 = (재해자 수/상시근로자 수) × 100
② 도수율 = (재해건 수/연근로시간 수) × 1,000,000
③ 강도율 = (손실작업 일수/연근로시간 수) × 1,000
④ 건수율 = (재해건 수/평균근로자 수) × 1,000
⑤ 천인율 = (재해자 수/평균근로자 수) × 1,000
⑥ 평균손실일율 = 손실작업일수/재해건수

(3) 재해환자관리
① 업무상 상병과 재해보상
  ㉠ 업무상의 재해 : 업무상 사고, 업무상 질병 등
  ㉡ 재해보상 보험 급여 : 요양 급여, 휴업 급여, 장해 급여, 유족 급여, 상병보상 연금, 장의비, 간병 급여, 직업재활 급여 등
② 재해발생의 예방과 직업 복귀

(4) 산업재해 예방
① 공적 예방대책
  ㉠ 안전보건규정의 제정 및 관리 인프라 구축
  ㉡ 공적 지원사업
  ㉢ 대기업과 중소기업의 협력 네트워크 추진
  ㉣ 건강증진을 위한 공적 지원사업

② 사업장 내 예방대책
  ㉠ 응급의료 시스템 구축
    - 응급환자의 신속한 관리 및 후송체계 수립
    - 산 또는 알칼리 등 부식성 화학물질을 취급하는 작업장의 경우 가까운 곳에 세안시설 준비
    - 추락 및 사고 재해가 많은 사업장에서는 척추 손상에 대한 구급훈련을 정기적으로 시행
    - 직업병 관리
  ㉡ 안전보건관리자 등 관련 인력 배치 및 교육
  ㉢ 공정과 설비에 대한 검토
  ㉣ 쾌적한 작업환경 유지
  ㉤ 근로자 건강증진을 위한 대책을 마련
  ㉥ 신체, 심리적 적성에 맞는 부서 배치

5 작업환경관리

(1) 작업환경관리의 목적
① 직업병 예방
② 산업재해 예방
③ 산업피로 억제
④ 인간의 건강 보호

(2) 작업환경관리 대책
① 공학적 대책
  ㉠ **발생원 대책** : 발생원인을 제거 또는 대치(공정변경, 시설변경, 물질변경)
  ㉡ 신선한 공기에 대한 희석 : 국소환기, 전체 환기
  ㉢ 작업공정의 밀폐와 격리
② 행정적 대책
  ㉠ **근로자 훈련 및 교육** : 작업교육, 시설, 물질, 기구 등
  ㉡ 순환배치, 작업시간 제한
  ㉢ 의학적 검진
  ㉣ 작업환경 정비

(3) 작업환경관리의 기본 원리

① 대치 : 유해 화학물질을 덜 유해하거나 유해하지 않은 물질로 변경하거나 공정과 시설을 변경하는 것, 가장 효과적이고 기본적이며 우선적이다.
  ㉠ 물질 변경
  ㉡ 공정 변경
  ㉢ 시설 변경

② 격리
  ㉠ 격리 저장 : 물질들이 서로 섞이지 않도록 서로 격리하여 저장한다.
  ㉡ 위험 시설의 격리 : 방호벽을 쌓거나 기계 작동을 원격조정이나 자동화, 감시는 카메라나 거울, 전망경을 사용한다.
  ㉢ 공정과정의 격리 : 방사성 동위원소를 취급할 때의 격리와 밀폐, 정유공장의 자동 장치 등

③ 환기
  ㉠ 전체 환기(희석 환기) : 분진, 냄새, 유해 증기를 희석하는데 사용
  ㉡ 국소 환기 : 유해 물질의 발생원 가까이에서 유해 물질을 빨아들여 밖으로 배출시키는 장치를 설치한다.

④ 교육 : 유해물질과 유해환경에 대한 건강 유해성, 유의사항, 개선방법 등에 대한 지속적인 교육이 필요하다.

⑤ 적합한 보호구 착용

⑥ 직업성 질환 관리

(1) 직업병 : 특정의 직업에 종사하는 근로자에 고유한 환경적 요인이나 작업자세, 작업방법 등의 근로조건에 의하여 발생되는 특정의 질병을 말한다.

(2) 직업병의 특징 : 오랜 시간에 걸쳐서 점진적으로 발생하여 병을 일으킨다.

(3) 물리적 인자에 의한 건강장해

① 소음으로 인한 건강장해
  ㉠ 특징 : 초기 소음성 난청은 고음역인 4,000Hz의 주파수에서부터 C5-dip현상이 나타나게 된다.
  ㉡ 증상 : 중요한 자각증상은 이명, 두통, 현기증

ⓒ 예방 및 대책 : 소음 수준의 감소, 폭로시간의 단축, 소음으로부터 작업자를 격리 또는 차단, 소리가 작은 기기나 공정으로 대치, 차음보호구를 지급
② 진동으로 인한 건강장해
　㉠ 특징 : 말초혈관의 폐색, 순환장애로 손가락이 창백, 청색으로 변하고 감각이상, 통증을 느끼는 레이노 현상이 나타난다.
　㉡ 증상 : 손가락의 혈관과 신경이 손상되어 초기에는 손가락 저림과 쑤심이 발생하며 심해지면 조직의 괴사가 발생한다.
　㉢ 예방 및 대책 : 진동의 원인을 제거, 진동의 감소, 전파경로의 차단, 작업 자세의 변경, 작업시간의 단축, 손을 보온하고 장갑을 착용한다.
③ 유해광선으로 인한 건강장해
　㉠ 자외선
　　• 특징 : 소독작용, 비타민 D 형성, 피부의 색소침착
　　• 영향 : 피부의 홍반, 색소침착, 부종, 수포, 피부 박리를 일으킴, 결막 충혈, 각막 궤양, 백내장
　　• 대책 : 허용기준을 지키도록 함, 보호구획, 보호안경, 차광안경, 보호의복, 보호용 크림 도포
　㉡ 가시광선
　　• 특징 : 명암과 색채를 구별하게 하는 작용을 한다.
　　• 영향 : 시력 저하, 피로, 안정피로, 시력 장애, 시야 협착, 망막 변성, 수명, 두통 등
　　• 대책 : 적절한 조명환경을 유지
　㉢ 적외선
　　• 특징 : 열선, 지구기온의 근원
　　• 영향 : 피부온도의 상승, 혈관확장, 피부홍반, 피부의 습진, 암성변화, 화상, 후극성 백내장, 열사병 등
　　• 대책 : 방열판, 방열장치, 방열복, 방열면, 보호안경
④ 고온에 의한 건강장해
　㉠ 열 경련
　　• 정의 : 지나친 발한에 의한 탈수와 염분소실이다.
　　• 관리 : 서늘한 곳에 대상자를 눕히고 작업복을 벗김, 생리식염수 정맥주사
　㉡ 열 피로
　　• 정의 : 말초혈관 운동신경의 조절장애와 심박출량의 부족을 말한다.
　　• 관리 : 쾌적한 환경에서 휴식시키고, 탈수가 심하면 5% 포도당 용액을 정맥 주사하며 강심제를 사용한다.
　㉢ 열사병

- 정의 : 체온조절장애, 중추신경계의 장애, 땀을 흘리지 못한다.
- 관리 : 체온을 빨리 떨어뜨리도록 한다.

⑤ 저온에 의한 건강장해
  ㉠ 참호족 및 침수족 : 국소적 산소결핍과 모세혈관벽의 손상을 말한다.
  ㉡ 동상 : 조직자체가 동결하여 조직이 손상된 상태를 말한다.
  ㉢ 관리 : 젖은 옷 제거, 체온의 유지, 따뜻한 물에 담가 가온요법을 취함, 마른거즈로 드레싱 하기

⑥ 조명 장애
  ㉠ 안정피로증 : 눈의 긴장 고조, 눈의 압박감, 통증, 두통, 시력감퇴 등
  ㉡ 근시
  ㉢ 안구진탕증 : 안구가 상하좌우로 주기적인 불수의운동
  ㉣ 관리대책 : 적정조명과 충분한 휴식, 합리적인 실내작업, 올바른 작업자세 유지 등

⑦ 이상기압에 의한 건강장해
  ㉠ 잠함병(감압병)
    - 원인 : 압력 작용에서 오는 장해로써 체내 질소기포가 소동맥이나 모세혈관을 막게 되어 발생한다.
    - 증상 : 동통성 관절장해, 근육통, 무균성 뼈의 괴사, 흉통, 호흡곤란, 발진, 마비, 지각장해 등
    - 예방 및 대책 : 천천히 감압시키며 산소를 공급해야 한다.
  ㉡ 고산병
    - 원인 : 저기압 환경에서 발생하는 건강 장해이다.
    - 증상 : 산소 부족, 통증성 관절장해, 질식, 신경장애, 공기전색, 치통, 이염, 부비강염 등
    - 예방 및 대책 : 산소를 준비한다.

(4) 분진으로 인한 건강장해

① 진폐증
  ㉠ 정의 : 폐에 분진이 침착하여 이에 대해 폐포에 염증과 섬유화가 일어난 상태를 말한다.
  ㉡ 증상 : 호흡곤란, 기침, 다량의 객담 및 배출곤란, 가슴의 통증 등

② 규폐증
  ㉠ 정의 : 유리규산의 분진인 규사를 포함한 먼지가 쌓여 폐에 흉터가 생기는 것을 말한다.
  ㉡ 대상 직종 : 모래, 화강암, 석탄, 주물공장, 도공, 모래를 이용한 세공업 등
  ㉢ 증상 : 가래, 만성 기침, 호흡곤란, 흉통, 만성 섬유증식성 변화, 폐결핵 등이 유발된다.
  ㉣ 대책관리 : 방진마스크, 규사에 노출 차단 등

③ 석면폐증

⊙ 정의 : 석면섬유를 흡입함으로써 생기는 진폐증의 일종이다.
⊙ 증상 : 석면에 노출된 후 수십 년 후에 폐암이 발생할 수 있다.
⊙ 예방 및 대책 : 작업장 내 분진 발생 억제, 전파 최소화

(5) 유해화학물질과 건강문제

① 유기용제
- ⊙ 벤젠 : 페놀이나 사이클로 헥산, 농약, 의약품제조에 이용, 조혈장애 유발, 재생불량성 빈혈, 만성장해는 백혈병이다.
- ⊙ 메타놀 : 플라스틱, 필름, 접착제, 휘발유첨가제, 잉크 등에 이용, 오심, 구토, 복통, 대사성 산증, 안과적 장애 등

(6) 중금속으로 인한 건강문제

① 납중독
- ⊙ 원인 : 납 구조물의 절단, 용접, 인쇄소, 납축전지 생산, 납이 함유된 페인트 생산과정에서 발생한다.
- ⊙ 특징 : 인체에 들어와 뼈, 간, 뇌, 동맥, 근육에 축적
- ⊙ 증상 : 조혈기능 장애, 빈혈, 생식기 장애(유산, 정자 이상)
- ⊙ 예방 및 대책 : 독성이 적은 물질로 대치하는 방법이 가장 효과적, 마스크 착용

② 수은 중독
- ⊙ 원인 : 수은을 취급하는 작업 시 증발한 수은이 중독을 일으킨다.
- ⊙ 특징 : 기도를 통해 흡수된다.
- ⊙ 증상 : 구내염, 근육진전, 정신증상 등
- ⊙ 예방 및 대책 : 작업 후 목욕과 환복, 환경공학적 시설 정비
- ⊙ 미나마타병 : 사지마비, 정신이상, 언어장애, 시청각 기능장애 등을 일으키는 중추신경질환

③ 크롬 중독
- ⊙ 특징 : 부족하면 당뇨병이나 동맥경화증을 일으키지만, 섭취량이 많아지면 건강장해를 일으킨다.
- ⊙ 증상 : 비중격 천공, 천식, 기관지암, 폐암 유발 등
- ⊙ 예방 및 대책 : 우유와 비타민 C 투여, 비충격 점막에 바셀린 도포

④ 카드뮴 중독
- ⊙ 원인 : 형광등 제조, 반도체, 자동차 및 항공기 산업, 살균제, 살충제, 안료, 색소 등
- ⊙ 특징 : 호흡기, 소화기를 통해 침입한다.
- ⊙ 증상 : 구토, 설사, 급성 위장염, 근육통, 착색뇨, 폐기종, 골격계 장해, 심혈관 장해 등

㉣ 예방 및 대책 : 카드뮴 금속 먼지를 최소화시킨다.
　　㉤ 이타이이타이병 : 칼슘의 재흡수를 하지 못해 골다공증이 발생, 보행의 곤란 등
⑤ 베릴륨 중독
　　㉠ 원인 : 우주항공산업, 정밀 기기 제작, 컴퓨터 제작, 형광등 제조, 네온사인, 합금, 도자기 제조업, 원자력 공업 등에 사용
　　㉡ 특징 : 베릴륨에 폭로된 지 5~10년 후에 발생하며 폐 또는 심기능 장해로 인한 사망, 모체를 통해 태아에게 전달될 수 있다.
　　㉢ 증상 : 인후염, 기관지염, 폐부종, 접촉성 피부염 등
　　㉣ 예방 및 대책 : 조기 진단과 예방이 매우 중요, 작업 환경의 밀폐, 환기장치의 설치 등

(7) 작업관련성 질환
① VDT증후군(컴퓨터단말기 증후군)
　　㉠ 원인 : 컴퓨터, TV, 스마트폰 등의 전자제품을 오랫동안 사용할 때 나타나는 복합적인 증후군 등
　　㉡ 증상 : 눈의 피로, 충혈, 안구건조증, 시력저하, 경견완장애, 노이로제, 정신신경장애, 피부발진 등
　　㉢ 관리대책 : 적절한 조명, 환경, 자세, 휴식 등
② 작업관련성 뇌심혈관계질환
　　㉠ 발병 요인 : 개인의 건강상태 관련요인과 함께 생활습관요인이 관련됨, 화학적 요인 등이 기여
　　㉡ 예방 및 대책 : 유전, 생활습관, 스트레스 및 과로 등 유해요인이 다양해 단기적인 예방으로 효과를 얻기 어려우므로 작업관련요인이 포함된 조직적, 개인적 차원의 관리가 필요하다.
③ 직무스트레스
　　㉠ 원인 : 직무 내용, 직무 조직 및 작업환경의 유해성, 직장 내에서의 대인관계 갈등, 역할 모호성, 직무 불안정, 가족–일 영역 간 갈등 등으로 다양하다.
　　㉡ 영향 : 개인의 건강과 조직의 효율성에 영향을 미친다.
　　㉢ 예방 및 대책 : 스트레스의 제거, 개인의 대응 전략에 초점을 둔다.

(8) 직업병의 예방대책 및 관리
① 의학적 관리 : 근로자의 건강관리, 신체검사, 질병관리
② 환경적 관리 : 발생에 대한 처리, 희석, 공정의 밀폐화로부터의 격리, 대치와 조업방법의 개선, 작업환경의 정비, 안전 교육, 산업위생보호구 사용 등

제2과목 _ 보건간호학 개요

예상문제 · 기출유사문제

1장 _ 보건간호와 보건교육

01 다음 중 보건교육의 진행 방향으로 바르지 않은 것은?

① 쉬운 것에서 어려운 것의 순서로 진행
② 과거의 내용에서 최신의 내용 순서로 진행
③ 구체적인 것에서 추상적인 것의 순서로 진행
④ 단순한 것에서 복잡한 것의 순서로 진행
⑤ 간접적인 것에서 직접적인 것의 순서로 진행

정답 ⑤
해설 직접적인 것에서 간접적인 것의 순서로 진행되어야 한다.

02 보건교육 학습 과정으로 옳은 것은?

① 주의집중(자극) → 흥미유발 → 욕구유발 → 신념유발 → 실천 → 자신감과 만족감 → 계속하고자 하는 자극
② 주의집중(자극) → 흥미유발 → 신념유발 → 욕구유발 → 자신감과 만족감 → 실천 → 계속하고자 하는 자극
③ 주의집중(자극) → 욕구유발 → 흥미유발 → 신념유발 → 자신감과 만족감 → 실천 → 계속하고자 하는 자극
④ 주의집중(자극) → 욕구유발 → 신념유발 → 자신감과 만족감 → 흥미유발 → 실천 → 계속하고자 하는 자극
⑤ 주의집중(자극) → 신념유발 → 흥미유발 → 자신감과 만족감 → 실천 → 욕구유발 → 계속하고자 하는 자극

정답 ①
해설 보건교육 학습 과정은 다음과 같다.
주의집중(자극) → 흥미유발 → 욕구유발 → 신념유발 → 실천 → 자신감과 만족감 → 계속하고자 하는 자극

03 보건교육 준비 시 고려해야 할 사항으로 가장 옳지 않은 것은?

① 방법 선택
② 피교육자의 이해
③ 시행 전의 평가
④ 장소 및 대상 결정
⑤ 교육 내용 결정

정답 ③
해설 시행 후의 평가이다.

04 보건교육 방법 중 5~10명의 참가자들이 둘러앉아 특정 주제에 관해 자유롭게 토의하는 방식은?

① 배심 토의
② 그룹 토의
③ 분단 토의
④ 세미나
⑤ 심포지움

정답 ②

해설 그룹 토의는 5~10명의 참가자들이 둘러앉아 특정 주제에 관해 자유롭게 토의하는 방식이다. 장점으로는 민주적 회의 능력 배양, 타인에 대한 수용력이 길러진다. 단점으로는 경제성이 낮다.

05 교육자 중심의 보건 교육에서 왕래식 교육방법이 아닌 것은?

① 연극실험
② 강의
③ 집단토의
④ 시범교육
⑤ 면접

정답 ②

해설 왕래식 교육방법으로는 집단 토의, 면접, 연극실험, 시범교육, 교수강습회 등이 있다. ②는 일방적 교육방법에 해당한다.

기출유사문제

06 WHO에서 제시하는 건강의 정의로 옳은 것은?

① 질병이 있는 상태
② 정신적으로 문제가 없는 상태
③ 개인이 가족과 사회에 기여하는 상태
④ 정신적으로는 문제가 없으나 신체에 문제가 있는 상태
⑤ 질병이 없거나 허약하지 않다는 것만을 말하는 것이 아니라 신체적, 정신적, 사회적 안녕의 완전한 상태

정답 ⑤

해설 WHO에서는 건강을 단순히 질병이나 상해가 없는 상태만을 의미하는 것이 아닌 신체적, 정신적, 사회적으로 안녕한 상태를 건강으로 정의하였다.

기출유사문제

07 다음과 같은 장점을 갖고 있는 보건교육 방법으로 옳은 것은?

- 실물이나 실제 상황을 직접 관찰
- 사물 관찰 능력 배양, 실생활 적용이 쉽다.
- 다양한 경험 습득, 적용 능력 향상

① 패널토의
② 집단토의
③ 현장학습
④ 심포지엄
⑤ 브레인스토밍

정답 ③

해설 현장학습(견학)은 현장을 직접 방문하여 관찰을 통해 대상자의 학습을 유도하는 방법이다. 장점으로는 실생활에 적용이 쉬우며, 피교육자의 흥미를 유발시킬 수 있다.

기출유사문제

08 1980년에 공포되었으며 우리나라에서 일차 보건 의료를 위한 보건진료소 설치의 근거가 제시된 법으로 옳은 것은?

①「의료법」
②「국민건강증진법」
③「의료보험법」
④「공해방지법」
⑤「농어촌 등 보건의료를 위한 특별조치법」

정답 ⑤

해설 1980년 「농어촌 등 보건의료를 위한 특별조치법」이 제정되었는데 이 법의 경우 우리나라에서 일차 보건 의료를 위한 보건진료소 설치의 근거가 제시되었다.

2장 _ 보건행정

01 다음 중 보건행정의 특징이 아닌 것은?
① 봉사성 ② 공공성 및 사회성
③ 조장성 및 교육성 ④ 과학성 및 기술성
⑤ 경제성

정답 ⑤
해설 보건행정의 특징으로는 공공성 및 사회성, 봉사성, 조장성 및 교육성, 과학성 및 기술성, 보건의료에 대한 가치의 상충, 행정 대상의 양면성 등이 있다.

02 귤릭(Gulick)의 관리과정에 해당하지 않는 것은?
① 기획 ② 조직
③ 배송 ④ 인사
⑤ 지휘

정답 ③
해설 귤릭(Gulick)의 관리과정으로는 기획, 조직, 인사, 지휘, 조정, 보고, 예산활동 등이 있다.

03 다음 중 중앙보건조직이 아닌 것은?
① 질병관리본부 ② 국립검역소
③ 국립정신건강센터 ④ 보건소
⑤ 국립병원

정답 ④
해설 중앙보건조직으로는 질병관리본부, 국립검역소, 국립정신건강센터, 국립병원, 국립 재활원 등이 있다.
※ 질병관리본부는 질병관리청으로 승격

04 세계보건기구(WHO)가 규정한 보건사업의 범위가 아닌 것은?
① 환경위생 ② 감염병 관리
③ 보건간호 ④ 약품공급
⑤ 보건관계기록의 보존

정답 ④
해설 세계보건기구(WHO)가 규정한 보건사업의 범위는 다음과 같다.
㉠ 보건관계기록의 보존
㉡ 지역주민에 대한 보건교육
㉢ 환경위생
㉣ 감염병 관리
㉤ 모자보건
㉥ 의료서비스 제공
㉦ 보건간호

05 보건의료제도 구성요소가 아닌 것은?
① 경제적 지원 ② 보건의료 제공
③ 보건의료 조직 ④ 정치적 지원
⑤ 보건의료자원 개발

정답 ④
해설 보건의료제도 구성요소는 다음과 같다.
㉠ 보건의료자원 개발
㉡ 보건의료 조직
㉢ 경제적 지원
㉣ 관리
㉤ 보건의료 제공

06 보건의료전달체계가 대두된 배경이 아닌 것은?
① 의료비의 급증
② 의료 인력과 시설의 균형적 분포
③ 의료기술의 향상
④ 제한된 의료자원의 효율적 제고
⑤ 의료 인력의 전문화, 고급화 추세

정답 ②

해설 보건의료전달체계가 대두된 배경은 다음과 같다.
  ㉠ 의료기술의 향상
  ㉡ 의료 인력의 전문화, 고급화 추세
  ㉢ 의료 인력과 시설의 불균형적 분포
  ㉣ 제3자 지불제도의 도입 및 확산
  ㉤ 의료비의 급증
  ㉥ 제한된 의료자원의 효율적 제고

07 보건의료전달체계의 조건으로 보기 가장 어려운 것은?

① 건강은 국민의 기본 권리이다.
② 보건의료기관의 설비, 자원을 최대한 효율적으로 이용해야 한다.
③ 질병의 심각성에 따라 적합한 의료기관을 이용할 수 있어야 한다.
④ 보건의료 수요자에게 적절한 의료를 효과적으로 제공해야 한다.
⑤ 지역별로 병의원이 편중되어 분포되어야 한다.

정답 ⑤

해설 보건의료전달체계의 조건은 다음과 같다.
  ㉠ 건강은 국민의 기본 권리이다.
  ㉡ 보건의료 수요자에게 적절한 의료를 효과적으로 제공해야 한다.
  ㉢ 지역별로 병의원이 골고루 분포되어야 한다.
  ㉣ 질병의 심각성에 따라 적합한 의료기관을 이용할 수 있어야 한다.
  ㉤ 보건의료기관의 설비, 자원을 최대한 효율적으로 이용해야 한다.

08 사회보장의 기능으로 가장 옳지 않은 것은?

① 경제적 기능
② 사회통합의 기능
③ 최저생활의 보장 기능
④ 소득재분배의 기능
⑤ 의료비 균등의 기능

정답 ⑤

해설 사회보장의 기능은 다음과 같다.
  ㉠ 최저생활의 보장 기능
  ㉡ 경제적 기능
  ㉢ 소득재분배의 기능
  ㉣ 사회통합 기능

09 다음 중 의료보장의 목표가 아닌 것은?

① 국민의료비를 경제적 여유층에 맞게 상향적 수준으로 유지
② 예기치 못한 의료비 부담으로부터 사회구성원 등을 재정적으로 보호
③ 필요에 따른 의료형평성을 높임
④ 의료가 필요한 사람에게 적절한 의료서비스를 제공
⑤ 국민의 건강권 보호

정답 ①

해설 의료보장의 목표는 다음과 같다.
  ㉠ 국민의 건강권 보호
  ㉡ 예기치 못한 의료비 부담으로부터 사회구성원 등을 재정적으로 보호
  ㉢ 필요에 따른 의료형평성을 높임
  ㉣ 국민의료비를 적절한 수준으로 유지
  ㉤ 의료가 필요한 사람에게 적절한 의료서비스를 제공

기출유사문제

10 요양병원에 입원한 A씨는 입원 1일째 정해진 입원 진료비를 지불하였다. 이에 해당되는 지불 제도로 옳은 것은?

① 봉급제
② 인두제
③ 포괄수가제
④ 총액수가제
⑤ 행위별 수가제

정답 ③

해설 포괄수가제는 의사에게 환자나 진료일당 또는 병원별 단가를 정하여 보상하는 방법이다.
① 봉급제는 개별능력 등에 따라 보수수준을 정하고 일정기간에 급료를 받는 보상제도이다.
② 인두제는 지역 내의 의사에게 등록된 환자나 인구수에 따라 사전에 일정한 보상액을 받는 형식이다.
④ 총액수가제는 보험자와 의료제공자가 사전에 총 진료비를 계약하고 정부는 양자 간 관계를 조정하는 방식이다.
⑤ 행위별 수가제는 진료행위 당 수가를 정해 보상하는 방법이다.

요소	세부 항목
내용	지역주민의 기본 보건의료 욕구 충족
수혜범위	일부 계층이 아닌 전체 인구
주민의 참여	건강에 영향을 미칠 수 있는 모든 의사결정에 적극적으로 참여
기술의 수준	과학적이고 적절하며 주민이 받아들일 수 있는 수준
주요 서비스 제공자	지역사회 보건요원
조직의 지원	기술 및 재정지원의 필요
자원의 활용	자원 활용의 극대화로 사업의 효과성, 효율성을 높임
타 분야와의 협조	사회개발 차원에서 사회, 경제적 뒷받침 필요
비용	지역주민이 지불 가능한 비용
접근성	지리적, 재정적, 문화적, 기능적으로 가능해야 함
의뢰체계	보건의료전달체계의 첫 단계

기출유사문제

11 일차보건의료사업의 특성으로 옳은 것은?
① 치료 중심
② 최상 보건의료 욕구충족
③ 특정 계층 대상
④ 포괄적 건강문제 관리
⑤ 희귀질병 중점 치료

정답 ④

해설 일차보건의료의 접근 방법은 기본적이고 포괄적인 접근법(예방과 발견, 치료, 재활을 통합한 종합적인 보건의료)이다.

기출유사문제

12 다음에서 설명하는 일차보건의료 구성요소는?

- 보건진료소 운영위원회 구성
- 마을 건강원 모집 및 운영

① 접근성   ② 수용 가능성
③ 주민 참여   ④ 형평성
⑤ 지불능력

정답 ③

해설 일차보건의료사업의 특성은 다음과 같다.

기출유사문제

13 보건행정 관리 요소 중 다음의 내용에 해당하는 것은?

- 조직구성원 및 부서 간에 업무 활동을 수평적으로 통합
- 조직이나 기관의 공동 목표 달성을 위한 조직원 또는 부서 간 협의

① 기획   ② 조정
③ 지휘   ④ 보고
⑤ 통제

정답 ②

해설 조정(coordination, Co)은 업무의 모든 부문 간 상호 관계를 정하여 주는 것을 말한다. 또한 조직 구성

원 및 부서 간 업무활동을 수평적으로 결합한다.

> 기출유사문제

14 우리나라의 국민건강보험제도의 기능으로 옳은 것은?

① 위험 집중
② 소득 재분배
③ 의료기술 향상
④ 경제 연대성 강화
⑤ 차별성 있는 의료비용 부담

정답 ②

해설 국민건강보험의 특성으로는 강제보험적 성격, 보험료의 차등부과, 보험급여의 균등 수혜, 단기보험적 성격, 소득재분배 기능 수행, 본인에게도 부담을 줌으로써 불필요한 의료서비스를 이용하지 않게 하는 데 있다.

> 기출유사문제

15 행위별 수가제에 대한 설명으로 옳은 것은?

① 의사 간 불필요한 경쟁이 심하지 않다.
② 환자에게 제공된 서비스 중 일부만 진료비 청구의 근거가 된다.
③ 국민의료비가 낮아질 가능성이 많다.
④ 의사의 권한이 지나치게 작아진다.
⑤ 양질의 서비스를 받을 수 있으나 과잉 진료가 문제이다.

정답 ⑤

해설 **행위별수가제** : 진료행위 당 수가를 정해 보상하는 방법을 의미한다. 장점으로는 양질의 서비스 제공, 의료서비스 제공에 있어 의사의 재량권이 크고, 새로운 의료기술의 적극적 도입과 연구개발 촉진 등이 있는 반면에 단점으로는 과잉진료 및 의료의 오남용 우려가 있으며 치료 중심의 서비스에 치중, 시설 및 장비에 대한 과잉 투자, 의료인과 보험자간 마찰 증가의 우려, 국민의료비 증가 등이 있다.

> 기출유사문제

16 우리나라의 사회보장에 관한 설명으로 옳은 것은?

① 국민연금은 의료보장에 속한다.
② 고용보험은 의료보장에 속한다.
③ 기초생활보장은 의료보장에 속한다.
④ 국민건강보험은 소득보장에 속한다.
⑤ 산재보험은 소득보장과 의료보장 모두에 속한다.

정답 ⑤

해설 산업재해보상보험의 특징은 다음과 같다.
㉠ 소득보장과 의료보장이 모두 가능
㉡ 국가가 보험을 운영하여 사업주 대신 재해 보상
㉢ 무과실책임주의에 기초
㉣ 산재보상 실현의 용이
㉤ 직업재활급여, 간병급여 등 재해 보상의 다양성과 근로자 복지사업 병행
㉥ 강제보험
㉦ 사업주의 보험료 부담

> 기출유사문제

17 세계보건기구에서 제시한 일차보건의료 요소 중 다음에 해당하는 것은?

> 지리적, 지역적, 경제적, 사회적 이유로 차별이 있어서는 안 된다.

① 접근성
② 효율성
③ 수용가능성
④ 주민의 참여
⑤ 지불부담능력

정답 ①

해설 일차보건의료사업의 특성중 접근성에 해당하는 내용이다.

3장 _ 환경보건

01 쾌적한 환경의 요소가 아닌 것은?
① 환기 ② 습도
③ 온도 ④ 문화시설
⑤ 고급주택

정답 ⑤
해설 쾌적한 환경의 요소로는 환기, 온도, 습도, 소음방지, 문화시설 등이 있다.

02 1차 오염물질이 아닌 것은?
① 아황산가스(SO_2) ② 암모니아(NH_3)
③ 스모그 ④ 분진(에어로졸)
⑤ 일산화탄소(CO)

정답 ③
해설 1차 오염물질로는 분진(에어로졸), 암모니아(NH_3), 일산화탄소(CO), 아황산가스(SO_2), 이산화탄소(CO_2) 등이 있다.

03 다음 중 대기오염의 영향으로 바르지 않은 것은?
① 만성기관지염 ② 열섬효과
③ 오존층의 보존 ④ 산성비
⑤ 온실효과

정답 ③
해설 대기오염의 영향으로는 만성기관지염, 온실효과, 오존층의 파괴, 산성비, 열섬효과 등이 있다.

04 기생충질환의 감염원이 아닌 것은?
① 폐디스토마
② 주혈흡충 등과 회충
③ 콜레라
④ 편충
⑤ 간디스토마

정답 ③
해설 기생충질환의 감염원으로는 간디스토마, 폐디스토마, 주혈흡충 등과 회충, 편충 등이 있으며, 콜레라는 수인성 질병의 감염원에 해당한다.

05 플랑크톤이 다량으로 번식하여 물이 붉게 변하는 현상을 무엇이라고 하는가?
① 대장균화 ② 부영양화
③ 녹조현상 ④ 적조현상
⑤ 산성현상

정답 ④
해설 적조현상은 질소나 인산을 많이 함유한 생활하수나 비료성분이 유입되어 플랑크톤이 다량으로 번식하여 물이 붉게 변하는 현상을 말한다.

06 유기물질의 함유량 정도를 간접적으로 측정하는 데 이용되는 지표를 무엇이라고 하는가?
① 생물화학적 산소요구량
② 점오염원
③ 용존산소량
④ 비점오염원
⑤ 화학적 산소요구량

정답 ①
해설 **생물화학적 산소요구량(BOD)** : 물속의 미생물이 유기물질을 분해할 때 필요한 산소의 양, 유기물질의 함유량 정도를 간접적으로 측정하는 데 이용되는 지표를 말한다.

4장 _ 산업보건

01 산업보건관련조직 중 성격이 다른 하나는?
① 한국산업간호협회
② 한국산업안전보건공단
③ 대한산업의학회
④ 대한산업보건협회
⑤ 한국직업건강간호학회

정답 ②

해설 산업보건관련조직 중 ②는 공공조직에 해당하며, ①, ③, ④, ⑤는 민간조직에 해당한다.

02 건강진단 실시 목적으로 바르지 않은 것은?
① 집단의 건강 수준을 파악하기 위함이다.
② 산업재해 보상의 근거와 질병자를 관리하기 위함이다.
③ 직업병의 유무를 색출하고 건강상태를 관찰하기 위함이다.
④ 사후 배치에 고려할 수 있게 하기 위해
⑤ 작업장에 부적합한 근로자를 색출하고 신체적, 심리적으로 알맞은 작업에 배치시키기 위함이다.

정답 ④

해설 건강진단 실시 목적은 다음과 같다. ④는 건강진단 실시 이유에 해당한다.
㉠ 집단의 건강 수준을 파악하기 위함이다.
㉡ 직업병의 유무를 색출하고 건강상태를 관찰하기 위함이다.
㉢ 작업장에 부적합한 근로자를 색출하고 신체적, 심리적으로 알맞은 작업에 배치시키기 위함이다.
㉣ 산업재해 보상의 근거와 질병자를 관리하기 위함이다.

03 산업피로의 중기증상이 아닌 것은?
① 얼굴부종
② 호흡곤란
③ 소화기 장애
④ 협심증
⑤ 관절의 강직 및 이완

정답 ⑤

해설 산업피로의 중기 증상으로는 얼굴부종, 근육통, 호흡곤란, 심계항진 이상, 소화기 장애, 두통, 협심증, 허탈감 등이 있다.

04 산업피로 대책 중 근로자측 대책이 아닌 것은?
① 간단한 체조나 오락
② 충분한 수면과 영양 섭취로 예방
③ 피로의 축적을 가져오지 않는 범위 내에서 전신운동
④ 근육피로에는 인이 함유된 식품의 섭취 권장
⑤ 과도한 음주나 약제의 남용은 억제

정답 ①

해설 산업피로에 대한 대책 중 근로자측 대책으로는 충분한 수면과 영양 섭취로 예방, 피로의 축적을 가져오지 않는 범위 내에서 전신운동, 근육피로에는 인이 함유된 식품의 섭취 권장, 과도한 음주나 약제의 남용은 억제해야 한다. ①은 작업조건 대책에 대한 내용이다.

05 작업환경관리의 목적으로 바르지 않은 것은?
① 순환배치의 실현
② 인간의 건강 보호
③ 산업피로 억제
④ 산업재해 예방
⑤ 직업병 예방

2 보건간호학 개요

정답 ①

해설 작업환경관리의 목적은 다음과 같다.
  ㉠ 직업병 예방
  ㉡ 산업재해 예방
  ㉢ 산업피로 억제
  ㉣ 인간의 건강 보호

06 작업환경관리 대책 중 행정적 대책에 해당하지 않는 것은?

① 작업환경 정비
② 근로자 훈련 및 교육
③ 의학적 검진
④ 작업시간 제한
⑤ 작업공장의 밀폐 및 격리

정답 ⑤

해설 행정적 대책은 다음과 같다. 근로자 훈련 및 교육, 순환배치, 작업시간 제한, 의학적 검진, 작업환경 정비 등이다. ⑤는 공학적 대책에 해당하는 내용이다.

[기출유사문제]
07 폐결핵의 주된 감염 경로로 옳은 것은?

① 기침으로 인한 공기 감염
② 혈액 매개 감염
③ 수인성 매개 감염
④ 대소변으로 인한 매개 감염
⑤ 오염된 음식으로 인한 매개 감염

정답 ①

해설 규폐증은 유리규산의 분진인 규사를 포함한 먼지가 쌓여 폐에 흉터가 생기는 것을 의미하는데, 이러한 규폐증의 증상으로는 가래, 만성 기침 등이 있으며 규폐증에 걸리게 되면 폐결핵 등이 유발된다.

[기출유사문제]
08 업무상 재해를 입은 근로자를 치료해 주고 근로자와 가족의 생활을 보장해주는 기관으로 옳은 것은?

① 국민연금보험공단　② 근로복지공단
③ 국민건강보험공단　④ 의료심사평가원
⑤ 산업인력공단

정답 ②

해설 근로복지공단은 업무로부터 재해를 입은 근로자를 치료해 주고 근로자와 가족생활을 보장하는 기관이다.

[기출유사문제]
09 30년 간 인쇄소에 근무한 58세 남성이 빈혈, 신경중추장애 진단을 받았다. 치은에 암자색이 나타나고, 사지말단에 힘이 없다. 이때 의심되는 중독 증상의 원인 물질로 옳은 것은?

① 납　　　　　② 수은
③ 카드뮴　　　④ 크롬
⑤ 구리

정답 ①

해설 납중독의 원인으로는 납 구조물의 절단, 용접, 인쇄소, 납축전지 생산, 납이 함유된 페인트 생산과정에서 발생한다.
② 수은의 원인으로는 수은을 취급하는 작업 시 증발한 수은이 중독을 일으킨다.
③ 카드뮴의 원인으로는 형광등 제조, 반도체, 자동차 및 항공기 산업, 살균제, 살충제, 안료, 색소 등이 중독을 일으킨다.
④ 크롬중독은 부족하면 당뇨병이나 동맥경화증을 일으키지만, 섭취량이 많아지면 건강장해를 일으킨다.

제2과목_ 보건간호학 개요

OX문제

1장_ 보건간호와 보건교육

01 1958년 보건소법이 제정되었다.

정답 ×

해설 보건소법은 1956년에 제정되었다.

02 보건교육방법 중 상담이란 중요한 지식이나 기능을 대상자에게 이해시키기 위해 교육자의 설명을 통해 전달하는 방법이다.

정답 ×

해설 상담은 대상자에게 자신의 문제를 생각해보도록 격려함으로써 자신이 가진 문제의 원인을 이해하고 스스로 해결방법을 찾고 행동하도록 돕는 과정이다.

03 그룹 토의는 5~10명의 참가자들이 둘러앉아 특정 주제에 관해 자유롭게 토의하는 방식이다.

정답 ○

해설 그룹 토의는 5~10명의 참가자들이 둘러앉아 특정 주제에 관해 자유롭게 토의하는 방식이며, 장점으로는 민주적 회의 능력 배양, 타인에 대한 수용력이 길러진다. 단점으로는 경제성이 낮다.

04 보건평가 중 절대평가는 경쟁을 통해 학습동기를 유발하는 방법, 신뢰도가 중요하다.

정답 ×

해설 절대평가는 목표지향적 방법, 타당도가 중요하다.

05 보건평가 중 형성평가는 교육이 끝난 후의 평가를 말한다.

정답 ×

해설 형성평가는 교육이 진행되는 동안의 평가를 말한다.

06 영향평가란 프로그램이 계획한대로 시행되었는지를 확인하는 것이다.

정답 ×
해설 영향평가는 교육의 결과로 나타난 바람직한 변화를 평가하는 것이다.

07 현장학습은 실생활에 적용이 쉬우며, 피교육자의 흥미를 유발시킬 수 있다.

정답 ○
해설 현장을 직접 방문하여 관찰을 통해 대상자의 학습을 유도하는 방법이며 장점으로는 실생활에 적용이 쉬우며, 피교육자의 흥미를 유발시킬 수 있다.

08 심포지움은 소수의 전문가, 배심원이 다수의 일반 청중 앞에서 사회자의 진행에 따라 특정 주제에 대해 토의하는 방식이다.

정답 ×
해설 심포지움은 참가자 모두가 전문가, 특정한 주제에 대해 권위 있는 전문가들이 각기 다른 의견을 발표한 후 이를 중심으로 사회자나 의장이 청중과 함께 토의를 진행하는 방식이다.

2장 _ 보건행정

01 통솔범위의 원리란 한 사람의 하위자는 오직 한 사람의 상관에 의해서만 지시나 명령을 받아야 함을 의미한다.

정답 ×
해설 통솔범위의 원리란 사람의 상급자가 효과적으로 감독할 수 있는 이상적인 부하의 수를 말한다.

02 사망률이란 살아서 태어난 아이의 수에 대한 죽어서 태어난 아이 수의 비율을 말한다.

정답 ×
해설 사망률은 어느 특정 인구에 대한 일정기간의 사망자 수의 비율을 말한다.

03 일차보건의료사업의 수혜범위는 일부 계층이다.

정답 ×

해설 일차보건의료사업의 수혜범위는 일부 계층이 아닌 전체인구이다.

04 인두제는 개별능력 등에 따라 보수수준을 정하고 일정기간에 급료를 받는 보상제도이다.

정답 ×

해설 인두제는 지역 내의 의사에게 등록된 환자나 인구수에 따라 사전에 일정한 보상액을 받는 형식이다.

05 산업재해보상보험의 목적은 소득능력 상실 시에도 최저 생활을 할 수 있도록 소득을 보장하게 하기 위함이다.

정답 ×

해설 산업재해보상보험의 목적은 근로자의 업무상 재해를 신속하고 공정하게 보상하기 위함이다.

06 장기요양인정 신청자격은 65세 이상의 노인 또는 65세 미만자이다.

정답 ○

해설 장기요양인정 신청자격은 65세 이상의 노인 또는 65세 미만자로서 치매, 뇌혈관성 질환 등 노인성 질병을 가진 자로 등급 판정을 받은 자이다.

07 국민건강보험의 적용 대상은 의료급여 혹은 보호대상자를 포함한 모든 국민이다.

정답 ×

해설 국민건강보험의 적용 대상은 의료급여 혹은 보호대상자를 제외한 모든 국민이다.

08 사회보험은 국가와 지방자치단체 책임 하에 생활유지 능력이 없는 국민의 최저생활을 보장하고 자립을 지원하는 제도이다.

정답 ×

해설 사회보험은 국민에게 발생하는 사회적 위험을 보험으로 대처함으로써 국민건강, 소득을 보장하는 제도이다.

3장 _ 환경보건

01 환경은 인간을 둘러싸고 있는 모든 내부조건이다.

정답 ×
해설 환경은 인간을 둘러싸고 있는 모든 외부조건이다.

02 환경위생은 인간의 건강에 유해한 영향을 미치거나 미칠 가능성이 있는 경제적 환경을 통제하는 것이다.

정답 ×
해설 환경위생은 인간의 건강에 유해한 영향을 미치거나 미칠 가능성이 있는 물리적 환경을 통제하는 것이다.

03 파리협정은 오존층 파괴 물질인 염화불화탄소의 생산과 사용을 규제하려는 목적에서 제정되었다.

정답 ×
해설 파리협정은 지구온난화의 규제와 방지를 위한 기후협약인 교토협약을 대체하는 것으로 2016년 발효되었다.

04 한대는 연평균 온도가 0도 이하이다.

정답 ○
해설 한대는 연평균 온도가 0도 이하이며 대체로 전염병이 적다.

05 인간이 실내에서 활동하기 가장 적합한 온도는 15±4도이다.

정답 ×
해설 인간이 실내에서 활동하기 가장 적합한 온도는 18±2도이다.

06 불감 기류는 2.5m/sec 이하의 기류이다.

정답 ×
해설 불감 기류는 0.5m/sec 이하의 기류이다.

07 쾌적 기류는 실내의 경우 0.7~0.9m/sec이다.

정답 ×

해설 쾌적 기류는 실내의 경우 0.2~0.3m/sec이다.

08 질소는 인간의 생존과 가장 관계가 깊다.

정답 ×
해설 산소는 인간의 생존과 가장 관계가 깊다.

4장 _ 산업보건

01 환경보건은 근로자들이 건강한 심신으로 높은 작업능률을 유지하면서 오랜 시간 일할 수 있고, 생산성을 향상시키기 위해 근로방법과 생활방법을 연구하는 과학 및 기술이다.

정답 ×
해설 산업보건은 근로자들이 건강한 심신으로 높은 작업능률을 유지하면서 오랜 시간 일할 수 있고, 생산성을 향상시키기 위해 근로방법과 생활방법을 연구하는 과학 및 기술이다.

02 한국산업안전보건공단에서는 사업장 근로자들의 건강관리를 담당한다.

정답 ×
해설 고용노동부에서 사업장 근로자들의 건강관리를 담당한다.

03 근로자라 함은 직업의 종류에 따라 임금을 목적으로 사업이나 사업장에 근로를 제공하는 자를 말한다.

정답 ×
해설 근로자라 함은 직업의 종류와 관계없이 임금을 목적으로 사업이나 사업장에 근로를 제공하는 자를 말한다.

04 1주 간의 근로시간은 휴게시간을 제외하고 50시간을 초과할 수 없다.

정답 ×
해설 1주 간의 근로시간은 휴게시간을 제외하고 40시간을 초과할 수 없다.

2 보건간호학 개요

05 일반건강진단의 대상자는 상시 상용근로자이다.

정답 O

해설 일반건강진단의 대상자는 상시 상용근로자이며 이에 대한 목적은 정기적인 근로자의 상태를 파악하기 위함이다.

06 수시 건강진단의 대상은 동일 부서에 근무하는 근로자 또는 동일한 유해인자에 노출되는 근로자에게 유사한 질병의 자각 및 타각 증상이 발생한 경우를 대상으로 한다.

정답 ×

해설 수시 건강진단의 대상은 의심 증상 또는 의학적 소견이 있는 근로자이다.

07 산업피로의 초기 증상에는 얼굴부종, 근육통, 호흡곤란, 심계항진 이상, 소화기 장애, 두통, 협심증, 허탈감 등이 나타난다.

정답 ×

해설 산업피로의 초기 증상에는 동작이 완만해짐, 협동능력의 저하, 관절의 강직과 이완 등이 나타난다.

08 산업피로의 만성적 증상에는 수면장애, 식욕부진 등이 있다.

정답 O

해설 산업피로의 만성적 증상엔 수면장애, 식욕부진, 소화기장애, 빈혈, 체중감소 등이 있다.

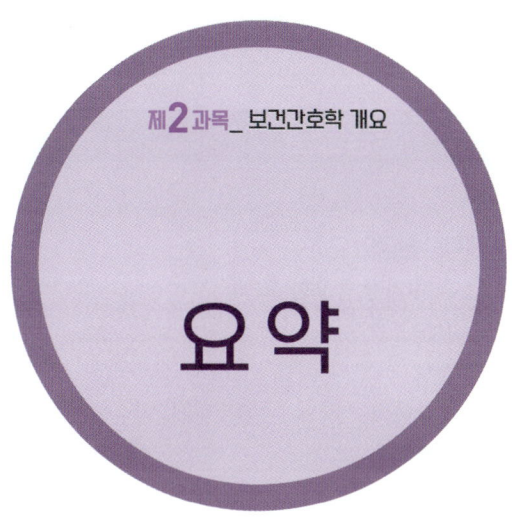

제2과목 _ 보건간호학 개요

요약

1장 _ 보건간호와 보건교육

● **보건교육의 기본 요소**
교육자, 학습자, 교육내용, 환경

● **보건교육의 진행 방향**
㉠ 쉬운 것에서 어려운 것의 순서로 진행
㉡ 과거의 내용에서 최신의 내용 순서로 진행
㉢ 구체적인 것에서 추상적인 것의 순서로 진행
㉣ 단순한 것에서 복잡한 것의 순서로 진행
㉤ 직접적인 것에서 간접적인 것의 순서로 진행
㉥ 친숙한 것에서 낯선 것의 순서로 진행

● **보건교육 학습 과정**
주의집중(자극) → 흥미유발 → 욕구유발 → 신념유발 → 실천 → 자신감과 만족감 → 계속하고자 하는 자극

● **교육자 중심의 보건 교육**
㉠ 일방적 교육방법 : 강의, 비디오, 영화, 게시, 전달, 회람, 포스터, 광고, 라디오 등
㉡ 왕래식 교육방법 : 집단 토의, 면접, 연극실험, 시범교육, 교수강습회

● **보건교육 준비 시 고려해야 할 사항**
㉠ 장소 및 대상 결정
㉡ 교육 내용 결정
㉢ 방법 선택
㉣ 시행 후의 평가
㉤ 피교육자의 이해(가장 중요)
㉥ 보건교육 시 고려해야 할 사항
㉦ 목표를 구체적으로 잡음
㉧ 지역사회주민의 요구에 따라 교육
㉨ 학습자의 입장을 중심으로 함
㉩ 지역사회보건과 병행해서 교육
㉪ 보건 교육 시 가장 중요한 것 : 대상자와 함께 계획
㉫ 학습자 요인 : 학습 동기(가장 중요), 학습자 준비, 지적 능력, 학습전략, 자신에 대한 지각, 심리적 개인차 등

2장 _ 보건행정

● **보건행정의 특징**
㉠ 공공성 및 사회성 : 공공재의 성격을 띤다.
㉡ 봉사성 : 국민의 복지와 행복을 위해 적극적으로 서비스를 제공한다.
㉢ 조장성 및 교육성 : 국민 스스로 질병예방과 건강증진을 위해 노력하도록 조장한다.
㉣ 과학성 및 기술성 : 과학행정인 동시에 기술행정이다.
㉤ 보건의료에 대한 가치의 상충 : 서비스 욕구 등 개인적 가치와 서비스 분배에 따른 형평성이 상충된다.
㉥ 행정 대상의 양면성 : 국민의 보건을 위한 규

제와 보건의료산업 보호를 위한 자율을 함께 고려해야 한다.

- **굴릭(Gulick)의 관리과정**
  ㉠ 기획(planning, P)
  ㉡ 조직(organizing, O)
  ㉢ 인사(staffing, S)
  ㉣ 지휘(directing, D)
  ㉤ 조정(coordination, Co)
  ㉥ 보고(reporting, R)
  ㉦ 예산활동(budgeting, B)

- **세계보건기구(WHO)가 규정한 보건사업의 범위**
  ㉠ 보건관계기록의 보존
  ㉡ 지역주민에 대한 보건교육
  ㉢ 환경위생
  ㉣ 감염병 관리
  ㉤ 모자보건
  ㉥ 의료서비스 제공
  ㉦ 보건간호

- **보건의료전달체계가 대두된 배경**
  ㉠ 의료기술의 향상
  ㉡ 의료 인력의 전문화, 고급화 추세
  ㉢ 의료 인력과 시설의 불균형적 분포
  ㉣ 제3자 지불제도의 도입 및 확산
  ㉤ 의료비의 급증
  ㉥ 제한된 의료자원의 효율적 제고

3장 _ 환경보건

- **쾌적한 환경의 요소**
  ㉠ 환기(가장 중요한 요소)
  ㉡ 온도
  ㉢ 습도
  ㉣ 소음방지
  ㉤ 문화시설

- **환경오염의 원인**
  ㉠ 인구의 증가
  ㉡ 산업화
  ㉢ 인구의 도시 집중
  ㉣ 지역 개발
  ㉤ 과학기술의 발달
  ㉥ 환경보전에 대한 인식 부족

- **기생충질환의 감염원**
  간디스토마, 폐디스토마, 주혈흡충 등과 회충, 편충

- **수인성 질병의 감염원**
  콜레라, 장티푸스, 세균성 이질

- **1차 오염물질**
  입자상 물질, 가스 상의 물질이다.
  ㉠ 분진(에어로졸)
  ㉡ 암모니아(NH_3)
  ㉢ 일산화탄소(CO)
  ㉣ 아황산가스(SO_2)
  ㉤ 이산화탄소(CO_2)

- **공기의 자정작용**
  ㉠ 바람에 의한 희석작용
  ㉡ 강우, 강설 등에 의한 공기 중의 수용성 가스

와 분진의 세정작용
ⓒ 산소, 오존, 과산화수소에 의한 산화작용
ⓔ 태양광선 중 자외선에 의한 살균작용
ⓜ 녹색식물의 탄소동화작용에 의한 이산화탄소와 산소의 교환 작용

- **기후의 3대 요소**
  기온, 기습, 기류

4장 _ 산업보건

- **산업보건의 목표**
  ⓐ 근로자들이 신체적, 정신적, 사회적으로 안녕 상태를 최고로 증진한다.
  ⓑ 산업장에서의 작업 조건 때문에 발생하는 질병을 예방한다.
  ⓒ 근로자들이 건강에 해를 끼치게 될 유해인자에 폭로되는 일이 없도록 보호한다.
  ⓓ 생리적, 심리적 적성에 맞는 작업에서 일하도록 배치, 작업 능률 및 생산성을 향상시킨다.

- **산업보건의 중요성**
  ⓐ 대상자인 노동인구가 많다.
  ⓑ 건강한 인력 확보가 필요하다.
  ⓒ 근로자의 생산성 향상에 중요하다.
  ⓓ 노동의 사회성이 있다.

- **건강진단 실시 이유**
  ⓐ 전반적인 건강 수준을 평가하기 위해
  ⓑ 근로자가 일에 적합한 특성을 갖는지 확인하기 위해
  ⓒ 사후 배치에 고려할 수 있게 하기 위해
  ⓓ 작업이 근로자의 건강에 불리한 영향을 미치는지 여부를 확인하기 위해

- **건강진단 실시 목적**
  ⓐ 집단의 건강 수준을 파악하기 위함이다.
  ⓑ 직업병의 유무를 색출하고 건강상태를 관찰하기 위함이다.
  ⓒ 작업장에 부적합한 근로자를 색출하고 신체적, 심리적으로 알맞은 작업에 배치시키기 위함이다.
  ⓓ 산업재해 보상의 근거와 질병자를 관리하기 위함이다.

- **작업환경관리의 목적**
  ⓐ 직업병 예방
  ⓑ 산업재해 예방
  ⓒ 산업피로 억제
  ⓓ 인간의 건강 보호

Assistant nurse

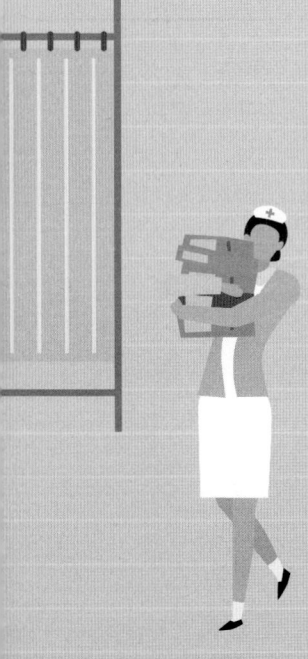

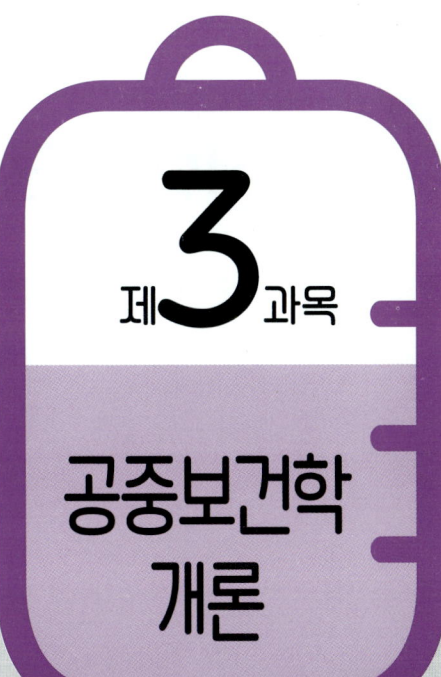

제3과목 공중보건학 개론

- 1장   질병관리사업
- 2장   인구와 출산
- 3장   모자보건과 학교보건
- 4장   지역사회보건
- 5장   의료법규

- 제3과목   예상문제·기출유사문제
- 제3과목   OX문제
- 제3과목   요약

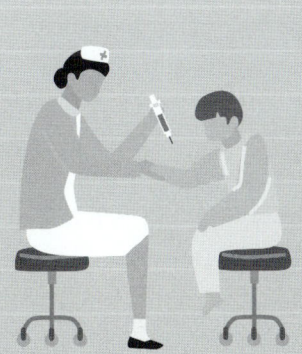
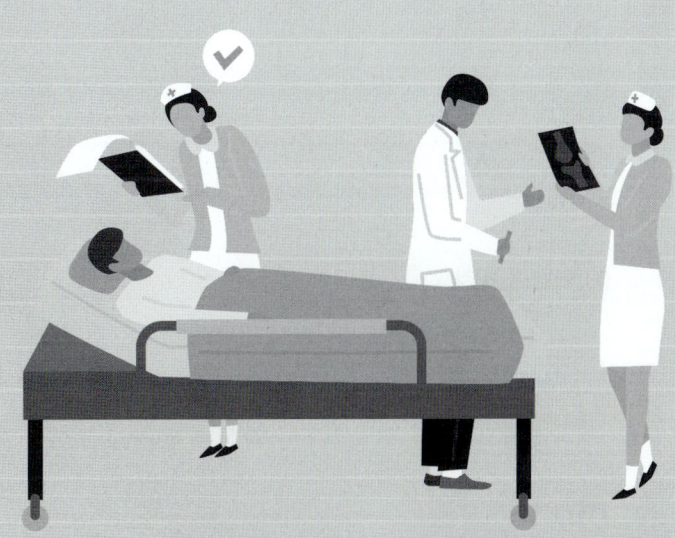

1장 질병관리사업

공중보건학개론

❶ 질병예방

(1) 질병의 자연사 : 질병의 시작으로부터 소멸에 이르기까지 일련의 거쳐 가는 과정이다.

(2) 질병 발병기
① 비병원성기 : 병원체의 숙주에 대한 자극을 억제 또는 극복할 수 있는 상태를 말한다.
② 초기 병원성기 : 병원체의 자극이 시작되는 질병전기, 질병에 대한 저항력이 요구되는 기간이다.
③ 불현성 감염기 : 감염병의 경우 잠복기, 비감염성 질환인 경우 자각증상이 없는 초기단계이다.
④ 발현성 질환기(현성 감염기) : 임상적 증상이 나타나는 시기, 즉 적절한 치료가 필요한 시기이다.
⑤ 회복기 : 재활단계이다.

(3) 질병 예방 행동
① 1차 예방 : 건강증진과 특수 예방서비스, 손 씻기나 예방접종 등
② 2차 예방 : 조기발견과 조기치료의 단계, 건강검진, 진단, 치료서비스 등
③ 3차 예방 : 재활 및 사회복귀 단계

❷ 역학

(1) 역학의 이해
① 역학의 정의 : 인구집단에서 발생하는 모든 건강 관련 현상의 빈도와 분포를 파악하고, 원인적 결정요인을 규명함으로써 질병예방과 건강증진을 위한 방법을 개발하는 학문을 말한다.
② 역학의 역할 : 질병 발생의 원인 규명, 질병의 자연사 연구, 질병 발생과 유행 감시, 보건사업의

기획과 평가, 임상 분야에 활용한다.
③ **역학조사** : 환자 진단 및 확인, 유행 확인, 유행자료의 수집 및 분석, 가설설정과 검정, 예방대책 수립과 보고서의 작성

(2) **질병 발생의 3대 원인** : 병원체 요인, 숙주 요인, 환경 요인
   ① **병원체 요인** : 숙주를 침범하는 미생물로 숙주에게 손상을 주는 질병 발생 인자를 말한다.
      ㉠ **화학적 병원체** : 내인성 화학물질, 외인성 화학물질
      ㉡ **물리적 병원체** : 열, 자외선 노출, 방사능 등
      ㉢ **생물학적 병원체** : 박테리아, 바이러스, 리케차, 프로토조아, 메타조아, 진균 등
   ② **숙주 요인** : 출생 시 이미 결정된 유전적 요인과 출생 후 외부환경과의 상호작용에 의해 결정된다.
      ㉠ **감염력** : 병원체가 숙주에 침입하여 알맞은 기관에 자리 잡고 증식하는 능력이다.
      ㉡ **병원력** : 병원체가 감염된 숙주에게 현성 질병을 일으키는 능력이다.
      ㉢ **독력** : 병원체가 숙주에 대해 심각한 임상 증상과 장애를 일으키는 능력이다.
      ㉣ **면역력** : 병원체가 숙주에게 특이 면역성을 길러주는 성질이다.
   ③ **환경 요인**
      ㉠ **물리적 환경** : 기후, 일기, 계절, 물, 기거 등
      ㉡ **사회경제적 환경** : 인구밀도와 자연자원, 경제상태, 정치, 문화, 과학의 발달 등
      ㉢ **생물학적 환경** : 기생충의 병원소, 영양학적 요소 등

(3) **역학 모형**
   ① **Gordon의 생태학적 모형(지렛대 모형)** : 질병 또는 유행의 발생을 환경이라는 저울 받침대와 병원체와 숙주라는 양쪽 끝의 저울추로 비유한다.
      ㉠ **평형 상태** : 지역사회 내에서 유행이 발생하지 않은 경우
      ㉡ **병원체 쪽으로 기운 상태** : 바이러스가 항원성에 변이를 일으켜 감염력과 병원성이 증가되었을 때 유행이 발생하는 경우
      ㉢ **숙주 쪽으로 기운 상태** : 개인이나 집단의 면역 수준이 떨어져 숙주의 감수성이 증가하는 경우

(4) **질병 빈도의 측정**
   ① **비율** : 단위 시간 동안 측정값의 순간적인 변화량
      (예) 발생률, 기간 유병률, 조사망률 등)
   ② **비** : 한 측정값을 다른 측정값으로 나누어 A:B 또는 A/B의 형태로 나타내는 지수
      (예) 출생 성비)

③ 분율 : 전체 대상 중에서 특정 속성을 갖는 세부집단의 상대적 비중
(예 유병률, 발병률, 치명률 등)

(5) 건강검진의 집단검사
① **집단검진의 정의** : 지역사회 인구집단을 대상으로 질병을 선별하는 검사를 말한다.
② **집단검진의 목적**
　㉠ 특정 지역사회의 유병률과 질병상태를 정확히 파악하고 질병발생과 관련되는 요인을 규명할 수 있다.
　㉡ 질병의 조기상태를 파악하여 질병의 자연사나 발생기전을 이해하는데 도움이 된다.
　㉢ 질병을 조기 진단함으로써 생명연장과 질병치유에 도움이 된다.
　㉣ 집단검진 과정에서 주민에게 질병에 대한 지식과 예방의 중요성을 인식시킬 수 있다.
③ **집단검진의 조건**
　㉠ 중요한 건강문제이고, 효과적인 치료방법이 있어야 한다.
　㉡ 정확하게 진단, 치료할 수 있는 시설이 있어야 한다.
　㉢ 어느 정도의 잠복기, 초기증상을 나타내는 시기가 있는 질병이어야 한다.
　㉣ 질병의 발생 및 진행과정이 알려진 질병이어야 한다.
　㉤ 진단 결과를 내주는 타당한 검사 방법이어야 한다.
　㉥ 검사방법 자체가 기술적으로 시행하기 쉽고, 단가가 싸며, 거부감이 없어야 한다.
　㉦ 환자 색출은 계속적으로 이루어져야 하며, 한 번으로 끝나선 안 된다.

(6) 역학 연구의 방법
① **역학 연구의 정의** : 누가, 무엇 때문에, 감염을 차단하기 위해 정보를 어떻게 이용해야 하는가에 대한 답을 얻기 위해 자료를 이용하는 작업을 말한다.
② **역학연구의 종류**
　㉠ 기술역학 연구 : 인구집단에서의 질병 발생과 관련되는 모든 현상을 기술하여, 질병발생의 원인에 대한 가설을 얻기 위해 시행되는 연구이다.
　㉡ 분석역학 연구
　　• 단면 연구 : 특정기간의 모집단에서 질병과 특정요인과의 관계를 동시에 조사하여 관련성을 찾아내는 연구이다.
　　• 환자 대조군 연구 : 환자군과 대조군을 결과에 따라 선택하고, 가능한 과거의 위험요인에 노출된 빈도에 따라 비교하는 연구방법이다.
　　• 코호트 연구 : 건강한 집단을 대상으로 질병발생의 빈도를 여러 변수에 따라 질병의 원인과 연

관 지어 일정기간 동안 계속 관찰하는 연구방법이다.

ⓒ 실험연구 : 실험적 방법을 사용하여 질병의 원인을 규명하고자 하는 연구이다.

❸ 감염병 관리

(1) 감염병의 정의 : 병원체가 숙주의 몸 안에 들어가 증식하여 일으키는 질환을 말한다.

> **전염병**
> 한 숙주에서 다른 숙주로 전파되는 감염병을 의미한다.

(2) 감염병 유행의 3대 요인

① 감염원과 병원소 : 감수성 있는 숙주에게 병원체를 전파시킬 수 있는 근원이 되는 모든 것

② 감염경로 : 감염원으로부터 감수성 있는 숙주에게 병원체가 운반되는 과정

③ 감수성 있는 숙주 : 병원체에 대항하여 감염이나 발병을 저지할 수 없는 상태의 숙주

(3) 감염병의 생성과정 : 병원체 – 저장소 – 탈출구 – 전파방법 – 침입구 – 감수성 있는 숙주

① 병원체 : 감염이나 감염병을 일으키는 유기체이다.

㉠ 세균 : 구균-포도상구균, 폐렴균, 임균 / 간균-한센균, 디프테리아균, 장티푸스균, 결핵균

㉡ 바이러스 : 병원체 중에서 가장 작고 전자현미경으로만 관찰이 가능하다.

ⓒ 원충 : 말라리아, 아메바성 이질, 톡소플라스마 등

㉣ 진균 : 병원체 중 가장 크다.

㉤ 기생충 : 회충, 요충, 촌충, 흡충, 구충 등

㉥ 스피로헤타 : 나선균과 비슷하나 세균은 아님, 가늘고 길며 편모가 없고 회전운동, 매독균

㉦ 리케차 : 발진티푸스, 발진열, 쯔쯔가무시

② 병원소 : 병원체가 생존을 계속하여 증식하고 다른 숙주에게 전파될 수 있는 상태로 저장되는 장소를 말한다.

㉠ 인간병원소

- 현성감염자 : 병원체에 감염되어 확실한 임상증상을 보이는 사람, 환자
- 불현성감염자(무증상 감염자) : 병원체에 감염되었지만 임상증상이 나타나지 않은 사람
- 보균자 : 임상적인 증상은 없으나 감염병 병원체를 보유하고 있는 사람

- 잠복기 보균자 : 잠복기중에 타인에게 병원체를 전파시키는 사람(예 백일해)
- 회복기 보균자 : 감염병을 경과하고 임상 증상이 소실되어도 계속 병원체를 배출하는 사람
- 건강 보균자 : 병원체에 감염되고도 처음부터 전혀 증상을 나타내지 않고 발병하지 않은 경우

ⓒ 동물병원소 : 인수공통감염병의 경우
- 보툴리즘 : 소, 돼지, 가금류
- 살모넬라증 : 소, 돼지, 가금류, 파충류
- 결핵 : 소, 돼지, 가금류, 새
- 광견병 : 개, 고양이, 여우, 기타 야생동물
- 황열 : 원숭이
- 일본뇌염 : 말, 돼지, 가금류
- 간 및 폐흡충 : 개, 고양이, 돼지, 기타 야생동물
- 촌충 : 소, 돼지
- 발진열, 페스트 : 쥐

ⓒ 토양 : 파상풍의 경우

③ 병원소로부터 병원체의 탈출
ⓐ 호흡기계 탈출 : 대화, 기침, 재채기를 통해 탈출
ⓑ 소화기계 탈출 : 분변이나 토사물을 통해 탈출
ⓒ 비뇨생식기계 탈출 : 소변이나 성기 분비물을 통해 탈출
ⓓ 개방병소로 직접 탈출 : 신체 표면의 농양, 상처부위, 결막 등을 통해 탈출
ⓔ 기계적 탈출 : 흡혈성 곤충, 주사기

④ 전파 : 병원소로부터 탈출한 병원체가 새로운 숙주까지 운반되는 것
ⓐ 직접 전파 : 중간 전파체의 역할 없이 직접 전파됨으로써 감염되는 경우
ⓑ 간접 전파 : 각종 매개체(모기, 이, 물, 토양, 공기 등)에 의해 전파됨으로써 감염되는 경우

⑤ 새로운 숙주에의 침입 : 병원체가 병원소로부터 탈출하는 경로와 동일

⑥ 숙주의 감수성과 면역
ⓐ 감수성 : 숙주에 침입한 병원체의 감염이나 발병을 막을 수 없는 상태를 말한다.
ⓑ 면역 : 어떤 특정한 감염균에 대한 저항력을 말한다.

(4) 감염병 예방과 관리

① 전파 차단
ⓐ 병원소 제거 : 격리, 치료, 제거 등
ⓑ 병원소의 검역과 격리

ⓒ 환경 위생 관리

② 숙주의 면역 증강

③ 환자에 대한 조치

(5) 법정 감염병(nationally notifiable communicable diseases)

구분	개념	종류
제1급 감염병	생물테러감염병 또는 치명률이 높거나 집단 발생의 우려가 커서 발생 또는 유행 즉시 신고하여야 하고, 음압격리와 같은 높은 수준의 격리가 필요한 감염병을 말한다.(갑작스러운 국내 유입 또는 유행이 예견되어 긴급한 예방·관리가 필요하여 보건복지부장관이 지정하는 감염병을 포함한다.)	에볼라바이러스병, 마버그열, 라싸열, 크리미안콩고출혈열, 남아메리카출혈열, 리프트밸리열, 두창, 페스트, 탄저, 보툴리눔독소증, 야토병, 신종감염병증후군, 중증급성호흡기증후군, 중동호흡기증후군, 동물인플루엔자 인체감염증, 신종인플루엔자, 디프테리아
제2급 감염병	전파가능성을 고려하여 발생 또는 유행 시 24시간 이내에 신고하여야 하고, 격리가 필요한 감염병을 말한다.(다만, 갑작스러운 국내 유입 또는 유행이 예견되어 긴급한 예방·관리가 필요하여 보건복지부장관이 지정하는 감염병을 포함한다.)	결핵, 수두, 홍역, 콜레라, 장티푸스, 파라티푸스, 세균성이질, 장출혈성대장균감염증, A형 간염, 백일해, 유행성이하선염, 풍진, 폴리오, 수막구균 감염증, b형 헤모필루스 인플루엔자, 폐렴구균 감염증, 한센병, 성홍열, 반코마이신내성황색포도알균 감염증, 카바페넴내성장내세균속균종 감염증, E형 간염
제3급 감염병	그 발생을 계속 감시할 필요가 있어 발생 또는 유행 시 24시간 이내에 신고하여야 하는 감염병을 말한다.(다만, 갑작스러운 국내 유입 또는 유행이 예견되어 긴급한 예방·관리가 필요하여 보건복지부장관이 지정하는 감염병을 포함한다.)	파상풍, B형간염, 일본뇌염, C형 간염, 말라리아, 레지오넬라증, 비브리오패혈증, 발진티푸스, 발진열, 쯔쯔가무시증, 렙토스피라증, 브루셀라증, 공수병, 신증후군출혈열, 후천성면역결핍증, 크로이츠펠트-야콥병 및 변종크로이츠펠트-야콥병, 황열, 뎅기열, 큐열, 웨스트나일열, 라임병, 진드기매개뇌염, 유비저, 치쿤구니야열, 중증열성 혈소판감소증후군, 지카 바이러스 감염증
제4급 감염병	제1급감염병부터 제3급감염병까지의 감염병 외에 유행 여부를 조사하기 위하여 표본감시 활동이 필요한 감염병을 말한다.	인플루엔자, 매독, 회충증, 편충증, 요충증, 간흡충증, 폐흡충증, 장흡충증, 수족구병, 임질, 클라미디아감염증, 연성하감, 성기단순포진, 첨규콘딜롬, 반코마이신내성장알균 감염증, 메티실린내성황색포도알균 감염증, 다제내성녹농균 감염증, 다제내성아시네토박터바우마니균 감염증, 장관감염증, 급성호흡기감염증, 해외유입기생충감염증, 엔테로바이러스감염증, 사람유두종바이러스 감염증

(6) 병원체의 종류에 따른 분류

① 세균성 전염병 : 장티푸스, 이질, 결핵, 콜레라, 백일해, 나병 등
② 바이러스성 전염병 : 독감, B형 간염, 일본뇌염, 소아마비(폴리오), 홍역, 광견병, 유행성이하선염, AIDS 등
③ 리케치아성 전염병 : 발진티푸스, 쯔쯔가무시병 등

(7) 병원체의 탈출, 전파, 침입 수단

탈출	전파	침입	질병의 예
기도 분비물(호흡기)	공기매체, 비말, 개달물	기도	감기, 홍역, 디프테리아
분비(위장관)	물, 음식물, 파리, 개달물	소화기(입)	장티푸스, 소아마비, 바이러스성 간염
병변부위 삼출액(상처)	직접접촉, 성교, 파리, 개달물	피부, 성기점막, 안구점막	종기, 임질, 트라코마
혈액(매개동물)	흡혈절족동물(모기)	피부(자상부위)	말라리아, 사상충, 뇌염, 발진티푸스, 페스트

④ 만성질환 관리

(1) 만성질환의 정의 : 호전과 악화를 반복하면서 결국 악화되는 질환, 유병기간이 긴 질병을 말한다.

(2) 만성질환의 특징

① 원인이 다양하고 발생시점이 불분명하다.
② 생활습관과 관련이 있어 예방이 중요하다.
③ 호전과 악화를 반복하며 계속 나빠지는 방향으로 진행한다.
④ 유병률이 발생률보다 높다.
⑤ 장시간의 치료와 관리가 필요하다.
⑥ 연령이 높아질수록 유병률이 높아진다.

(3) 만성질환의 위험 요인

① 유전적 요인

② 식습관 및 기호식품

③ 사회경제적 요인

④ 영양

⑤ 정서적 요인

⑥ 직업적 요인

⑦ 환경적 요인

⑧ 감염성 질환

(4) 만성질환의 예방 및 관리

① **1차 예방** : 발병 자체를 예방한다.

(예 예방접종, 금연, 절주, 운동 및 영양개선사업 등)

② **2차 예방** : 증상이 나타나기 전에 조기진단 및 치료한다.

(예 건강검진, 암 검진 등)

③ **3차 예방** : 합병증과 불능으로의 진행을 막고 재활치료를 통해 기능을 회복한다.

(예 정신재활시설, 만성질환자를 위한 재활사업 등)

(5) 만성질환자의 간호문제

① **약물문제**

㉠ **약물사용평가(DUR)** : 2개 이상의 진료를 받을 경우, 동일하거나 유사한 효능을 지닌 약물들을 체크하여 중복처방 여부를 확인한다.

㉡ **약물복용 불이행** : 질병이 적절하게 조절되지 않는 주된 원인

② **활동 제한 문제** : 움직임의 제한이 지속될 때 기동성 상실

③ **통증 문제**

④ **우울 및 수면장애**

⑤ **생활습관 문제**

(6) 우리나라 만성질환관리 사업의 필요성

① 만성 질환으로 인한 질병부담의 증가

② 주요 만성질환의 관리 및 예방서비스의 제공 미흡

③ 아토피 질환 등 새로운 건강위협 출현 및 삶의 질에 대한 관심의 증가

(7) 주요 국가 만성질환관리 사업

① 암 관리사업

② 심뇌혈관질환 예방관리사업

> **참고 1**
>
> **객혈시의 간호**
> - 상반신을 약간 높여 준다.
> - 큰기침을 삼가하고 기침이 나올 땐 잔기침하게 한다.
> - Ice bag을 흉부에 대 준다.
> - 의사표시를 위한 필기도구를 준비한다.
> - 금식한다.
> - 절대 안정시킨다.
> - 출혈한 객담이 많은 경우 3% Cresol에 30분간 둔 후 변소에 버린다.
> - 홑이불에 묻었을 때는 크레졸에 담구었다가 삶아서 뺀다.

> **참고 2**
>
> **간염환자 간호 시 주의사항**
> - 전염성 간염환자에게 전파의 가능성에 대해 교육시킨다.
> - 혈청성 간염환자에게 사용했던 주사기는 일회 사용 후 버린다.
> - 전염성 간염환자의 대소변은 반드시 소독 후 버린다.
> - 사용했던 주사기의 바늘은 주사침통에 넣음으로서 찔리는 것을 예방한다.
> - 간염환자가 먹다 남긴 음식은 동물사료로 사용하지 않고 소독 후 폐기 처분하고, 식기는 소독한다.
> - **간염에 감염되기 쉬운 집단 : 수혈자들, 집단생활자, 의료계 종사자, 상습적 약물 복용자 등**

> **참고 3**
>
> **성병환자 교육 시 간호조무사의 태도**
> - 조기치료를 강조하며 환자발견에 힘쓰도록 한다.
> - 건전한 성생활을 유지하도록 한다.(성교 시 콘돔 사용)
> - 임신 중 귀머거리, 장님 기타 합병증을 유발한다고 설명한다.
> - 임신 중에 발견된 경우 완치가 가능하며 부부가 같이 치료받아야 한다고 교육시킨다.
> - 환자로 의심 및 발견되면 즉시 치료를 받도록 소치한다.
> - 임신 중에 매독에 감염되지 않도록 주의시킨다.
> - 임질감염이 신생아 안염을 유발할 수 있음을 교육한다.

> **참고 4**
>
> **오염된 음료수에 의해 전염되는 질환**
> - **발생상황** : 환자 발생률이 폭발적이고 동시에 발생한다.
> - **발생지역** : 대체로 급수지역에 일치, 음료수에서 동일 병원체가 검출된다.
> - **성·연령** : 성별, 연령별, 직업별에 따른 차이가 없이 발생한다.
> - **사망률** : 사망률은 일반적으로 낮고 이차감염은 없는 편이다.
> - **발생계절** : 하절기에 다소 많으나 계절에 관계없이 일어난다.
> - **대표질환** : 장티푸스, 파라티푸스, 세균성이질, 아메바성 이질, 콜레라, 소아마비, 유행성 간염이나 기생충 감염
> - **예방법** : 음용수 관리를 철저히 한다.

2장 인구와 출산

공중보건학개론

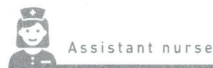

❶ 인구의 이해

(1) 인구의 개념 : 일정한 기간 동안 일정한 지역에 생존하는 인간집단을 말한다.

(2) 인구의 종류

① 이론적 인구
- ㉠ 폐쇄인구 : 출생과 사망에 의해서만 변동되는 인구로, 인구이동, 즉 전출과 전입이 전혀 없는 인구를 말한다.
- ㉡ 안정인구 : 인구가 일정한 연령별 출생률과 연령별 사망률을 보일 경우, 그 인구의 연령분포가 고정된 경우를 말한다.
- ㉢ 준안정인구 : 연령별 출생률만이 일정하게 유지된다는 조건하에서 나타나는 이론적 인구를 말한다.
- ㉣ 정지인구 : 안정인구 중에서 인구규모가 변하지 않고 일정하게 유지되는 것으로 인구증가율이 '0'이 되는 것이다.
- ㉤ 적정인구 : 최대의 생산성을 유지하여 최고의 생활수준을 유지할 수 있는 인구를 말한다.

② 실제적 인구
- ㉠ 현재인구 : 지역 내에 실제로 존재하는 인구 수
  (예 회사에서 일하는 사람, 여행 와있는 사람, 거주자)
- ㉡ 상주인구 : 소재에 상관없이 통상적으로 거주하는 인구 수
  (예 주민등록상 주소지 거주자)
- ㉢ 법적인구 : 어떤 법적 관계에 입각하여 특정한 인간집단을 특정지역에 귀속시킨 인구

(3) 인구변천이론

① 노터스텐의 인구변천 이론 : 산업화를 달성한 사회의 인구변동을 설명하기에는 적합하나 단기간

에 격심한 인구변동을 겪고 있는 급속한 경제발전국가를 설명하기에는 부적합하다.
- ㉠ 제1기 : 다산다사로 고잠재적 성장단계
- ㉡ 제2기 : 다산소사로 과도기적 성장단계
- ㉢ 제3기 : 소산소사로 인구감소 발단기로 변화해간다는 것

② 블래커(Blacker)의 분류
- ㉠ 1단계 고위 정지기 : 출생률·사망률이 모두 높아 인구증가가 많이 일어나지 않는 후진국형
- ㉡ 2단계 초기 확장기 : 사망률이 낮은데 비해 출생률은 높아서 인구가 증가하는 단계
- ㉢ 3단계 후기 확장기 : 사망률이 낮고 출생률도 낮아져서 인구성장이 둔화되는 단계
- ㉣ 4단계 저위 정지기 : 사망률과 출생률이 최저에 달한 단계
- ㉤ 5단계 감퇴기 : 출생률이 사망률보다 낮아져 인구가 감소하는 단계

❷ 인구통계

(1) 우리나라 최초의 인구조사 : 1925년

(2) 인구통계 자료

① 전수조사 : 어떤 한 시점에 일정지역에 거주하거나 머물고 있는 모든 사람에 대한 특정의 정보를 개인단위로 수집하는 정기적인 조사를 말한다.
(예 5년마다 실시하는 인구주택 총 조사)
② 신고자료 : 출생, 사망, 결혼, 이혼, 이주에 대해 당사자나 관련자가 양식에 따라 등록한 자료를 말한다.
③ 표본조사 : 특수한 목적으로 한정된 내용의 통계자료를 수집하고자 할 때 사용한다.

(3) 인구정태와 인구동태

분류	인구정태	인구동태
조사시기	시점조사	기간조사
통계종류	인구크기, 인구구성, 인구밀도, 인구분포, 연령별 인구, 성별인구 등	출생률, 사망률, 전출입률, 혼인율, 이혼율 등
활용도	각종 자료 산출의 기초 자료	인구와 연관된 사상을 파악

❸ 인구문제

(1) 세계 인구문제
    ① 선진국 : 출생률 저하가 주요 인구문제
    ② 개발도상국 : 인구 증가로 세계 인구의 폭발적 증가 원인으로 볼 수 있다.

(2) 우리나라 인구문제
    ① 노인인구가 지속적으로 증가
    ② 평균 수명이 증가
    ③ 합계 출산율의 지속적 감소
    ④ 노년부양비의 증가
    ⑤ 수도권 인구 집중

(3) 인구 증가와 가장 관련이 있는 요소 : 의료기술의 발전

(4) 인구 증가 및 과잉으로 문제되는 것
    ① 빈곤 및 실업의 증가
    ② 환경오염
    ③ 의료부담
    ④ 보건문제

❹ 인구정책

(1) 인구정책의 바람직한 방향
    ① 바람직한 성교육의 실시
    ② 유전질환의 관리
    ③ 피임에 관한 교육
    ④ 인구문제 홍보

(2) 우리나라 인구정책의 변화

① 1960년대 : 3 · 3 · 35로 세 명의 자녀를 3년 터울로 낳아 35세 이전에 단산하자는 캠페인
② 1970년대 : 딸, 아들 구별 말고 둘만 낳아 잘 기르자
③ 1980년대 : 축복 속에 자녀 하나 사랑으로 튼튼하게
④ 1990년대 : 사랑으로 낳은 자식 아들, 딸로 판단 말자
⑤ 2000년대 : 아빠! 혼자는 싫어요. 엄마! 저도 동생을 갖고 싶어요
⑥ 2010년대 : 저출산 고령사회 기본 계획 수립

(3) 우리나라가 추진하고 있는 인구 정책의 방향 : 취업 욕구 분출에 따른 고용 기회의 확대

(4) 출산력 저하의 원인

① 여성의 경제 활동 참여율이 높아짐으로써 일과 가정의 양립이 어려워졌다.
② 가치관 변화로 결혼에 대한 부정적인 태도와 자녀 필요성의 약화로 결혼 의향이 낮아졌다.
③ 영유아의 보육비 및 교육비, 취학 자녀의 사교육비 등 자녀를 양육하고 교육하는데 들어가는 비용이 많아졌다.
④ 주택 가격의 상승으로 인한 주택 마련이 어렵고 주거 불안정은 임신을 연기하거나 자녀의 수를 축소하게 되었다.
⑤ 사회 현상 변화에 따른 만혼, 고령출산, 인공임신중절 등으로 출산 수준이 저하되었다.

❺ 가족계획

(1) **개념** : 출산의 시기 및 간격, 자녀의 수를 결정하여 건강한 자녀의 출산과 양육을 하는 것, 불임증 환자의 진단 및 치료를 하는 것을 말한다.

(2) **목적** : 부모의 건강, 가정의 경제능력 향상, 모자보건 증진, 자녀를 건강하게 양육하고, 행복한 가정을 이루도록 하며, 문화적인 생활을 영위하는데 있으며, 나아가 불임증이 있는 사람에게는 치료하여 임신을 도모하는데 있다.

(3) **국가적 차원의 의의** : 자원의 능력 범위 안에서 인구를 조절하는 것이다.

(4) 필요성

① **모자보건** : 빈번한 임신과 난산은 모성 사망의 3대 원인(출혈, 감염, 임신중독증)을 증가시키고, 유산, 조산, 사산의 증가는 임신 손실의 증가로 결국 사망을 증가시키는 원인이 된다.
② 가정경제생활의 향상과 생활양식의 개선
③ 윤리, 도덕적 필요성
④ 인구문제의 해결
⑤ 여성의 사회적 활동

(5) 가족계획의 주요 내용

① 결혼
② 초산 연령
③ 출산 간격과 횟수
④ 출산 시기, 기간, 단산연령
⑤ 임신 섭생
⑥ 불임증의 진단 및 치료
⑦ 성교육과 피임에 대한 교육

(6) 피임법

① 피임법의 이상적 조건
　㉠ 피임의 효과가 높고, 부작용이 없어야 한다.
　㉡ 육체적, 정신적 피해나 불편감이 없고, 성감에 영향을 주지 않아야 한다.
　㉢ 경제적으로 비용이 적게 들고 구입이 쉬워야 한다.
　㉣ 피임에 실패했을 경우라도 태아나 모체에 아무런 영향이 없어야 한다.
　㉤ 사용이 편리해야 한다.
② 피임의 원리
　㉠ 배란 억제 및 정자형성 저지
　㉡ 수정 방지
　㉢ 자궁 착상 방지
　㉣ 사정 조절
　㉤ 수정로의 차단

(7) 피임의 종류

① 일시적 피임법

 ㉠ **자궁 내 장치(루프)** : 월경이 끝날 무렵 삽입하는 것이 좋으며 수정란의 자궁 내 착상을 방지한다. 하지만 부작용으로 월경량이 증가할 수 있다.

 ㉡ **월경 주기법** : 다음 월경 전날부터 12~19일간을 임신가능기간으로 본다.

 ㉢ **경구피임약** : 배란작용을 억제하며 일시적 피임법 중 가장 효과가 좋다. 또한, 월경량이 감소하고 월경통이 없어지며, 월경 전 긴장 증상이 감소된다.

 ㉣ **콘돔/페미돔** : 성병 예방에 가장 효과적인 피임법이다.

 ㉤ **기초체온법** : 매일 아침 안정된 상태에서 기초체온을 측정하여 배란일을 예측하며 배란 직후 체온이 상승한다.

 ㉥ **성교중절법(질외사정법)**

 ㉦ **다이어프램(페서리)** : 탄력성이 있는 강철선의 고리에 얇은 고무를 공기처럼 씌운 주머니 모양 기구를 질 내에 삽입하여 피임하는 방법이다.

 ㉧ **살정자제** : 질 밖으로 흘러나오지 않도록 주의해야 한다.

 ㉨ **날짜피임법** : 지난 6개월간의 월경주기 중 가장 짧은 주기에서 18일을 뺀 날짜로부터 가장 긴 주기에서 11일을 뺀 날짜까지가 위험기간이다.

  (예) 월경주기가 28~30일인 여성은 월경주기 10일부터 19일까지가 위험기간이다.)

 ㉩ **월경조절법** : 월경 예정일이 지난 지 2주 이내에 플라스틱 팁을 이용하여 자궁 내용물을 흡입해내는 방법이다.

 ㉪ **점액관찰법** : 배란일 전후 분비되는 점액의 변화를 통해 배란일을 알아내는 방법이다.

② 영구적 피임법

 ㉠ **정관절제술** : 남성의 영구피임법이다. 정자의 통로인 정관을 폐쇄하는 것을 말한다.

 ㉡ **난관결찰법** : 여성의 영구피임법이다.

③ **응급 피임법** : 피임약 복용 및 기타 방법(경구 피임약 복용 방법)

 ㉠ 안 먹은지 12시간이 넘지 않았다면 생각난 즉시 바로 복용한다.

 ㉡ 안 먹은지 12시간 이상이 지난 경우, 생각난 즉시 바로 복용한다.

 ㉢ 안 먹은지 24시간 이상이 지난 경우 한 번에 두 알 복용한다.

> **참고 1**
> **일시적 피임법 선택 시 고려사항**
> 안정성, 임신능력 회복, 효과, 비용

참고 2

불임증
- 남성측 원인
  - 정자형성장애 : 전신질환, 고환염, 내분비장애 등으로 인한 무정자증
  - 정자수송로장애 : 기형, 임질, 성기결핵, 외상
  - 정액성분이상 : 정자수부족, 정자의 활동성
  - 사정기능장애 : 요도, 음경, 음낭의 질병, 성교불능증, 역류성 사정
- 여성측 원인
  - 배란장애 : 시상하부, 뇌하수체의 기능장애, 난소질환, 내분비질환
  - 성기자체질환 : 성기발육부진, 기형
  - 분만 후 섭생과정에서 오는 것
  - 급성 및 만성질환의 유무
  - 외과적 원인
  - 호르몬 장애

3장 모자보건과 학교보건

공중보건학개론

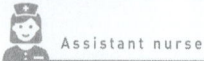

❶ 모자보건의 개요

(1) 모자보건의 정의 : 모성 및 영유아의 생명과 건강을 보호하고 건전한 자녀의 출산과 양육을 도모함으로써 국민보건 향상에 이바지하는 것이다.

(2) 모자보건의 대상자 : 모성과 영유아
① **모성** : 임산부와 가임기 여성(15~49세 여성)
② **영유아** : 출생 후 6년 미만인 사람

(3) 모자보건의 중요성
① 임신, 출산, 산욕 시 일어날 수 있는 사망을 감소시킨다.
② 모자보건의 인구는 전체 인구의 60~70%를 차지하므로 국가보건 차원에서 중요하다.
③ 모성과 아동의 건강은 다음 세대의 인구 자질에 영향을 미친다.
④ 지속적인 건강관리와 질병예방사업의 효과가 크며, 다음 세대에 영향을 미쳐 20~30년 이후의 장기적인 효과를 가져온다.
⑤ 모자보건의 대상자들은 질병에 이환되기 쉽고 영유아기의 질병과 장애는 치명률이 높거나 후유증으로 장애를 일으키기 쉽다.
⑥ 적은 비용으로 건강증진에 기여하며, 영유아기 건강은 중요하므로 다른 어느 보건사업보다 큰 비중을 차지한다.

❷ 모자보건사업

(1) 모자보건사업의 정의 : 모성과 영유아에게 전문적인 보건의료서비스와 관련 정보를 제공하고, 모성의 생식건강 관리와 임신, 출산, 양육 지원을 통하여 이들이 신체적, 정신적, 사회적으로 건강을 유지하게 하는 사업을 말한다.

(2) 모자보건사업의 목적

① 지역사회의 건강수준 증진을 위해 모성건강을 유지한다.
② 임신과 분만에 수반하는 모든 합병증의 발생위험을 줄인다.
③ 다음 임신에 대한 준비를 하도록 한다.
④ 신생아 사망률을 줄인다.
⑤ 불임증을 예방하고 치료한다.

 참고 1

모자보건실 준비 시의 고려사항
- 대상자들에게 즐겁고 편안한 곳이며 유익한 곳이 되기 위해 대기실, 교육실의 여러 가지 기능을 할 수 있는 다목적 기능공간이 필요하며 처치시설과 어느 정도 분리되어 설치되어야 한다.
- 건강관리실 내에 음용수를 이용할 수 있도록 설치 혹은 준비되어야 한다.
- 측정도구 및 의료기자재, 냉장고 등이 설치 또는 준비되어야 한다.
- 대상자가 앉는 의자의 높이는 안락감을 유지할 수 있는 수준으로 한다.

 참고 2

모자보건실의 기능
- 임산부의 산전, 산후관리
- 임부의 분만개조 및 응급조치
- 영유아의 예방접종, 건강관리
- 지역주민에 대한 가족보건교육 및 영양지도
- 일선보건요원의 모자보건 및 가족계획기술지도
- 가족계획시술 및 가족계획상담
- 모자보건 및 가족계획사업에 관한 계몽 및 의료지원

(3) 모자보건사업의 현재 추진 방향 : 선천성 대사이상 검사 및 환아 관리

(4) 모자보건사업의 특징 : 지속적인 건강관리와 질병 예방사업에 효과적이다.

(5) 모자보건사업의 지표

① 영아사망률 및 신생아사망률
  ㉠ 영아사망률=(같은 해의 1세 미만의 사망아 수/특정 연도의 총 출생아 수)×1,000
  ㉡ 신생아사망률=(같은 해의 생후 28일 미만의 사망아 수/특정 연도의 총 출생아 수)×1,000
② 주산기사망률=((같은 해 임신 28주 이후의 태아 사망 수+생후 1주 미만의 신생아 사망 수)/특정 연도의 총 출생아 수)×1,000
③ 모성사망률과 모성사망비
  ㉠ 모성사망률=(임신, 출산, 산욕 합병증의 발생으로 인한 사망자 수/15~49세 가임 여성 수)×1,000
  ㉡ 모성사망비=(임신, 출산, 산욕 합병증의 발생으로 인한 사망자 수/특정 연도의 총 출생아 수(연간 출생아 수))×100,000
④ α-index=당해 연도 영아 사망 수/당해 연도 신생아 사망 수

(6) 모자보건 정책

① 임산부 및 영유아 등록관리
  ㉠ 산전관리 : 모성보건사업의 가장 중요한 요소, 의학적 관리와 임산부의 일상생활, 영양에 대한 교육을 포함한다.
    • **임산부 신고 및 등록관리** : 모자보건수첩 발급하고 건강기록부를 작성
    • 보건소 모유수유 교육
  ㉡ 산후관리 : 분만 후 6~8주 동안의 기간
    • 산모 및 영유아의 건강관리
    • 산모도우미 지원사업
    • 보건소 모유수유 클리닉 운영
② 모성 사망
  ㉠ 임신중독증
  ㉡ 유산, 사산, 조산
  ㉢ 출혈
  ㉣ 감염에 의한 산욕열
③ 가임기 여성의 건강증진사업
  ㉠ 여성생식보건증진 프로그램
  ㉡ 성교육과 성상담 프로그램 및 홍보
  ㉢ 임신과 출산, 육아 등 종합정보 제공
④ 모성건강 지원환경 조성

　　　　㉠ 임산부의 날 행사실시
　　　　㉡ 임산부 배려 캠페인 추진
　　⑤ 산후조리원 감염 및 안전사고 예방
　　⑥ 청소년산모 임신, 출산 의료비 지원사업
　　⑦ 난임 부부에 대한 지원사업

 참고

모자보건센터 목적
적정수준의 보건의료 혜택을 충분히 받지 못하고 있는 농·어촌 주민에게 임부 및 영유아의 건강관리, 안전 분만시설을 제공, 국민보건을 향상, 인구자질을 향상시키기 위함이다.

❸ 영유아 보건사업

(1) 영유아 보건사업의 목적
　① 건강유지를 위한 건강상담을 실시한다.
　② 예방접종을 통해 전염병을 예방한다.
　③ 불구를 조기에 발견하도록 노력한다.
　④ 사고를 방지하여 건강하게 성장하도록 돕는다.

(2) 영유아 건강진단 : 출생 후 1년 이내는 1개월마다 1회, 출생 후 1년 초과 5년 이내는 6개월마다 한다.

(3) 예방접종
　① 예방접종 전의 주의사항
　　㉠ 접종 전날 목욕시킨다.
　　㉡ 집에서 체온을 측정하고 고열이 나면 예방접종을 미룬다.
　　㉢ 청결한 의복을 입혀서 데리고 온다.
　　㉣ 어린이의 건강상태를 잘 아는 보호자가 데리고 온다.
　　㉤ 건강 상태가 좋은 오전 중에 접종한다.
　　㉥ 모자 보건 수첩을 가지고 간다.
　　㉦ 예방 접종을 하지 않을 어린이는 함께 데려가지 않는다.
　② 예방접종 후의 주의사항

㉠ 접종 후 20~30분간 접종 기관에 머물러 관찰한다.
㉡ 귀가 후 적어도 3시간 이상 주의 깊게 관찰한다.
㉢ 접종 당일과 다음날은 과격한 운동을 삼간다.
㉣ 접종 당일은 목욕을 시키지 않는다.
㉤ 접종 부위를 청결히 한다.
㉥ 접종 후 최소 3일은 특별히 관찰하며 심하게 보채고 울거나 구토, 고열이 있으면 즉시 진찰받는다.
㉦ 엎어서 재울 경우 호흡곤란이 있을 수 있으므로 반드시 바로 눕혀 재운다.

(4) 미숙아, 선천성 이상아 등록관리 및 의료비 등의 지원 : 재입원, 외래 및 재활치료, 이송비 및 치료와 직접적으로 관련없는 예방접종비는 지원범위 아님(단, 선천성이상질환 중 직장항문폐쇄/협착의 경우 의료인에 의한 사전적·구체적 계획에 의해 몇 차례 수술이 연속적으로 이뤄질 경우 출생 후 1년 이내의 수술비 지원 가능하다.)

(5) 난청 조기진단사업 : 신생아 청각선별검사

(6) 선천성대사이상 검사 및 환아 관리 : 채혈기관에서는 피검사자가 즉시 치료 등을 취할 수 있도록 검사결과 이상 유무를 막론하고 가급적 빠른 시일 내(채혈 후 10일 이내) 검사 결과를 알려줘야 한다.

(7) 취학 전 아동 실명예방사업 : 찾아가는 눈 건강 교실 운영횟수의 확대

❹ 학교보건

(1) 학교보건의 이해
① **학교보건의 정의** : 학생과 교직원이 건강하고 안전하게 생활할 수 있도록 질병을 예방하고 건강을 보호, 증진함으로써 건강한 학교생활을 유지하도록 하는 것이다.
② **학교보건의 목표** : 학생과 교직원이 스스로 그들의 질병을 관리하고 질병의 예방 및 건강보호, 유지, 증진할 수 있는 능력을 갖추도록 하는 데 있으며, 학교 인구의 건강을 잘 관리해주어 학습 능률의 향상을 기한다.

(2) 학교보건의 필요성

① 전체인구의 $\frac{1}{4}$을 차지할 정도로 범위가 크다.
② 학령기는 성장발달 시기로 질병을 조기 발견하여 불구를 예방하고 적은 경비로 큰 성과를 올릴 수 있다.
③ 학교는 질병과 사고에 대한 감수성이 높고, 위험발생률이 높은 연령집단으로 구성된다.
④ 학교라는 고정된 장소 내에 밀집되어 있어 체계화된 보건교육을 시행할 수 있다.
⑤ 행동 및 인식의 변화가 용이한 시기이다.
⑥ 학생을 통해 지역사회까지 영향을 파급시킬 수 있다.
⑦ 학령기 바른 건강 습관과 지식 습득은 평생 건강에 영향을 미친다.

(3) 학교보건의 발달

① 학교보건의 역사
  ㉠ 초, 중등학교 교육과정 제정(1946)
  ㉡ 학교신체검사 규칙 제정(1951)
  ㉢ 교육공무원법 제 4조에 의한 양호교사 제도화(1953)
  ㉣ 학교보건법 제정(1967)
② 학교보건사업의 변화
  ㉠ 감염병 관리기
  ㉡ 신체검사기
  ㉢ 포괄적 건강관리기
  ㉣ 학교 보건교육 과정기
③ 학교보건 인력
  ㉠ 교장 : 학교보건 관리 총괄, 학교 위생 개선과 책임, 건강검사 실시 및 예방접종 완료 여부의 검사, 질병 감염에 대한 학생 치료 및 예방 조치, 식품위생의 유지 관리 의무
  ㉡ 전문인력 : 보건 교사
  ㉢ 담임교사 : 건강 관찰을 통한 1차적인 보건 실시

(4) 학교보건사업

① 학교보건사업의 개념 및 정의 : 안전하고 건강한 학교환경의 제공, 지속적이고 효과적인 보건교육을 제공함으로써 각자의 건강문제를 스스로 해결하여 안녕 상태에 이르도록 신체적, 정신적, 사회적 기능수준을 향상시키는 포괄적인 건강사업

② 학교보건사업의 내용 : 학교 보건교육 실시, 학교 건강증진 프로그램, 학생건강평가, 학교 감염병 관리, 건강문제 관리, 학교 환경관리 및 보건실 운영

(5) 학생 건강문제 예방
① 예방접종
② 사고 예방
③ 약물 남용 예방
④ 예방 전략 : 정보 전달, 정서적 교육, 또래를 통한 교육 및 상담 등

(6) 학교 보건교육 : 개인, 집단 지도, 매체 활용, 가정통신문 및 가정방문

(7) 학교보건인력 배치
① 보건교사 : 초, 중, 고등학교에 있어서 학급 수에 상관없이 모든 학교에 배치되어야 한다.
② 학교의사, 학교약사 : 초등학교는 18학급 이상, 중, 고등학교는 9학급 이상인 경우에 모두 배치해야 한다.

(8) 보건교사의 직무
① 학교 보건사업 계획수립
② 학교 환경 위생 유지관리 및 개선에 관한 사항
③ 학생과 교직원에 대한 건강진단의 준비와 실시에 관한 협조
④ 학생 및 교직원의 건강관찰과 학교의사의 건강상담, 건강평가 등의 실시에 관한 협조
⑤ 각종 질병의 예방처치 및 보건지도
⑥ 신체 허약 학생의 보건지도
⑦ 보건지도를 위한 학생가정의 방문
⑧ 교사의 보건교육에 관한 협조와 필요시 보건교육
⑨ 보건실의 시설, 설비 및 약품 등의 관리
⑩ 보건교육자료의 수집 및 관리
⑪ 학생 건강기록부의 관리

4장 지역사회보건

공중보건학개론

❶ 지역사회보건

(1) 정의 : 조직된 지역사회의 노력을 통해서 질병을 예방하고 수명을 연장하며 신체의 건강과 능률을 향상시키기 위한 과학이며, 예술로 인류 누구나가 태어나면서부터 건강과 수명을 향유할 수 있도록 하기 위한 것을 말한다.

(2) 가정 방문의 중요성 및 이점
① 보건사업 중에서 가장 중요한 업무 중 하나
② 가족의 건강을 감독하는 직접적이고 효과적인 방법
③ 실제적인 가족의 요구를 알아낼 수 있는 기회 제공
④ 가족의 생활수준, 경제상황 등을 직접 관찰함으로 알맞은 지도

❷ 지역사회 간호

(1) 지역사회간호의 기본원리
① 지역주민의 실제적인 요구를 파악해야 한다.
② 포괄적인 목표와 구체적인 목적이 있어야 한다.
③ 주민이 동참할 수 있게 활용되어야 한다.
④ 지역사회 내에서 이용가능 해야 한다.
⑤ 개인환자보다는 가족이 사업단위가 된다.
⑥ 기록은 질적 사업의 활용을 위해 보관해야 한다.
⑦ 간호사의 지시 감독 하에 간호조무사의 가정 방문이 가능하다.

참고 1

지역사회 간호사의 활동분야
- 보건소 간호사 : (시, 군, 구) 보건소, 방문간호 시에 국가에서 무료진료를 제공
- 보건진료 전담공무원 : 보건진료소(산간벽지, 오지에 위치 : 진료가능)
- 산업장 간호사 : 산업장에서의 근로자 건강관리, 보건교육, 환경위생교육 등
- 양호교사 : 학교에서의 학생 및 교직원 등의 건강관리 및 보건교육 등을 수행함
- 가정간호사 : 병원소속의 직원, 가정간호 환자의 건강상태의 관리 및 보고

참고 2

지역사회 간호과정(5단계)
간호사정 → 진단 → 목표설정 및 계획 → 수행 → 평가 및 재계획

참고 3

가정 방문의 우선순위
조산아(미숙아) → 신생아 → 영유아 → 당뇨임부 → 폐렴아동 → 성병 → 결핵환자
(감염성질환자 또는 결핵환자의 경우에는 마지막으로 방문하여 감염을 방지하기 위함이다.)

(2) 지역사회 간호사의 역할 및 업무

① 지역사회 보건조직 관리자

② 간호 제공자(직접간호-신체적인 간호, 상담, 주민에 대한 보건교육)

③ 대변자(환자, 지역사회를 대신한다.)

④ 상담자

⑤ 관찰자

⑥ 촉진자

⑦ **교육자** : 간호조무사(간호사의 지시, 감독 하에 보건교육을 할 수 있다)

⑧ **평가자** : 평가기준 설정은 계획단계에 한다.

⑨ 정보수집자 및 보존자

⑩ 알선자

⑪ 팀 요원

참고
- 지역사회간호의 목표는 적정기능수준의 향상에 있다.
- 지역사회간호의 대상은 지역사회이다.(개인, 가족, 집단을 포함)
- 지역사회 간호사업의 기본단위는 가족이다.
- 지역사회 간호활동의 과정은 간호제공 및 보건교육에 있다.

(3) 지역사회간호 사업의 범위 : 보건교육, 급성전염병 관리, 가정방문, 가족계획사업, 산업간호, 모자보건, 보건영양, 학교간호, 정신보건, 환경위생, 노인보건, 만성병관리 등

(4) 보건간호 사업의 성공요인
① 인구특성, 질병범위, 환경조건 등의 파악
② 타 의료기관 및 시설기준 등의 파악
③ 지역사회에 대한 정확한 실태파악으로 건강문제를 확인(가장 중요한 성공요인)
④ 주민들의 적극적 참여가 필요
⑤ 주민들의 교육수준 및 경제상태를 파악
⑥ 전통관습 및 주민들의 주된 관심사 파악

(5) 지역사회 정신보건사업이 필요한 이유
① 입원 가능한 병상 수에 비해 환자 수가 많다.
② 퇴원 후의 사회복귀를 위한 준비가 필요하다.
③ 정신건강사업에 질병예방 및 건강증진이 필요하다.
④ 현 사회는 지나친 스트레스로 인해 정신질환 유병률이 증가하고 있다.

❸ 보건간호 및 지역사회간호의 차이점

	보건간호	지역사회간호
운영의 주체	정부	정부, 지역사회주민 및 기관
사업의 대상	선택된 취약 계층	개인, 가족, 기관, 지역사회
사업운영의 방법	수동적, 비생산적, 질병관리사업에 중점	능동적, 수평적, 포괄적, 지역의 일차 보건사업 및 건강증진에 역점

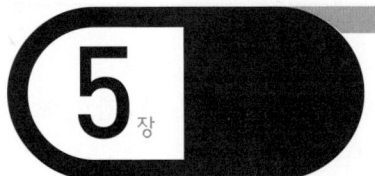

5장 의료법규

공중보건학개론

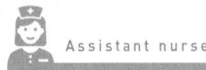

① 감염병의 예방 및 관리에 관한 법률

(1) 목적 : 국민 건강에 위해가 되는 감염병의 발생과 유행을 방지하고, 그 예방 및 관리를 위하여 필요한 사항을 규정함으로써 국민 건강의 증진 및 유지에 이바지함을 목적으로 함

(2) 관련 용어
① **기생충감염병** : 기생충에 감염되어 발생하는 감염병 중 질병관리청장이 고시하는 감염병
② **세계보건기구 감시대상 감염병** : 세계보건기구가 국제공중보건의 비상사태에 대비하기 위하여 감시대상으로 정한 질환으로서 질병관리청장이 고시하는 감염병
③ **생물테러감염병** : 고의 또는 테러 등을 목적으로 이용된 병원체에 의하여 발생된 감염병 중 질병관리청장이 고시하는 감염병
④ **성매개감염병** : 성 접촉을 통하여 전파되는 감염병 중 질병관리청장이 고시하는 감염병
⑤ **인수공통감염병** : 동물과 사람 간에 서로 전파되는 병원체에 의하여 발생되는 감염병 중 질병관리청장이 고시하는 감염병
⑥ **의료관련감염병** : 환자나 임산부 등이 의료행위를 적용받는 과정에서 발생한 감염병으로서 감시활동이 필요하여 질병관리청장이 고시하는 감염병
⑦ **감염병 환자** : 감염병의 병원체가 인체에 침입하여 증상을 나타내는 사람으로서 진단 기준에 따른 의사, 치과의사 또는 한의사의 진단이나 감염병 병원체 확인기관의 실험실 검사를 통하여 확인된 사람
⑧ **감염병의사환자** : 감염병병원체가 인체에 침입한 것으로 의심이 되나 감염병환자로 확인되기 전 단계에 있는 사람
⑨ **병원체 보유자** : 임상적인 증상은 없으나 감염병 병원체를 보유하고 있는 사람

❷ 구강보건법

(1) 구강보건사업의 기본계획
① 보건복지부장관은 구강보건사업의 효율적인 추진을 위하여 5년마다 구강보건사업에 관한 기본계획을 수립
② 구강보건사업의 기본계획의 포함사업
  ㉠ 구강보건에 관한 조사·연구 및 교육사업
  ㉡ 수돗물불소농도조정사업
  ㉢ 학교 구강보건사업
  ㉣ 사업장 구강보건사업
  ㉤ 노인·장애인 구강보건사업
  ㉥ 임산부·영유아 구강보건사업
  ㉦ 구강보건 관련 인력의 역량강화에 관한 사업
  ㉧ 구강보건사업과 관련하여 대통령령으로 정하는 사업

(2) 수돗물불소농도조정사업의 사업계획
① 정수시설 및 급수 인구 현황
② 사업 담당 인력 및 예산
③ 사용하려는 불소제제 및 불소화합물 첨가시설
④ 유지하려는 수돗물 불소농도
⑤ 보건복지부령으로 정하는 사항

(3) 학교 구강보건사업
① 구강보건교육
② 구강검진
③ 칫솔질과 치실질 등 구강위생관리 지도 및 실천
④ 불소용액 양치와 치과의사 또는 치과의사의 지도에 따른 치과위생사의 불소 도포
⑤ 지속적인 구강건강관리
⑥ 학생의 구강건강 증진에 필요하다고 인정되는 사항

❸ 결핵예방법

(1) 결핵관리종합계획의 포함 사항
① 결핵예방 및 관리를 위한 기본시책
② 결핵환자 및 결핵의사환자와 잠복결핵감염자의 치료 및 보호·관리
③ 결핵에 관한 홍보 및 교육
④ 결핵에 관한 조사·연구 및 개발
⑤ 다제내성 결핵의 예방 및 관리
⑥ 그 밖에 결핵관리에 필요한 사항

(2) 결핵 예방 및 퇴치를 위한 결핵관리사업
① 결핵의 예방 및 관리사업
② 결핵환자 조기발견 사업
③ 결핵환자등과 잠복결핵감염자의 진료 및 투약 등 치료와 관리사업
④ 전염성 결핵환자 접촉자 조사 및 관리사업
⑤ 결핵퇴치를 위한 조사·연구
⑥ 결핵의 발생과 관리실태 등에 대한 정보의 수집·분석 및 제공
⑦ 결핵예방을 위한 교육·홍보사업
⑧ 그 밖에 결핵관리에 필요하다고 인정하는 사업

(3) 벌칙
① 3년 이하의 징역 또는 3천만 원 이하의 벌금에 처하는 경우
  ㉠ 환자의 비밀을 누설한 자
  ㉡ 정보를 지원목적 외에 사용하거나 제공한 자
② 2년 이하의 징역 또는 2천만 원 이하의 벌금에 처하는 경우
  ㉠ 정당한 사유 없이 입원을 거절한 자
  ㉡ 사례조사를 거부·방해 또는 기피한 자
  ㉢ 역학조사를 거부·방해 또는 기피한 자
③ 1천만 원 이하의 벌금에 처하는 경우
  ㉠ 명령을 이행하지 아니한 자
  ㉡ 업무종사 정지 또는 금지 의무를 위반한 자

ⓒ 취업을 거부한 자
ⓔ 정지 또는 금지 명령이 취소되었음에도 불구하고 복직을 허용하지 아니한 자
ⓜ 면회제한 외에 결핵환자의 면회를 제한한 자
④ 500만 원 이하의 벌금에 처하는 경우
  ⓐ 보고 또는 신고의무를 위반한 자
  ⓑ 격리치료명령을 따르지 아니한 자
  ⓒ 면회제한의 이유를 진료기록부에 기재하지 아니하거나 거짓으로 기재한 자

④ 의료법

(1) 의료기관

① 종합병원
  ⓐ 100개 이상의 병상을 갖출 것
  ⓑ 100병상 이상 300병상 이하인 경우에는 내과 · 외과 · 소아청소년과 · 산부인과 중 3개 진료과목, 영상의학과, 마취통증의학과와 진단검사의학과 또는 병리과를 포함한 7개 이상의 진료과목을 갖추고 각 진료과목마다 전속하는 전문의를 둘 것
  ⓒ 300병상을 초과하는 경우에는 내과, 외과, 소아청소년과, 산부인과, 영상의학과, 마취통증의학과, 진단검사의학과 또는 병리과, 정신건강의학과 및 치과를 포함한 9개 이상의 진료과목을 갖추고 각 진료과목마다 전속하는 전문의를 둘 것

② 상급종합병원
  ⓐ 진료기능
    • 지정 신청일 이전 1년 동안 다음 진료과목 중 필수진료과목을 포함하여 20개 이상의 진료과목을 갖추고 각 진료과목마다 전속하는 전문의 1명 이상을 둘 것
      − 필수진료과목(9) : 내과, 외과, 소아청소년과, 산부인과, 영상의학과, 마취통증의학과, 진단검사의학과 또는 병리과, 정신건강의학과, 치과
      − 선택진료과목(18) : 진단검사의학과 또는 병리과, 흉부외과, 방사선종양학과, 핵의학과, 응급의학과, 신경과, 피부과, 신경외과, 안과, 재활의학과, 정형외과, 이비인후과, 비뇨의학과, 성형외과, 가정의학과, 예방의학과, 결핵과, 직업환경의학과
    • 중앙응급의료센터 · 권역응급의료센터 또는 지역응급의료센터로 지정받았을 것
  ⓑ 교육기능 : 레지던트 수련병원 등으로 지정받았을 것

ⓒ 인력·시설·장비 등
- 지정 신청일 이전 1년 동안 의사는 연평균 1일 입원환자 10명당 1명 이상, 간호사는 연평균 1일 입원환자 2.3명당 1명 이상을 둘 것
- 입원환자 수는 지정 신청일 이전 1년 동안 건강보험 및 의료급여 입원환자의 진료실적에 대하여 건강보험심사평가원에 요양급여비용을 심사 청구한 입원 및 외래환자의 자료를 기준으로 한다. 이 경우 외래환자 3명은 입원환자 1명으로 환산하고, 의료인 수는 해당 기간 중 실제 근무한 개월 수를 연간으로 환산하는 방법을 사용한다.
- 중환자실 및 신생아중환자실을 설치하고, 지정 신청일 이전 1년 동안 보건복지부장관이 정하여 고시하는 기준에 따라 근무하는 전담전문의를 각각 1명 이상 둘 것
- 특수의료장비 중 전산화단층촬영장치(CT), 자기공명영상촬영기(MRI) 및 유방촬영용 장치(Mammography)는 등록된 품질관리검사기관의 정기적인 품질관리검사에서 적합으로 판정받았을 것
- 환자의 진료·검사·질환 또는 임상 등에 관한 정보교류를 위하여 보건복지부장관이 정하는 기준에 따라 정보협력체계를 갖출 것
- 중증질환에 대한 고난이도 감염 관리의 전문성 강화를 위하여 보건복지부장관이 정하여 고시하는 기준에 따라 병문안객의 관리 및 통제 등을 위한 운영체계, 통제시설 및 보안인력 등을 갖출 것

ⓔ 질병군별(疾病群別) 환자의 구성비율
- 지정 신청일 이전 2년 6개월 동안 다음 표의 전문 진료 질병군에 속하는 입원환자의 비율이 해당 의료기관이 진료한 전체 입원환자의 100분의 30 이상이고, 단순 진료 질병군에 속하는 입원환자의 비율은 100분의 14 이하일 것
- 지정 신청일 이전 2년 6개월 동안 보건복지부장관이 정하여 고시하는 질병에 속하는 외래환자의 비율이 해당 의료기관이 진료한 전체 외래환자의 100분의 11 이하일 것
- 가목의 입원환자 수와 나목의 외래환자 수는 가목 및 나목에 따른 질병군에 대한 건강보험 및 의료급여 입원환자와 외래환자의 진료실적에 대하여 건강보험심사평가원에 요양급여비용을 심사 청구한 자료를 기준으로 한다.

ⓜ 의료서비스 수준
- 법 제58조의3제4항에 따른 인증 또는 조건부인증을 받았을 것
- 심장질환, 뇌질환, 암, 항생제를 사용하는 수술 등 건강보험심사평가원의 가장 최근의 요양급여 적정성평가 결과가 보건복지부장관이 정하여 고시하는 기준에 따라 산정한 점수의 2분의 1 이상에 해당할 것

⑤ 정신건강 증진 및 정신질환자 복지서비스 지원에 관한 법률

(1) 벌칙

① 5년 이하의 징역 또는 5천만 원 이하의 벌금에 처하는 경우
  ㉠ 정신질환자를 유기한 자
  ㉡ 정신질환자를 퇴원 등을 시키지 아니한 자
  ㉢ 퇴원 등의 명령 또는 임시 퇴원 등의 명령에 따르지 아니한 자
  ㉣ 입원적합성 심사위원회에 신고하지 아니한 자
  ㉤ 정신질환자를 퇴원시키지 아니한 자
  ㉥ 퇴원 등의 명령에 따르지 아니한 자
  ㉦ 법을 위반하여 정보를 처리한 자
  ㉧ 정신건강의학과전문의의 대면 진단에 의하지 아니하고 정신질환자를 입원 등을 시키거나 입원 등의 기간을 연장한 자
  ㉨ 정신질환자를 보호할 수 있는 시설 외의 장소에 수용한 자
  ㉩ 정신건강증진시설의 장 또는 그 종사자로서 정신건강증진시설에 입원 등을 하거나 시설을 이용하는 사람에게 폭행을 하거나 가혹행위를 한 사람
  ㉪ 협의체의 결정 없이 특수치료를 하거나 정신의료기관에 입원을 한 사람 또는 보호의무자의 동의 없이 특수치료를 한 자

② 3년 이하의 징역 또는 3천만 원 이하의 벌금에 처하는 경우
  ㉠ 사업의 정지명령 또는 시설의 폐쇄명령을 위반한 자
  ㉡ 사업의 정지명령 또는 정신요양시설의 장의 교체명령을 위반한 자
  ㉢ 신고를 하지 아니하고 정신재활시설을 설치·운영한 자
  ㉣ 입원 등을 하거나 정신건강증진시설을 이용하는 정신질환자에게 노동을 강요한 자
  ㉤ 직무수행과 관련하여 알게 된 다른 사람의 비밀을 누설하거나 공표한 사람
  ㉥ 입원 등을 한 사람의 통신과 면회의 자유를 제한한 자

③ 1년 이하의 징역 또는 1천만 원 이하의 벌금에 처하는 경우
  ㉠ 다른 사람에게 자기의 명의를 사용하여 정신건강전문요원의 업무를 수행하게 하거나 정신건강전문요원 자격증을 빌려준 사람
  ㉡ 정신건강전문요원의 명의를 사용하거나 그 자격증을 대여 받은 사람
  ㉢ 정신건강전문요원의 명의의 사용이나 자격증의 대여를 알선한 사람
  ㉣ 기록을 작성·보존하지 아니하거나 그 내용확인을 거부한 자

ⓜ 퇴원 등을 할 의사가 있는지 여부를 확인하지 아니한 자
　　　ⓑ 입원 등 신청서나 보호의무자임을 확인할 수 있는 서류를 받지 아니한 자
　　　ⓢ 입원 등 기간 연장에 대한 심사 청구기간을 지나서 심사 청구를 하거나, 심사 청구를 하지 아니하고 입원 등 기간을 연장하여 입원 등을 시킨 자
　　　ⓞ 즉시 퇴원시키지 아니한 자
　　　ⓩ 신상정보의 확인이나 조회 요청을 하지 아니한 자
　　　ⓧ 입·퇴원 등 관리시스템에 신고 내용 및 퇴원 등의 사항을 등록하지 아니한 자
　　　ⓚ 동의를 받지 아니하고 정신질환자에 대하여 녹음·녹화 또는 촬영을 한 자
　　　ⓣ 정신건강의학과전문의의 지시에 따르지 아니하고 신체적 제한을 한 자
　　　ⓟ 입원 등을 한 사람의 신청 또는 동의 없이 작업을 시키거나 정신건강의학과전문의나 정신건강전문요원이 지시한 방법과 다르게 작업을 시킨 자

(2) 부양의무자로서 정신질환자의 보호의무자가 될 수 없는 사람
　① 피성년후견인 및 피한정후견인
　② 파산선고를 받고 복권되지 아니한 사람
　③ 해당 정신질환자를 상대로 한 소송이 계속 중인 사람 또는 소송한 사실이 있었던 사람과 그 배우자
　④ 미성년자
　⑤ 행방불명자
　⑥ 부득이한 사유로 보호의무자로서의 의무를 이행할 수 없는 사람

⑥ 혈액관리법

(1) 채혈금지대상자
　① 건강진단관련 요인
　　　㉠ 체중이 남자는 50킬로그램 미만, 여자는 45킬로그램 미만인 자
　　　㉡ 체온이 섭씨 37.5도를 초과하는 자
　　　㉢ 수축기혈압이 90밀리미터(수은주압) 미만 또는 180밀리미터(수은주압)이상인 자
　　　㉣ 이완기혈압이 100밀리미터(수은주압) 이상인 자
　　　㉤ 맥박이 1분에 50회 미만 또는 100회를 초과하는 자

(2) 질병관련 요인

① 감염병

㉠ 만성 B형간염, C형간염, 후천성면역결핍증, 바베스열원충증, 샤가스병 또는 크로이츠펠트-야콥병 등 보건복지부장관이 지정하는 혈액 매개 감염병의 환자, 의사환자, 병원체보유자

㉡ 일정기간 채혈금지 대상자
- 말라리아 병력자로 치료종료 후 3년이 경과하지 아니한 자
- 브루셀라증 병력자로 치료종료 후 2년이 경과하지 아니한 자
- 매독 병력자로 치료종료 후 1년이 경과하지 아니한 자
- 급성 B형 간염 병력자로 완치 후 6개월이 경과하지 아니한 자
- 혈액매개 감염병 환자 또는 병력자

② 그 밖의 질병

㉠ 발열, 인후통, 설사 등 급성 감염성 질환이 의심되는 증상이 없어진지 3일이 경과하지 아니한 자

㉡ 암환자, 만성폐쇄성폐질환 등 호흡기질환자, 간경변 등 간질환자, 심장병환자, 당뇨병환자, 류마티즘 등 자가면역질환자, 신부전 등 신장질환자, 혈우병, 적혈구증가증 등 혈액질환자, 한센병환자, 성병환자(매독환자는 제외한다), 알콜중독자, 마약중독자 또는 경련환자. 다만, 의사가 헌혈가능하다고 판정한 경우에는 그러하지 아니하다.

(3) 약물 또는 예방접종 관련 요인

① 약물

㉠ 혈소판 기능에 영향을 주는 약물인 아스피린을 투여 받은 후 3일, 티클로피딘 등을 투여받은 후 2주가 경과하지 아니한 자(혈소판 헌혈의 경우에 한한다)

㉡ 이소트레티노인, 피나스테라이드 성분의 약물을 투여 받고 4주가 경과하지 아니한 자

㉢ 두타스테라이드 성분의 약물을 투여 받고 6개월이 경과하지 아니한 자

㉣ B형 간염 면역글로불린, 태반주사제를 투여 받고 1년이 경과하지 아니한 자

㉤ 아시트레틴 성분의 약물을 투여 받고 3년이 경과하지 아니한 자

㉥ 해당 약물의 성격, 효과 및 유해성 등을 고려하여 보건복지부장관이 정하는 기간을 경과하지 아니한 자

㉦ 과거에 에트레티네이트 성분의 약물을 투여 받은 적이 있는 자, 소에서 유래한 인슐린을 투여 받은 적이 있는 자, 뇌하수체 유래 성장호르몬을 투여 받은 적이 있는 자, 변종크로이츠펠트-야콥병의 위험지역에서 채혈된 혈액의 혈청으로 제조된 진단시약 등 투여자, 제9조제1호마목에 따라 보건복지부장관이 인정하여 고시하는 약물의 투여자는 영구 금지

② 예방접종

⊙ 콜레라, 디프테리아, 인플루엔자, A형 간염, B형 간염, 주사용 장티푸스, 주사용 소아마비, 파상풍, 백일해, 일본뇌염, 신증후군출혈열(유행성출혈열), 탄저, 공수병 예방접종을 받은 후 24시간이 경과하지 않은 사람

⊙ 홍역, 유행성이하선염, 황열, 경구용 소아마비, 경구용 장티푸스 예방접종을 받은 날부터 2주가 경과하지 않은 사람

⊙ 풍진, 수두 예방접종 또는 BCG 접종을 받은 날부터 4주가 경과하지 않은 사람

(4) 진료 및 처치 관련 요인

① 임신 중인 자, 분만 또는 유산 후 6개월 이내인 자. 다만, 본인이 출산한 신생아에게 수혈하고자 하는 경우에는 그러하지 아니하다.

② 수혈 후 1년이 경과하지 아니한 자

③ 전혈채혈일로부터 8주, 혈장성분채혈, 혈소판혈장성분채혈 및 두 단위 혈소판성분채혈일로부터 14일, 백혈구성분채혈 및 한 단위 혈소판성분채혈일로부터 72시간, 두 단위 적혈구성분채혈일로부터 16주가 경과하지 아니한 자

④ 과거 경막 또는 각막을 이식 받은 경험이 있는 자

(5) 선별검사결과 부적격 요인
: 과거 헌혈검사에서 B형 간염검사, C형 간염검사, 후천성 면역결핍증 검사, 인체(T)림프 영양성 바이러스검사(혈장성분헌혈의 경우는 제외한다) 및 그 밖에 보건복지부장관이 별도로 정하는 혈액검사 결과 부적격 기준에 해당되는 자

❼ 구강보호법

(1) 정의

① "구강보건사업"이란 구강질환의 예방·진단, 구강건강에 관한 교육·관리 등을 함으로써 국민의 구강건강을 유지·증진시키는 사업

② "수돗물 불소농도조정사업"이란 치아우식증(충치)의 발생을 예방하기 위하여 상수도 정수장 또는 수돗물 저장소에서 불소화합물 첨가시설을 이용하여 수돗물의 불소농도를 적정수준으로 유지·조정하는 사업 또는 이와 관련되는 사업

③ "구강관리용품"이란 구강질환 예방, 구강건강의 증진 및 유지 등의 목적으로 제조된 용품으로서 보건복지부장관이 정하는 것

제3과목 _ 공중보건학개론

예상문제 · 기출유사문제

1장 _ 질병관리사업

01 다음 중 화학적 병원체에 해당하는 것은?
① 박테리아 ② 바이러스
③ 열 ④ 방사능
⑤ 내인성 화학물질

정답 ⑤

해설 화학적 병원체로는 내인성 화학물질, 외인성 화학물질 등이 있으며, ①, ②는 생물학적 병원체, ③, ④는 물리적 병원체에 각각 해당한다.

02 집단검진의 조건으로 바르지 않은 사항은?
① 효과적인 치료방법이 있어야 한다.
② 질병의 발생 및 진행과정이 알려지지 않은 질병이어야 한다.
③ 정확하게 진단, 치료할 수 있는 시설이 있어야 한다.
④ 진단 결과를 내주는 타당한 검사 방법이어야 한다.
⑤ 환자 색출은 계속적으로 이루어져야 하며, 한 번으로 끝나선 안 된다.

정답 ②

해설 질병의 발생 및 진행과정이 알려진 질병이어야 한다.

03 병원체 중에서 가장 작은 것은?
① 진균 ② 원충
③ 바이러스 ④ 세균
⑤ 기생충

정답 ③

해설 바이러스는 병원체 중에서 가장 작고 전자현미경으로만 관찰이 가능하다.

04 다음 중 제1급 감염병이 아닌 것은?
① 에볼라바이러스병
② 콜레라
③ 중동호흡기증후군
④ 마버그열
⑤ 신종인플루엔자

정답 ②

해설 제1급 감염병으로는 에볼라바이러스병, 마버그열, 라싸열, 크리미안콩고출혈열, 남아메리카출혈열, 리프트밸리열, 두창, 페스트, 탄저, 보툴리눔독소증, 야토병, 신종감염병증후군, 중증급성호흡기증후군, 중동호흡기증후군, 동물인플루엔자, 인체감염증, 신종인플루엔자, 디프테리아 등이 있으며 ②의 콜레라는 제2급 감염병에 해당한다.

05 다음 중 제2급 감염병이 아닌 것은?
① 장출혈성대장균감염증
② 수막구균 감염증
③ 성홍열
④ 한센병
⑤ 탄저병

251

정답 ⑤

해설 제2급 감염병으로는 결핵, 수두, 홍역, 콜레라, 장티푸스, 파라티푸스, 세균성 이질, 장출혈성대장균감염증, A형 간염, 백일해, 유행성이하선염, 풍진, 폴리오, 수막구균 감염증, b형 헤모필루스 인플루엔자, 폐렴구균 감염증, 한센병, 성홍열, 반코마이신내성황색포도알균 감염증, 카바페넴내성장내세균속균종 감염증 등이 있으며 ⑤는 제1급 감염병에 해당한다.

06 다음 중 제3급 감염병이 아닌 것은?

① 쯔쯔가무시증
② 발진티푸스
③ A형 간염
④ 지카 바이러스 감염증
⑤ 후천성면역결핍증

정답 ③

해설 제3급 감염병으로는 파상풍, B형간염, 일본뇌염, C형 간염, 말라리아, 레지오넬라증, 비브리오패혈증, 발진티푸스, 발진열, 쯔쯔가무시증, 렙토스피라증, 브루셀라증, 공수병, 신증후군출혈열, 후천성면역결핍증, 크로이츠펠트-야콥병 및 변종크로이츠펠트-야콥병, 황열, 뎅기열, 큐열, 웨스트나일열, 라임병, 진드기매개뇌염, 유비저, 치쿤구니야열, 중증열성혈소판감소증후군, 지카 바이러스 감염증 등이 있으며 ③은 제2급 감염병에 해당한다.

07 다음 중 제4급 감염병이 아닌 것은?

① 다제내성아시네토박터바우마니균 감염증
② 메티실린내성황색포도알균 감염증
③ 급성호흡기감염증
④ 웨스트나일열
⑤ 수족구병

정답 ④

해설 제4급 감염병으로는 인플루엔자, 매독, 회충증, 편충증, 요충증, 간흡충증, 폐흡충증, 장흡충증, 수족구병, 임질, 클라미디아감염증, 연성하감, 성기단순포진, 첨규콘딜롬, 반코마이신내성장알균 감염증, 메티실린내성황색포도알균 감염증, 다제내성녹농균 감염증, 다제내성아시네토박터바우마니균 감염증, 장관감염증, 급성호흡기감염증, 해외유입기생충감염증, 엔테로바이러스감염증, 사람유두종바이러스 감염증 등이 있으며, ④는 제3급 감염병에 해당한다.

08 다음 중 바이러스성 전염병이 아닌 것은?

① 독감
② 홍역
③ 발진티푸스
④ B형 간염
⑤ 일본뇌염

정답 ③

해설 바이러스성 전염병으로는 독감, B형 간염, 일본뇌염, 소아마비(폴리오), 홍역, 광견병, 유행성이하선염, AIDS 등이 있으며 ③은 리케치아성 전염병에 해당한다.

09 만성질환의 특징으로 보기 가장 어려운 것은?

① 발생시점이 불분명하다.
② 장시간의 치료와 관리가 필요하다.
③ 연령이 높아질수록 유병률이 높아진다.
④ 유병률이 발생률보다 낮다.
⑤ 호전과 악화를 반복하며 계속 나빠지는 방향으로 진행한다.

정답 ④

해설 만성질환은 유병률이 발생률보다 높다.

10 간염환자 간호 시 주의사항으로 바르지 않은 것은?

① 전염성 간염환자에게 전파의 가능성에 대해 교육시킨다.
② 사용했던 주사기의 바늘은 주사침통에 넣

음으로서 찔리는 것을 예방한다.
③ 전염성 간염환자의 대소변은 반드시 소독 후 버린다.
④ 간염환자가 먹다 남긴 음식은 동물사료로 사용한다.
⑤ 혈청성 간염환자에게 사용했던 주사기는 일회 사용 후 버린다.

정답 ④

해설 간염환자가 먹다 남긴 음식은 동물사료로 사용하지 않고 소독 후 폐기 처분하고, 식기는 소독한다.

기출유사문제

11 바이러스성 감염 질환으로 옳은 것은?

① 장티푸스 ② 콜레라
③ 발진티푸스 ④ 결핵
⑤ 유행성이하선염

정답 ⑤

해설 바이러스성 전염병으로는 독감, B형 간염, 일본뇌염, 소아마비(폴리오), 홍역, 광견병, 유행성이하선염, AIDS 등이 있다.

기출유사문제

12 병원체가 숙주에 대해 심각한 임상 증상과 장애를 일으키는 능력을 가리켜 무엇이라 하는가?

① 독력 ② 면역력
③ 감염력 ④ 병원력
⑤ 감수성

정답 ①

해설 독력은 화학 물질을 통해 사망이나 심각한 질병이 유발될 수 있을 만큼 유독한 것으로 병원체가 숙주에 대해 심각한 임상 증상과 장애를 일으키는 능력이다.
② 면역력은 병원체가 숙주에게 특이 면역성을 길러주는 성질이다.
③ 감염력은 병원체가 숙주에 침입하여 알맞은 기관에 자리 잡고 증식하는 능력이다.
④ 병원력은 병원체가 감염된 숙주에게 현성 질병을 일으키는 능력이다.
⑤ 감수성은 숙주에 침입한 병원체의 감염이나 발병을 막을 수 없는 상태를 말한다.

기출유사문제

13 간호조무사가 가정방문 중에 해야 할 사항으로 옳은 것은?

① 방문 가정에 대해 기록을 찾아본다.
② 회의를 거쳐서 평가한다.
③ 가정방문해서 주거 환경을 관찰한다.
④ 방문 시 필요한 물품을 챙긴다.
⑤ 방문할 교통 편의를 알아본다.

정답 ③

해설 ①, ②, ④, ⑤는 간호조무사가 가정방문 전에 해야 할 사항에 해당하며, ③은 가정방문 중에 해야 할 사항에 해당한다.

기출유사문제

14 감염병 의사 환자의 정의로 옳은 것은?

① 의심은 되나 확인이 되지 않은 자
② 현재 증상이 나타나고 있는 자
③ 현재 감염병을 앓고 있는 자
④ 병원체가 전혀 없는 자
⑤ 병원체를 보유하고 있는 자

정답 ①

해설 감염병의사환자-감염병병원체가 인체에 침입한 것으로 의심이 되나 감염병환자로 확인되기 전 단계에 있는 사람
② 감염병 환자-감염병의 병원체가 인체에 침입하여 증상을 나타내는 사람
④ 건강한 보균자-병원체에 의해 감염 후 임상증상이 전혀 없는 사람
⑤ 병원체 보유자-임상적인 증상은 없으나 감염병 병원체를 보유하고 있는 사람

3 공중보건학개론

기출유사문제

15 「감염병의 예방 및 관리에 관한 법률」상 다음의 특징을 가진 감염병은?

- 치명률이 높음
- 집단발생의 우려가 큼
- 유행 즉시 높은 수준의 격리가 필요함
- 신종감염병증후군, 신종인플루엔자, 중동호흡기증후군(MERS) 등이 포함됨

① 제1급감염병 ② 제2급감염병
③ 제3급감염병 ④ 제4급감염병
⑤ 기생충감염병

정답 ①

해설 제1급 감염병은 생물테러감염병 또는 치명률이 높거나 집단 발생의 우려가 커서 발생 또는 유행 즉시 신고하여야 하고, 음압격리와 같은 높은 수준의 격리가 필요한 감염병을 말한다.(갑작스러운 국내 유입 또는 유행이 예견되어 긴급한 예방·관리가 필요하여 보건복지부장관이 지정하는 감염병을 포함한다.) 제1급 감염병의 종류로는 에볼라바이러스병, 마버그열, 라싸열, 크리미안콩고출혈열, 남아메리카출혈열, 리프트밸리열, 두창, 페스트, 탄저, 보툴리눔독소증, 야토병, 신종감염병증후군, 중증급성호흡기증후군, 중동호흡기증후군, 동물인플루엔자, 인체감염증, 신종인플루엔자, 디프테리아 등이 있다.

2장 _ 인구와 출산

01 다음 중 인구증가율이 '0'이 되는 것은?

① 정지인구 ② 폐쇄인구
③ 적정인구 ④ 안정인구
⑤ 준안정인구

정답 ①

해설 ① 정지인구는 안정인구 중에서 인구규모가 변하지 않고 일정하게 유지되는 것으로 인구증가율이 '0'이 되는 것이다.
② 폐쇄인구는 출생과 사망에 의해서만 변동되는 인구로, 인구이동, 즉 전출과 전입이 전혀 없는 인구를 말한다.
③ 적정인구는 최대의 생산성을 유지하여 최고의 생활수준을 유지할 수 있는 인구를 말한다.
④ 안정인구는 인구가 일정한 연령별 출생률과 연령별 사망률을 보일 경우, 그 인구의 연령분포가 고정된 경우를 말한다.
⑤ 준안정인구는 연령별 출생률만이 일정하게 유지된다는 조건하에서 나타나는 이론적 인구를 말한다.

02 인구변천이론에서 블래커(Blacker)의 분류 중 인구성장이 둔화하는 단계는?

① 1단계 고위 정지기
② 2단계 초기 확장기
③ 3단계 후기 확장기
④ 4단계 저위 정지기
⑤ 5단계 감퇴기

정답 ③

해설 3단계 후기 확장기는 사망률이 낮고 출생률도 낮아져서 인구성장이 둔화되는 단계이다.
① 1단계 고위 정지기는 출생률·사망률이 모두 높아 인구증가가 많이 일어나지 않는 후진국형 단계이다.
② 2단계 초기 확장기는 사망률이 낮은데 비해 출생률은 높아서 인구가 증가하는 단계이다.
④ 4단계 저위 정지기는 사망률과 출생률이 최저에 달한 단계이다.
⑤ 5단계 감퇴기는 출생률이 사망률보다 낮아져 인구가 감소하는 단계이다.

03 국내 인구문제에 대한 내용으로 옳지 않은 것은?

① 노인인구의 지속적인 감소
② 수도권으로의 인구 집중
③ 합계 출산율의 지속적인 감소
④ 평균수명의 증가
⑤ 노년부양비의 증가

정답 ①
해설 국내 인구문제 중 노인인구의 경우에는 지속적으로 증가하고 있는 추세이다.

04 다음 중 출산력 저하의 원인이 아닌 것은?
① 사회 현상 변화에 따른 만혼, 고령출산, 인공임신중절 등으로 출산 수준이 저하되었다.
② 주택 가격의 상승으로 인한 주택 마련이 어렵고 주거 불안정은 임신을 연기하거나 자녀의 수를 축소하게 되었다.
③ 영유아의 보육비 및 교육비, 취학 자녀의 사교육비 등 자녀를 양육하고 교육하는데 들어가는 비용이 많아졌다.
④ 여성의 경제 활동 참여율이 높아짐으로써 일과 가정의 양립이 어려워졌다.
⑤ 기존 가치관의 유지로 인해 결혼에 대한 긍정적인 태도는 강화되었다.

정답 ⑤
해설 가치관 변화로 결혼에 대한 부정적인 태도와 자녀 필요성의 약화로 결혼 의향이 낮아졌다.

05 피임의 원리로 옳지 않은 것은?
① 수정의 방지
② 사정의 조절
③ 수정로의 비차단
④ 배란 억제 및 정자형성 저지
⑤ 자궁 착상의 방지

정답 ③
해설 피임의 원리는 다음과 같다.
㉠ 배란 억제 및 정자형성 저지
㉡ 수정 방지
㉢ 자궁 착상 방지
㉣ 사정 조절
㉤ 수정로의 차단

06 일시적 피임법 중 가장 효과가 좋은 것은?
① 경구피임약
② 기초체온법
③ 성교중절법
④ 월경 주기법
⑤ 자궁 내 장치(루프)

정답 ①
해설 경구피임약은 배란작용을 억제하며 일시적 피임법 중 가장 효과가 좋다. 또한, 월경량이 감소하고 월경통이 없어지며, 월경 전 긴장 증상이 감소된다.

07 남성 측 불임의 원인이 아닌 것은?
① 정자수송로장애
② 배란장애
③ 정자형성장애
④ 사정기능장애
⑤ 정액성분이상

정답 ②
해설 남성 측 불임원인으로는 정자형성장애, 정자수송로장애, 정액성분이상, 사정기능장애 등이 있으며 ②는 여성 측 불임원인에 해당하는 내용이다.

기출유사문제

08 현재 우리나라 노인 인구의 특성은?
① 노년부양비의 증가
② 노인 인구 비율의 감소
③ 노인 치매 유병률의 감소
④ 노인 단독가구 비율의 감소
⑤ 건강수명과 기대수명의 일치

정답 ①
해설 노년부양비는 증가하고 있다.
② 노인 인구 비율은 지속적으로 증가하고 있다.
③ 노인 치매 유병률은 증가하고 있다.
④ 노인 단독가구 비율은 증가하고 있다.
⑤ 건강수명과 기대수명은 불일치하고 있다.

3장 _ 모자보건과 학교보건

01 모자보건사업의 목적으로 바르지 않은 것은?

① 임신과 분만에 수반하는 모든 합병증의 발생위험을 높인다.
② 불임증을 예방하고 치료한다.
③ 신생아 사망률을 줄인다.
④ 다음 임신에 대한 준비를 하도록 한다.
⑤ 지역사회의 건강수준 증진을 위해 모성건강을 유지한다.

정답 ①
해설 임신과 분만에 수반하는 모든 합병증의 발생위험을 줄인다.

02 모자보건실의 기능이 아닌 것은?

① 가족계획시술 및 가족계획상담
② 모자보건 및 가족계획사업에 관한 계몽 및 의료지원
③ 임산부의 산후관리(산전관리는 제외)
④ 일선보건요원의 모자보건 및 가족계획기술지도
⑤ 영유아의 예방접종, 건강관리

정답 ③
해설 임산부의 산전, 산후관리이다.

03 영유아 예방접종 전 주의사항으로 가장 거리가 먼 것은?

① 집에서 체온을 측정하고 고열이 나면 예방접종을 미룬다.
② 건강 상태가 좋은 오전 중에 접종한다.
③ 모자 보건 수첩을 가지고 간다.
④ 어린이의 건강상태를 잘 아는 보호자가 데리고 온다.
⑤ 접종 당일은 목욕을 시키지 않는다.

정답 ⑤
해설 예방접종 후의 주의사항에 해당하는 내용이다.

04 학교보건의 필요성으로 옳지 않은 내용은?

① 학교라는 고정된 장소 내에 밀집되어 있어 체계화된 보건교육을 시행할 수 있다.
② 학령기는 성장발달 시기로 질병을 조기 발견하여 불구를 예방하고 적은 경비로 큰 성과를 올릴 수 있다.
③ 학교는 질병과 사고에 대한 감수성이 낮다.
④ 학생을 통해 지역사회까지 영향을 파급시킬 수 있다.
⑤ 행동 및 인식의 변화가 용이한 시기이다.

정답 ③
해설 학교는 질병과 사고에 대한 감수성이 높고, 위험발생률이 높은 연령집단으로 구성된다.

05 보건교사의 직무로 바르지 않은 것은?

① 보건지도를 위한 학생가정의 방문
② 학교 보건사업 계획수립
③ 각종 질병의 예방처치 및 보건지도
④ 학생 건강기록부의 관리
⑤ 신체 건강 학생의 보건지도

정답 ⑤
해설 보건교사의 직무는 다음과 같다.
  ㉠ 학교 보건사업 계획수립
  ㉡ 학교 환경 위생 유지관리 및 개선에 관한 사항
  ㉢ 학생과 교직원에 대한 건강진단의 준비와 실시에 관한 협조
  ㉣ 학생 및 교직원의 건강관찰과 학교의사의 건강상담, 건강평가 등의 실시에 관한 협조

ⓛ 각종 질병의 예방처치 및 보건지도
ⓗ 신체 허약 학생의 보건지도
ⓢ 보건지도를 위한 학생가정의 방문
ⓞ 교사의 보건교육에 관한 협조와 필요시 보건교육
ⓩ 보건실의 시설, 설비 및 약품 등의 관리
ⓧ 보건교육자료의 수집 및 관리
ⓣ 학생 건강기록부의 관리

③ 의사의 지시 감독 하에 간호조무사의 가정 방문이 가능하다.
④ 주민이 동참할 수 있게 활용되어야 한다.
⑤ 지역사회 내에서 이용가능 해야 한다.

정답 ③
해설 간호사의 지시 감독 하에 간호조무사의 가정 방문이 가능하다.

06 모자보건의 중요성으로 옳지 않은 내용은?

① 모자보건의 인구는 전체 인구의 60~70%를 차지하므로 국가보건 차원에서 중요하다.
② 모자보건의 대상자들은 질병에 이환되기 쉽고 영유아기의 질병과 장애는 치명률이 높거나 후유증으로 장애를 일으키기 쉽다.
③ 지속적인 건강관리와 질병예방사업의 효과가 작다.
④ 모성과 아동의 건강은 다음 세대의 인구 자질에 영향을 미친다.
⑤ 임신, 출산, 산욕 시 일어날 수 있는 사망을 감소시킨다.

정답 ③
해설 지속적인 건강관리와 질병예방사업의 효과가 크며, 다음 세대에 영향을 미쳐 20~30년 이후의 장기적인 효과를 가져온다.

02 지역사회 간호과정을 순서대로 바르게 나열한 것은?

① 간호사정 → 진단 → 목표설정 및 계획 → 수행 → 평가 및 재계획
② 간호사정 → 진단 → 수행 → 목표설정 및 계획 → 평가 및 재계획
③ 목표설정 및 계획 → 진단 → 간호사정 → 수행 → 평가 및 재계획
④ 목표설정 및 계획 → 진단 → 수행 → 간호사정 → 평가 및 재계획
⑤ 진단 → 목표설정 및 계획 → 수행 → 간호사정 → 평가 및 재계획

정답 ①
해설 지역사회 간호과정은 '간호사정 → 진단 → 목표설정 및 계획 → 수행 → 평가 및 재계획' 순으로 이루어진다.

4장 _ 지역사회보건

03 지역사회 간호사업의 기본단위는?

① 국가 전반   ② 회사집단
③ 학교집단   ④ 개인
⑤ 가족

정답 ⑤
해설 지역사회 간호사업의 기본단위는 가족이다.

01 지역사회간호의 기본원리로 바르지 않은 내용은?

① 기록은 질적 사업의 활용을 위해 보관해야 한다.
② 포괄적인 목표와 구체적인 목적이 있어야 한다.

04 지역사회간호의 사업 대상이 아닌 것은?

① 지역사회 ② 기관
③ 선택된 취약 계층 ④ 개인
⑤ 가족

정답 ③

해설 선택된 취약 계층은 보건간호의 사업 대상에 해당한다.

05 지역사회 간호사의 활동분야로 바르지 않은 것은?

① 보건소 간호사-보건소, 방문간호 시 국가에서 무료진료를 제공
② 보건진료 전담공무원-보건진료소
③ 산업장 간호사-산업장에서의 근로자 건강관리, 보건교육, 환경위생교육 등
④ 양호교사-학교에서의 학생 및 교직원 등의 건강관리 및 보건교육 등을 수행
⑤ 가정간호사-군대소속의 직원 들의 건강상태 관리 및 보고

정답 ⑤

해설 가정간호사-병원소속의 직원, 가정간호 환자의 건강상태의 관리 및 보고

기출유사문제

06 가정방문의 우선순위에 관한 설명으로 옳은 것은?

① 집단보다 개인이 우선이다.
② 급성질환보다 만성질환이 우선이다.
③ 면역력이 높은 집단일수록 우선이다.
④ 취약집단보다 건강한 집단이 우선이다.
⑤ 감염성 질환보다 비감염성 질환이 우선이다.

정답 ⑤

해설 감염성질환자 또는 결핵환자의 경우에는 마지막으로 방문하여 감염을 방지하기 위함이다.
① 개인보다 집단이 우선이다.
② 만성질환보다 급성질환이 우선이다.
③ 면역력이 낮은 집단일수록 우선이다.
④ 건강한 집단보다 취약집단이 우선이다.

5장 _ 의료법규

01 감염병환자로 확인되기 전 단계에 있는 사람은?

① 병원체 보유자
② 감염병 환자
③ 감염병의사환자
④ 인수공통감염자
⑤ 생물테러감염자

정답 ③

해설 감염병병원체가 인체에 침입한 것으로 의심이 되나 감염병환자로 확인되기 전 단계에 있는 사람을 의미한다.

02 「결핵예방법」 벌칙 중 1천만 원 이하의 벌금에 처하는 경우가 아닌 것은?

① 업무종사 정지 또는 금지 의무를 위반한 자
② 정당한 사유 없이 입원을 거절한 자
③ 면회제한 외에 결핵환자의 면회를 제한한 자
④ 정지 또는 금지 명령이 취소되었음에도 불구하고 복직을 허용하지 아니한 자
⑤ 취업을 거부한 자

정답 ②

해설 ②는 2년 이하의 징역 또는 2천만 원 이하의 벌금에 처하는 경우에 해당한다.

03 「정신건강 증진 및 정신질환자 복지서비스 지원에 관한 법률」에서 5년 이하의 징역 또는 5천만 원 이하의 벌금에 처하는 경우가 아닌 것은?

① 사업의 정지명령 또는 시설의 폐쇄명령을 위반한 자
② 정신건강의학과전문의의 대면 진단에 의하지 아니하고 정신질환자를 입원 등을 시키거나 입원 등의 기간을 연장한 자
③ 정신질환자를 보호할 수 있는 시설 외의 장소에 수용한 자
④ 입원적합성 심사위원회에 신고하지 아니한 자
⑤ 정신질환자를 유기한 자

정답 ①
해설 ①은 3년 이하의 징역 또는 3천만 원 이하의 벌금에 처하는 경우에 해당하는 내용이다.

ⓔ 입원 등을 하거나 정신건강증진시설을 이용하는 정신질환자에게 노동을 강요한 자
ⓜ 직무수행과 관련하여 알게 된 다른 사람의 비밀을 누설하거나 공표한 사람
ⓗ 입원 등을 한 사람의 통신과 면회의 자유를 제한한 자

기출유사문제

05 헌혈 시 혈액관리법에서 채혈이 금지된 사람은?

① 수혈 후 2년 경과된 자
② 체중이 50kg 미만인 성인 남자
③ 홍역, 수두 예방 접종 후 2개월이 경과된 자
④ B형 간염 면역글로불린 투여 후 2년 경과된 자
⑤ 급성감염질환 의심 증상이 없어진지 4일 경과된 자

정답 ②
해설 채혈금지대상자(건강진단관련 요인)는 다음과 같다.
㉠ 체중이 남자는 50킬로그램 미만, 여자는 45킬로그램 미만인 자
㉡ 체온이 섭씨 37.5도를 초과하는 자
㉢ 수축기혈압이 90밀리미터(수은주압) 미만 또는 180밀리미터(수은주압)이상인 자
㉣ 이완기혈압이 100밀리미터(수은주압) 이상인 자
㉤ 맥박이 1분에 50회 미만 또는 100회를 초과하는 자

기출유사문제

04 「정신건강 증진 및 정신질환자 복지서비스 지원에 관한 법률」에서 정신질환자에게 노동을 강요했을 때의 벌금으로 옳은 것은?

① 1년 이하 징역 천만 원 이하 벌금
② 2년 이하 징역 2천만 원 이하 벌금
③ 3년 이하 징역 3천만 원 이하 벌금
④ 4년 이하 징역 4천만 원 이하 벌금
⑤ 5년 이하 징역 5천만 원 이하 벌금

정답 ③
해설 3년 이하의 징역 또는 3천만 원 이하의 벌금에 처하는 경우는 다음과 같다.
㉠ 사업의 정지명령 또는 시설의 폐쇄명령을 위반한 자
㉡ 사업의 정지명령 또는 정신요양시설의 장의 교체명령을 위반한 자
㉢ 신고를 하지 아니하고 정신재활시설을 설치·운영한 자

기출유사문제

06 「정신건강증진 및 정신질환자 복지서비스 지원에 관한 법률」상 부양의무자로서 정신질환자의 보호의무자가 될 수 있는 사람은?

① 미성년자
② 행방불명자
③ 피성년후견인
④ 피한정후견인
⑤ 파산선고 후 복권된 자

3 공중보건학개론

정답 ⑤

해설 부양의무자로서 정신질환자의 보호의무자가 될 수 없는 사람은 다음과 같다.
  ㉠ 피성년후견인 및 피한정후견인
  ㉡ 파산선고를 받고 복권되지 아니한 사람
  ㉢ 해당 정신질환자를 상대로 한 소송이 계속 중인 사람 또는 소송한 사실이 있었던 사람과 그 배우자
  ㉣ 미성년자
  ㉤ 행방불명자
  ㉥ 부득이한 사유로 보호의무자로서의 의무를 이행할 수 없는 사람

정답 ③

해설 수돗물 불소농도조정사업은 치아우식증(충치)의 발생을 예방하기 위하여 상수도 정수장 또는 수돗물 저장소에서 불소화합물 첨가시설을 이용하여 수돗물의 불소농도를 적정수준으로 유지·조정하는 사업 또는 이와 관련되는 사업을 의미한다.

기출유사문제

07 「결핵예방법」상 결핵관리업무 종사자가 업무 중 알게 된 환자의 비밀을 정당한 사유 없이 누설했을 시의 벌칙은?

① 500만 원 이하의 벌금
② 1천만 원 이하의 벌금
③ 2년 이하의 징역 또는 1천만 원 이하의 벌금
④ 2년 이하의 징역 또는 2천만 원 이하의 벌금
⑤ 3년 이하의 징역 또는 3천만 원 이하의 벌금

정답 ⑤

해설 3년 이하의 징역 또는 3천만 원 이하의 벌금에 처하는 경우는 다음과 같다.
  ㉠ 환자의 비밀을 누설한 자
  ㉡ 정보를 지원목적 외에 사용하거나 제공한 자

기출유사문제

08 「구강보건법」상 '수돗물불소농도조정사업'의 목적은?

① 구강검진
② 구강보건교육
③ 치아우식증 예방
④ 구강관리용품 배포
⑤ 구강위생관리 지도 및 실천

제3과목_ 공중보건학개론

OX문제

1장_ 질병관리사업

01 질병 발생의 병원체 요인은 출생 시 이미 결정된 유전적 요인과 출생 후 외부환경과의 상호 작용에 의해 결정된다.

정답 X

해설 질병 발생의 병원체 요인은 숙주를 침범하는 미생물로 숙주에게 손상을 주는 질병 발생 인자를 말한다.

02 감염력이란 병원체가 감염된 숙주에게 현성 질병을 일으키는 능력이다.

정답 X

해설 감염력은 병원체가 숙주에 침입하여 알맞은 기관에 자리 잡고 증식하는 능력이다.

03 비율이란 전체 대상 중에서 특정 속성을 갖는 세부집단의 상대적 비중을 말한다.

정답 X

해설 비율은 단위 시간 동안 측정값의 순간적인 변화량을 말한다.

04 코호트 연구는 질병발생의 빈도를 여러 변수에 따라 질병의 원인과 연관 지어 일정기간 동안 계속 관찰하는 방식이다.

정답 O

해설 코호트 연구는 건강한 집단을 대상으로 질병발생의 빈도를 여러 변수에 따라 질병의 원인과 연관 지어 일정기간 동안 계속 관찰하는 연구방법이다.

3 공중보건학개론

05 감수성이란 어떤 특정한 감염균에 대한 저항력을 말한다.

　정답 ×
　해설 감수성은 숙주에 침입한 병원체의 감염이나 발병을 막을 수 없는 상태를 말한다.

06 제1급 감염병은 전파가능성을 고려하여 발생 또는 유행 시 24시간 이내에 신고하여야 하고, 격리가 필요한 감염병을 말한다.

　정답 ×
　해설 제1급 감염병은 생물테러감염병 또는 치명률이 높거나 집단 발생의 우려가 커서 발생 또는 유행 즉시 신고하여야 하고, 음압격리와 같은 높은 수준의 격리가 필요한 감염병을 말한다.

07 파상풍, B형간염, 일본뇌염, C형 간염, 말라리아, 레지오넬라증은 제4급 감염병이다.

　정답 ×
　해설 파상풍, B형간염, 일본뇌염, C형 간염, 말라리아, 레지오넬라증은 제3급 감염병이다.

08 진균은 병원체 중에서 가장 작고 전자현미경으로만 관찰 가능하다.

　정답 ×
　해설 바이러스는 병원체 중에서 가장 작고 전자현미경으로만 관찰 가능하다.

2장 _ 인구와 출산

01 정지인구는 인구증가율이 '0'이 되는 것이다.

　정답 ○
　해설 정지인구는 안정인구 중에서 인구규모가 변하지 않고 일정하게 유지되는 것으로 인구증가율이 '0'이 되는 것이다.

02 안정인구는 연령별 출생률만이 일정하게 유지된다는 조건하에서 나타나는 이론적 인구를 말한다.

　정답 ×
　해설 안정인구는 인구가 일정한 연령별 출생률과 연령별 사망률을 보일 경우, 그 인구의 연령분포가 고정된 경우를 말한다.

03 특수한 목적으로 한정된 내용의 통계자료를 수집하고자 할 때 사용하는 것은 전수조사이다.

정답 ×

해설 특수한 목적으로 한정된 내용의 통계자료를 수집하고자 할 때 사용하는 표본조사이다.

04 경구피임약은 배란작용을 억제하며 일시적 피임법 중 가장 효과가 좋지 않다.

정답 ×

해설 경구피임약은 배란작용을 억제하며 일시적 피임법 중 가장 효과가 좋다.

05 정관절제술은 남성의 영구피임법이다.

정답 ○

해설 정관절제술은 남성의 영구피임법이다. 이는 정자 통로인 정관을 폐쇄하는 것을 말한다.

06 현재인구는 소재에 상관없이 통상적으로 거주하는 인구 수이다.

정답 ×

해설 현재인구는 지역 내에 실제로 존재하는 인구 수이다.

07 여성의 경제 활동 참여율이 낮아짐으로써 일과 가정의 양립이 어려워졌다.

정답 ×

해설 여성의 경제 활동 참여율이 높아짐으로써 일과 가정의 양립이 어려워졌다.

08 사회 현상 변화에 따른 만혼, 고령출산, 인공임신중절 등으로 출산 수준이 상승되었다.

정답 ×

해설 사회 현상 변화에 따른 만혼, 고령출산, 인공임신중절 등으로 출산 수준이 저하되었다.

3장 _ 모자보건과 학교보건

01 모자보건의 인구는 전체 인구의 60~70%를 차지한다.

정답 ○

해설 모자보건의 인구는 전체 인구의 60~70%를 차지하므로 국가보건 차원에서 중요하다.

02 모자보건사업의 현재 추진 방향은 후천성 대사이상 검사 및 환아 관리이다.
정답 ×
해설 모자보건사업의 현재 추진 방향은 선천성 대사이상 검사 및 환아 관리이다.

03 산후관리는 모성보건사업의 가장 중요한 요소이다.
정답 ×
해설 산전관리는 모성보건사업의 가장 중요한 요소, 의학적 관리와 임산부의 일상생활, 영양에 대한 교육을 포함한다.

04 학교보건은 전체인구의 $\frac{1}{10}$을 차지한다.
정답 ×
해설 학교보건은 전체 인구의 $\frac{1}{4}$을 차지할 정도로 범위가 크다.

05 담임교사는 건강 관찰을 통해 2차적인 보건을 실시한다.
정답 ×
해설 담임교사는 건강 관찰을 통해 1차적인 보건을 실시한다.

06 임신, 출산, 산욕 시 일어날 수 있는 사망을 증가시킨다.
정답 ×
해설 임신, 출산, 산욕 시 일어날 수 있는 사망을 감소시킨다.

07 모자보건사업은 일시적인 건강관리와 질병 예방사업에 효과적이다.
정답 ×
해설 모자보건사업은 지속적인 건강관리와 질병 예방사업에 효과적이다.

08 영유아 건강진단은 출생 후 1년 이내는 1개월마다 1회씩 한다.
정답 ○

해설 영유아 건강진단은 출생 후 1년 이내는 1개월마다 1회, 출생 후 1년 초과 5년 이내는 6개월마다 한다.

09 학교는 질병과 사고에 대한 감수성이 낮고, 위험발생률이 낮은 연령집단으로 구성된다.

정답 ×

해설 학교는 질병과 사고에 대한 감수성이 높고, 위험발생률이 높은 연령집단으로 구성된다.

4장 _ 지역사회보건

01 지역사회보건은 조직된 지역사회의 노력을 통해서 질병을 예방하고 수명을 연장하며 신체의 건강과 능률을 향상시키기 위한 과학이다.

정답 ○

해설 지역사회보건은 조직된 지역사회의 노력을 통해서 질병을 예방하고 수명을 연장하며 신체의 건강과 능률을 향상시키기 위한 과학이며, 예술로 인류 누구나가 태어나면서부터 건강과 수명을 향유할 수 있도록 하기 위한 것을 말한다.

02 지역사회간호의 대상은 전국사회이다.

정답 ×

해설 지역사회간호의 대상은 지역사회이다.

03 지역사회 간호사업의 기본단위는 집단이다.

정답 ×

해설 지역사회 간호사업의 기본단위는 가족이다.

04 지역사회 간호활동의 과정은 간호제공에만 있다.

정답 ×

해설 지역사회 간호활동의 과정은 간호제공 및 보건교육에 있다.

05 보건간호의 운영주체는 지역사회주민이다.

정답 ×

해설 보건간호의 운영주체는 정부이다.

06 지역사회간호의 사업대상은 선택된 취약 계층이다.
정답 ×
해설 지역사회간호의 사업대상은 개인, 가족, 기관, 지역사회이다.

07 의사의 지시 감독 하에 간호조무사의 가정 방문이 가능하다.
정답 ×
해설 간호사의 지시 감독 하에 간호조무사의 가정 방문이 가능하다.

08 양호교사는 보건소, 방문간호 시에 국가에서 무료진료를 제공한다.
정답 ×
해설 양호교사는 학교에서의 학생 및 교직원 등의 건강관리 및 보건교육 등을 수행한다.

09 가정간호사는 산업장에서의 근로자 건강관리, 보건교육, 환경위생교육을 수행한다.
정답 ×
해설 가정간호사는 병원소속의 직원, 가정간호 환자의 건강상태의 관리 및 보고를 한다.

5장 _ 의료법규

01 세계보건기구 감시대상 감염병은 세계보건기구가 국제공중보건의 비상사태에 대비하기 위하여 감시대상으로 정한 질환이다.
정답 ○
해설 세계보건기구 감시대상 감염병은 세계보건기구가 국제공중보건의 비상사태에 대비하기 위하여 감시대상으로 정한 질환으로서 질병관리청장이 고시하는 감염병이다.

02 인수공통감염병은 고의 또는 테러 등을 목적으로 이용된 병원체에 의하여 발생된 감염병 중 질병관리청장이 고시하는 감염병이다.

정답 X
해설 인수공통감염병은 동물과 사람 간에 서로 전파되는 병원체에 의하여 발생되는 감염병 중 질병관리청장이 고시하는 감염병이다.

03 감염병 환자는 임상적인 증상은 없으나 감염병 병원체를 보유하고 있는 사람이다.

정답 X
해설 감염병 환자는 감염병의 병원체가 인체에 침입하여 증상을 나타내는 사람으로서 진단 기준에 따른 의사, 치과의사 또는 한의사의 진단이나 감염병병원체 확인기관의 실험실 검사를 통하여 확인된 사람이다.

04 제1급 감염병은 생물테러감염병 또는 치명률이 높거나 집단 발생의 우려가 커서 발생 또는 유행 즉시 신고해야 한다.

정답 O
해설 제1급 감염병은 생물테러감염병 또는 치명률이 높거나 집단 발생의 우려가 커서 발생 또는 유행 즉시 신고하여야 하고, 음압격리와 같은 높은 수준의 격리가 필요한 감염병을 의미한다.

05 중동호흡기증후군(MERS), 동물인플루엔자 인체감염증, 신종인플루엔자 등은 제3급 감염병에 해당한다.

정답 X
해설 중동호흡기증후군(MERS), 동물인플루엔자 인체감염증, 신종인플루엔자 등은 제1급 감염병에 해당한다.

06 브루셀라증, 공수병, 신증후군출혈열, 후천성면역결핍증(AIDS) 등은 제4급 감염병에 해당한다.

정답 X
해설 브루셀라증, 공수병, 신증후군출혈열, 후천성면역결핍증(AIDS) 등은 제3급 감염병에 해당한다.

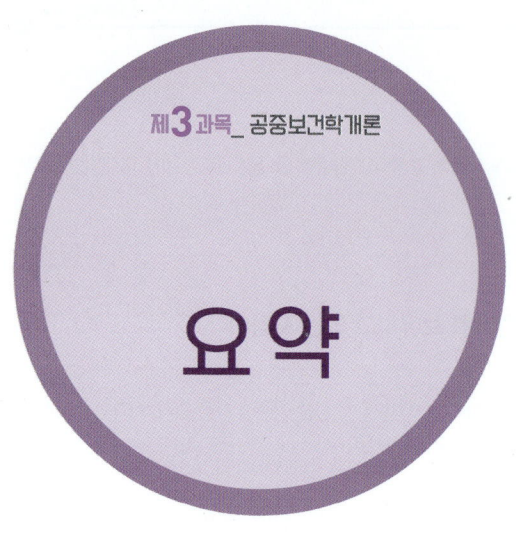

제3과목 _ 공중보건학개론

요약

1장 _ 질병관리사업

● **질병 예방 행동**
  ㉠ 1차 예방 : 건강증진과 특수 예방서비스, 손씻기나 예방접종 등
  ㉡ 2차 예방 : 조기발견과 조기치료의 단계, 건강검진, 진단, 치료서비스 등
  ㉢ 3차 예방 : 재활 및 사회복귀 단계

● **질병 발생의 3대 원인**
  병원체 요인, 숙주 요인, 환경 요인

● **집단검진의 목적**
  ㉠ 특정 지역사회의 유병률과 질병상태를 정확히 파악하고 질병발생과 관련되는 요인을 규명할 수 있다.
  ㉡ 질병의 조기상태를 파악하여 질병의 자연사나 발생기전을 이해하는데 도움이 된다.
  ㉢ 질병을 조기 진단함으로써 생명연장과 질병치유에 도움이 된다.
  ㉣ 집단검진 과정에서 주민에게 질병에 대한 지식과 예방의 중요성을 인식시킬 수 있다.

● **집단검진의 조건**
  ㉠ 중요한 건강문제이고, 효과적인 치료방법이 있어야 한다.
  ㉡ 정확하게 진단, 치료할 수 있는 시설이 있어야 한다.
  ㉢ 어느 정도의 잠복기, 초기증상을 나타내는 시기가 있는 질병이어야 한다.
  ㉣ 질병의 발생 및 진행과정이 알려진 질병이어야 한다.
  ㉤ 진단 결과를 내주는 타당한 검사 방법이어야 한다.
  ㉥ 검사방법 자체가 기술적으로 시행하기 쉽고, 단가가 싸며, 거부감이 없어야 한다.
  ㉦ 환자 색출은 계속적으로 이루어져야 하며, 한 번으로 끝나선 안 된다.

● **만성질환의 특징**
  ㉠ 원인이 다양하고 발생시점이 불분명하다.
  ㉡ 생활습관과 관련이 있어 예방이 중요하다.
  ㉢ 호전과 악화를 반복하며 계속 나빠지는 방향으로 진행한다.
  ㉣ 유병률이 발생률보다 높다.
  ㉤ 장시간의 치료와 관리가 필요하다.
  ㉥ 연령이 높아질수록 유병률이 높아진다.

● **병원체의 종류에 따른 분류**
  ㉠ 세균성 전염병 : 장티푸스, 이질, 결핵, 콜레라, 백일해, 나병 등
  ㉡ 바이러스성 전염병 : 독감, B형간염, 일본뇌염, 소아마비(폴리오), 홍역, 광견병, 유행성이하선염, AIDS 등
  ㉢ 리케치아성 전염병 : 발진티푸스, 쯔쯔가무시병 등

2장 _ 인구와 출산

- **우리나라 인구문제**
  ㉠ 노인인구가 지속적으로 증가
  ㉡ 평균 수명이 증가
  ㉢ 합계 출산율의 지속적 감소
  ㉣ 노년부양비의 증가
  ㉤ 수도권 인구 집중

- **인구 증가 및 과잉으로 문제되는 것**
  ㉠ 빈곤 및 실업의 증가
  ㉡ 환경오염
  ㉢ 의료부담
  ㉣ 보건문제

- **출산력 저하의 원인**
  ㉠ 여성의 경제 활동 참여율이 높아짐으로써 일과 가정의 양립이 어려워짐
  ㉡ 가치관 변화로 결혼에 대한 부정적인 태도와 자녀 필요성의 약화로 결혼 의향이 낮아짐
  ㉢ 영유아의 보육비 및 교육비, 취학 자녀의 사교육비 등 자녀를 양육하고 교육하는데 들어가는 비용이 많아짐
  ㉣ 주택 가격의 상승으로 인한 주택 마련이 어렵고 주거 불안정은 임신을 연기하거나 자녀의 수를 축소하게 됨
  ㉤ 사회 현상 변화에 따른 만혼, 고령출산, 인공 임신중절 등으로 출산 수준이 저하됨

- **가족계획의 주요 내용**
  ㉠ 결혼
  ㉡ 초산 연령
  ㉢ 출산 간격과 횟수
  ㉣ 출산 시기, 기간, 단산연령

  ㉤ 임신 섭생
  ㉥ 불임증의 진단 및 치료
  ㉦ 성교육과 피임에 대한 교육

- **피임의 원리**
  ㉠ 배란 억제 및 정자형성 저지
  ㉡ 수정 방지
  ㉢ 자궁 착상 방지
  ㉣ 사정 조절
  ㉤ 수정로의 차단

3장 _ 모자보건과 학교보건

- **모자보건의 중요성**
  ㉠ 임신, 출산, 산욕 시 일어날 수 있는 사망을 감소시킴
  ㉡ 모자보건의 인구는 전체 인구의 60~70%를 차지하므로 국가보건 차원에서 중요함
  ㉢ 모성과 아동의 건강은 다음 세대의 인구 자질에 영향을 미침
  ㉣ 지속적인 건강관리와 질병예방사업의 효과가 크며, 다음 세대에 영향을 미쳐 20~30년 이후의 장기적인 효과를 가져옴
  ㉤ 모자보건의 대상자들은 질병에 이환되기 쉽고 영유아기의 질병과 장애는 치명률이 높거나 후유증으로 장애를 일으키기 쉬움
  ㉥ 적은 비용으로 건강증진에 기여하며, 영유아기 건강은 중요하므로 다른 어느 보건사업보다 큰 비중을 차지함

- **모자보건사업의 목적**
  ㉠ 지역사회의 건강수준 증진을 위해 모성건강을

유지한다.
ⓛ 임신과 분만에 수반하는 모든 합병증의 발생 위험을 줄인다.
ⓒ 다음 임신에 대한 준비를 하도록 한다.
ⓔ 신생아 사망률을 줄인다.
ⓜ 불임증을 예방하고 치료한다.

● **영유아 보건사업의 목적**
㉠ 건강유지를 위한 건강상담을 실시한다.
ⓛ 예방접종을 통해 전염병을 예방한다.
ⓒ 불구를 조기에 발견하도록 노력한다.
ⓔ 사고를 방지하여 건강하게 성장하도록 돕는다.

● **예방접종 후의 주의사항**
㉠ 접종 후 20~30분간 접종 기관에 머물러 관찰한다.
ⓛ 귀가 후 적어도 3시간 이상 주의 깊게 관찰한다.
ⓒ 접종 당일과 다음날은 과격한 운동을 삼간다.
ⓔ 접종 당일은 목욕을 시키지 않는다.
ⓜ 접종 부위를 청결히 한다.
ⓗ 접종 후 최소 3일은 특별히 관찰하며 심하게 보채고 울거나 구토, 고열이 있으면 즉시 진찰받는다.
ⓢ 엎어서 재울 경우 호흡곤란이 있을 수 있으므로 반드시 바로 눕혀 재운다.

4장 _ 지역사회보건

● **가정 방문의 중요성 및 이점**
㉠ 보건사업 중에서 가장 중요한 업무 중 하나
ⓛ 가족의 건강을 감독하는 직접적이고 효과적인 방법
ⓒ 실제적인 가족의 요구를 알아낼 수 있는 기회 제공
ⓔ 가족의 생활수준, 경제상황 등을 직접 관찰함으로 알맞은 지도

● **지역사회간호의 기본원리**
㉠ 지역주민의 실제적인 요구를 파악해야 한다.
ⓛ 포괄적인 목표와 구체적인 목적이 있어야 한다.
ⓒ 주민이 동참할 수 있게 활용되어야 한다.
ⓔ 지역사회 내에서 이용가능 해야 한다.
ⓜ 지역사회 사업단위
ⓗ 기록은 질적 사업의 활용을 위해 보관해야 한다.
ⓢ 간호사의 지시 감독 하에 간호조무사의 가정방문이 가능하다.

● **지역사회 간호과정(5단계)**
간호사정 → 진단 → 목표설정 및 계획 → 수행 → 평가 및 재계획

● **보건간호 사업의 성공요인**
㉠ 인구특성, 질병범위, 환경조건 등의 파악
ⓛ 타 의료기관 및 시설기준 등의 파악
ⓒ 지역사회에 대한 정확한 실태파악으로 건강문제를 확인(가장 중요한 성공요인)
ⓔ 주민들의 적극적 참여가 필요
ⓜ 주민들의 교육수준 및 경제상태를 파악
ⓗ 전통관습 및 주민들의 주된 관심사 파악

● **지역사회 정신보건사업이 필요한 이유**
㉠ 입원 가능한 병상 수에 비해 환자 수가 많다.
ⓛ 퇴원 후의 사회복귀를 위한 준비가 필요하다.
ⓒ 정신건강사업에 질병예방 및 건강증진이 필요하다.
ⓔ 현 사회는 지나친 스트레스로 인해 정신질환 유병률이 증가하고 있다.

보건간호 및 지역사회간호의 차이점

	보건간호	지역사회간호
운영의 주체	정부	정부, 지역사회주민 및 기관
사업의 대상	선택된 취약 계층	개인, 가족, 기관, 지역사회
사업운영의 방법	수동적, 비생산적, 질병관리사업에 중점	능동적, 수평적, 포괄적, 지역의 일차 보건사업 및 건강증진에 역점

5장 _ 의료법규

법정 감염병

구분	개념	종류
제1급감염병	생물테러감염병 또는 치명률이 높거나 집단 발생의 우려가 커서 발생 또는 유행 즉시 신고하여야 하고, 음압격리와 같은 높은 수준의 격리가 필요한 감염병	에볼라바이러스병, 마버그열, 라싸열, 크리미안콩고출혈열, 남아메리카출혈열, 리프트밸리열, 두창, 페스트, 탄저, 보툴리눔독소증, 야토병, 신종감염병증후군, 중증급성호흡기증후군(SARS), 중동호흡기증후군(MERS), 동물인플루엔자 인체감염증, 신종인플루엔자, 디프테리아
제2급감염병	전파 가능성을 고려하여 발생 또는 유행 시 24시간 이내에 신고하여야 하고, 격리가 필요한 감염병	결핵, 수두, 홍역, 콜레라, 장티푸스, 파라티푸스, 세균성이질, 장출혈성대장균감염증, A형 간염, 백일해, 유행성이하선염, 풍진, 폴리오, 수막구균 감염증, b형 헤모필루스인플루엔자, 폐렴구균 감염증, 한센병, 성홍열, 반코마이신내성황색포도알균(VRSA) 감염증, 카바페넴내성장내세균속균종(CRE) 감염증, E형 간염
제3급감염병	발생을 계속 감시할 필요가 있어 발생 또는 유행 시 24시간 이내에 신고하여야 하는 감염병	파상풍, B형 간염, 일본뇌염, C형 간염, 말라리아, 레지오넬라증, 비브리오패혈증, 발진티푸스, 발진열, 쯔쯔가무시증, 렙토스피라증, 브루셀라증, 공수병, 신증후군출혈열, 후천성면역결핍증(AIDS), 크로이츠펠트-야콥병(CJD) 및 변종크로이츠펠트-야콥병(vCJD), 황열, 뎅기열, 큐열, 웨스트나일열, 라임병, 진드기매개뇌염, 유비저, 치쿤구니야열, 중증열성혈소판감소증후군(SFTS), 지카바이러스 감염증
제4급감염병	제1급감염병부터 제3급감염병까지의 감염병 외에 유행 여부를 조사하기 위하여 표본감시활동이 필요한 감염병	인플루엔자, 매독, 회충증, 편충증, 요충증, 간흡충증, 폐흡충증, 장흡충증, 수족구병, 임질, 클라미디아감염증, 연성하감, 성기단순포진, 첨규콘딜롬, 반코마이신내성장알균(VRE) 감염증, 메티실린내성황색포도알균(MRSA) 감염증, 다제내성녹농균(MRPA) 감염증, 다제내성아시네토박터바우마니균(MRAB) 감염증, 장관감염증, 급성호흡기감염증, 해외유입기생충감염증, 엔테로바이러스감염증, 사람유두종바이러스 감염증

Assistant nurse

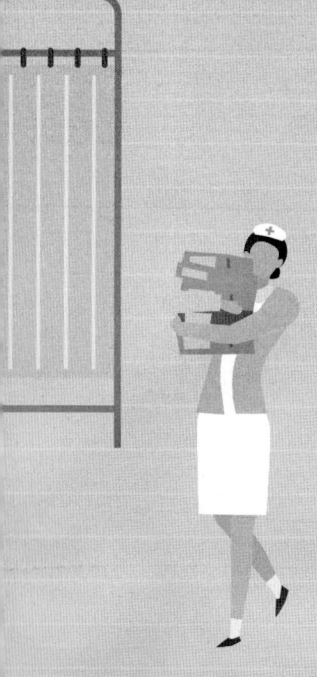

제4과목 기초간호실무

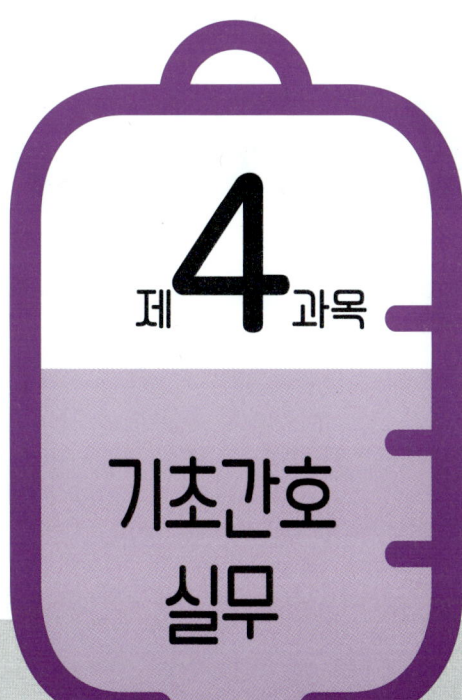

1장	활력징후와 건강사정
2장	입원관리
3장	검사
4장	감염관리와 무균술
5장	상처, 욕창 및 골절간호
6장	식사간호
7장	배변 및 배뇨간호
8장	개인위생 돕기
9장	체위유지 및 운동과 이동 돕기
10장	수술 간호
11장	투약
12장	심폐소생술
13장	임종간호 돕기

제4과목 예상문제 · 기출유사문제
제4과목 OX문제
제4과목 요약

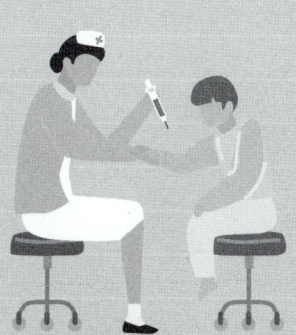
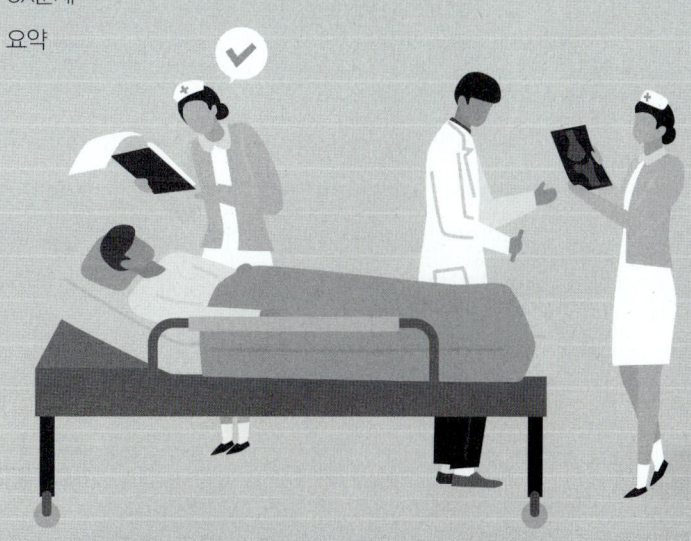

1장 활력징후와 건강사정

기초간호 실무

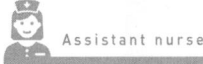

❶ 활력징후의 개요

(1) 활력징후의 정의 : 생명 현상으로서의 기능 유지의 지표가 되는 것을 말한다.

(2) 활력징후 측정이 필요한 경우
① 의료기관에 진료 및 입원 시
② 의사의 처방에 따른 정규적인 절차
③ 위험한 진단적 검사의 전과 후, 수술의 전과 후
④ 심맥관 및 호흡기능 등에 영향을 주는 약물 투여의 전과 후
⑤ 전신적인 신체상태가 갑자기 악화되었을 때
⑥ 활력징후에 변화를 가져올 수 있는 간호수행의 전과 후
⑦ 신체적 고통 또는 이상한 증상을 호소할 때

(3) 체온
① 정의 : 인체가 신진대사활동을 할 시에 발생하게 되는 생산열 및 상실열의 차이를 말한다.
② 체온의 종류 : 심부체온, 표면체온, 액와체온, 구강체온, 직장체온 등
③ 정상범위
  ㉠ 체온은 오전 4~6시경이 최저이며, 오후 2~4시경이 최고이다.
  ㉡ 젊은이는 노인에 비해 비교적 높다.
  ㉢ 비만인 사람은 마른 사람에 비해 낮다.(비만인은 혈액순환이 잘 되지 않기 때문이다.)
  ㉣ 여성은 월경 전, 배란 시에는 보통 때보다 높다.
④ 체온측정기구
  ㉠ 수은체온계 : 유리관에 수은이 들어 있어 열에 의해 팽창되는 원리를 활용한 체온기이다.
  ㉡ 전자체온계

- 열에 반응하는 반도체 온도 변화를 활용해서 측정한다.
- 정확성이 낮아 정확한 체온이 필요한 경우 측정을 피한다.

ⓒ 적외선체온계
- 외이도와 일직선으로 삽입해 적외선을 통해 측정한다.
- 체온조절중추인 뇌의 시상하부와 혈류를 공유하므로 심부 체온을 가장 정확하게 잴 수 있다.
- 측정이 용이하고 빠르며, 측정시간도 짧아 효과적이며 구강 또는 점막의 접근을 통해 발생할 수 있는 세균 또는 오염 등의 전파를 예방하며 음식 섭취의 여부에 영향을 받지 않는다.

⑤ 체온측정 부위 및 방법
ㄱ. 액와체온 측정
- 체온 측정 중 가장 안전한 부위이지만 부정확하다.
- 무의식 환자의 체온을 측정한다.

ⓒ 구강체온 측정
- 표준체온이며 가장 편리하고 용이한 측정부위이다.
- 음식물 섭취 시 10분 후에 측정, 뜨겁거나 찬 음식을 먹은 경우 30분 후에 측정한다.
- 기록지에 구강 체온임을 인지할 수 있도록 (A)라고 기록한다.

> **참고**
> **구강 체온을 할 수 없는 경우**
> - 5~6세 이하의 소아 환자나 노인 환자
> - 의식이 없는 중증 환자, 정신질환자, 간질 환자
> - 히스테리 또는 불안신경증이 심한 환자
> - 감기로 코가 막히거나 기침이 심한 환자
> - 호흡곤란 증세가 있는 환자나 산소를 흡입 중인 환자
> - 구강이나 코를 수술한 환자, 급성 구내염 환자
> - 입을 다물기 힘든 환자, 흡연 직후의 환자, 오한으로 떠는 환자

ⓒ 직장(심부) 체온 측정
- 구강 또는 액와 체온 측정이 불가할 때 사용한다.
- 같은 대상자에게 같은 체온계로 체온을 쟀을 때 사용한다.
- 옆으로 눕게 한 후 항문을 노출시켜 배꼽을 향해 성인은 약 2~5cm, 아동은 1.5~2.5cm 체온계를 삽입한다.
- 기록지에 직장 체온임을 알 수 있도록 (R)이라고 기록한다.

> **참고**
> **직장체온을 할 수 없는 경우**
> - 직장 또는 회음부 수술환자 및 염증이 있는 환자
> - 직장이 변으로 차 있거나 또는 설사 환자, 출혈 환자
> - 경련 환자, 심근경색증 환자, 직장 종양 또는 치질 환자

③ 고막체온 측정
- 2~3초 만에 빠르게 체온을 잴 수 있지만 타 신체부위보다 0.5℃ 정도 높게 측정된다.
- 성인은 후상방, 소아는 후하방으로 잡아당긴 후에 탐침을 삽입한다.

⑩ 이마체온 측정
- 피부 표면의 열을 측정하므로 감염에 의한 열을 잴 시에는 정확도가 떨어진다.
- 이마에 땀이 나게 되면 정확도가 떨어지므로 건조시킨다.

⑥ 체온변화에 영향을 미치는 요인
㉠ 24시간 리듬 : 이른 아침이 초저녁보다 약 0.6℃ 낮다.
㉡ 성별
㉢ 연령
㉣ 스트레스
㉤ 환경 온도

❷ 맥박

(1) 맥박의 정의 : 혈액이 순환될 수 있도록 팽창 및 수축하는 것을 말한다. 측정한 맥박 수를 수기로 작성할 경우 붉은색으로 기록한다.

(2) 맥박의 정상범위
① 정상 성인의 경우, 분당 60~100회 정도이다.
② 소아는 성인에 비해 맥박 수가 많고, 노인은 맥박의 변화가 없거나 다소 적어진다.
③ 남자에 비해 여자가 더 많다.
④ 서서 측정한 경우에는 다소 높다.
⑤ 시간에 따라 다소 차이가 있으며 오전 4시경이 최소이며, 오후 6시경이 최고이고, 야간의 취침 시에는 약 20% 횟수가 감소한다.

(3) 맥박의 특징
① 맥박은 주로 말초 동맥에서 측정한다.
② 요골동맥에서 맥박을 측정하지만 쇼크 상태에서 맥박이 잘 잡히지 않으면 경동맥에서도 측정하도록 한다.

③ 수전증이 있는 경우에 요골맥박 측정이 불가하므로 심첨맥박이나 경동맥으로 측정한다.

(4) 맥박의 종류

① 빈맥(삭맥) : 분당 평균 100회 이상이다.
② 서맥 : 분당 평균 60회 이하이다.
③ 부정맥 : 빨라졌다 늦어졌다 하며 불규칙적인 상태이다.
④ 맥박 결손 : 결손맥, 차질맥, 맥 결손이라고도 하며, 말초 맥박이 심첨맥박보다 수가 적은 경우이다.

(5) 맥박의 증가 및 감소 요인

① 증가요인 : 운동, 흥분, 공포, 음식섭취, 저혈압, 체온상승, 심장질환 또는 갑상선 장애, 체위의 변화, 연령이 적은 경우, 스트레스, 교감신경의 자극, 급성통증, 출혈, 약물(에피네프린, 아트로핀)
② 감소요인 : 연령의 증가, 저체온, 부교감신경의 자극, 수면, 고혈압, 약물(디기탈리스), 체위(앉은 자세의 경우)

(6) 측정부위

① 요골맥박(손목)
  ㉠ 통상적으로 1분간 재며 동맥벽의 탄력성, 리듬, 강도, 맥박 수, 동일성 등을 주의 깊게 촉진한다.
  ㉡ 측정자가 엄지손가락으로 측정하는 경우에 간호사 자신의 맥박 수와 혼돈될 수 있으므로 엄지손가락은 사용을 금지한다.
  ㉢ 요골맥박이 불규칙할 경우에 정확한 맥박 측정을 위해 1분간 심첨 맥박을 측정하여 비교한다.
② 심첨맥박
  ㉠ 신생아 또는 심장 등에 이상이 있는 환자에게 정확한 맥박측정을 위해서 시행한다.
  ㉡ 건강한 사람은 요골동맥 및 심첨맥박의 수가 동일하다.

> **참고**
>
> **맥박 산소 포화도에 영향을 미치는 요인**
> - 최근 염료를 사용한 경우(염색 등)
> - 헤모글로빈의 수치 감소, 산증, 알칼리증, 고열
> - 동맥 맥박을 차단하는 말초 부종
> - 측정 부위의 말초혈류 감소를 초래하는 저체온
> - 말초 동맥의 혈류 감소를 발생시키는 심박출량의 감소 및 저혈압
> - 말초 맥박의 양을 감소시키는 약물(에피네프린 등)에 의한 혈관 수축
> - 맥박의 양을 감소시키는 말초혈관 질환(동맥경화 등)
> - 외부의 밝은 빛 또는 대상자의 움직임
> - 손톱의 매니큐어, 황달, 손톱의 금속장식, 인조손톱
> - 피부를 까맣게 채색한 경우

❸ 호흡

(1) 호흡의 정의
① 흡기에 의해 산소를 흡입하고 호기에 의해 이산화탄소를 배출시키는 과정을 의미한다.
② 뇌의 연수가 있는 호흡중추 및 폐의 정상적인 기능에 의해 조절된다.

(2) 호흡의 정상범위
① 평균적으로 1분 간 12~20회 정도이다.
② 호흡의 리듬이 규칙적이면 30초 정도 측정하여 2배를 하며, 불규칙적인 경우 1분 간 측정한다.
③ 여자는 주로 흉식 호흡을 하며, 남자에 비해 호흡의 횟수가 많다.
④ 유아는 성인에 비해 횟수가 현저히 많다.
⑤ 식후, 정신적 충격 후, 열이 높을 때, 혈액 내 이산화탄소의 증가 시에 호흡의 수가 증가하게 된다.

(3) 호흡에 변화를 주는 요소
① **연령** : 연령이 낮으면 호흡이 빠르다.
② **성별** : 여성은 남성에 비해 다소 빠른 경향이 있다.
③ **운동** : 근육 운동은 일시적으로 호흡의 수를 증가시킨다.
④ **소화** : 음식물 소화에 호흡의 수를 증가시킨다.
⑤ **감정** : 쇼크, 공포, 정신적인 흥분은 통상적으로 호흡의 수를 증가시킨다.
⑥ **약품** : 몰핀, 데메롤 등은 호흡을 느리고 깊게 하는 반면에 카페인, 아트로핀은 호흡을 빠르고 얕게 한다.
⑦ **체온** : 체온이 증가하면 호흡이 증가한다.
⑧ **출혈** : 혈액이 감소되면 혈액 내 산소가 감소하며 이산화탄소가 증가되어 호흡이 증가한다.
⑨ **쇼크** : 복부 큰 동맥이 울혈되며, 호흡은 증가하게 된다.
⑩ **기압** : 낮은 기압의 경우 산소량은 부족해지므로 호흡이 증가하게 된다.
⑪ **신진대사율** : 신진대사율의 증가와 호흡의 수는 비례한다.
⑫ **통증** : 통증이 심할 경우에 호흡이 증가하게 된다.

(4) 호흡의 종류
① **서호흡(느린 호흡)** : 평균적으로 분당 호흡의 수가 12회 이하인 경우이다. (예) 몰핀)
② **빈호흡** : 평균적으로 분당 호흡의 수가 20회 이상인 경우이다.

③ 과호흡 : 호흡 횟수의 깊이가 증가된 경우이다. (예 호흡기 질환, 운동할 시, 출혈, 빈혈, 쇠약, 중독증 등)
④ 호흡의 곤란
  ㉠ 호흡의 횟수가 증가하며 흡기 및 호기가 모두 힘들다.
  ㉡ 청색증 및 활동량의 저하, 차고 축축한 피부 및 과다하면서도 빠른 호흡 등이 나타나게 된다.
⑤ 쿠스마울 호흡 : 호흡 리듬의 경우에는 규칙적이지만 비정상적으로 깊고 호흡의 수가 증가하는 것이다. 주로 케톤성 당뇨병의 혼수 시에 볼 수 있으며 호흡할 시에 과일 냄새가 난다.
⑥ 체인스토크스 호흡 : 호흡 리듬의 경우에는 불규칙적이며, 무호흡 및 과도호흡(빠른 호흡)이 교차해서 나타나는 것이다. (예 임종 시 호흡)

❹ 혈압

(1) 혈압의 정의
① 심장 수축 시 분출되는 혈액이 동맥벽에 미치는 압력을 의미한다.
② 최고혈압을 수축기(120mmHg)라 하며, 최저혈압은 이완기(80mmHg)라 한다.
③ 혈압을 기록할 시에는 수축기/이완기로 기록한다. (압의 차이는 40mmHg 정도)
④ 혈압의 범위 : 정상 혈압(120/80mmHg), 고혈압(140/90mmHg), 저혈압(90/60mmHg)

(2) 혈압의 상승 및 하강
① 혈압이 상승하는 경우 : 운동 후, 식후 즉시, 연령이 증가할수록, 흡연 후, 방광팽만 시, 서서 측정하는 경우, 스트레스, 질병(만성신부전 등), 혈관 벽의 탄력성 감소 시, 혈압계의 펌프가 좁은 경우 등
② 혈압이 하강하는 경우 : 수면 중, 누워있는 자세, 탈수, 출혈 시 또는 금식 중, 전신마취제 사용 시, 혈압계의 펌프가 넓은 경우 등

(3) 혈압측정 할 팔을 선택할 경우 주의사항
① 흉부 또는 액와 수술을 받지 않은 쪽 팔 선택
② 정맥 수액요법을 받지 않은 쪽 팔 선택
③ 유방 절제 수술한 쪽 팔 금지
④ 석고붕대 또는 동정맥류가 없는 쪽 팔 선택

⑤ 손상 또는 질환이 있지 않은 쪽 팔 선택

(4) 혈압 측정 시의 주의사항
① 혈압측정 시 커프의 크기가 중요하다.
② 상완동맥에서 혈압을 측정한다.
③ 혈압을 정확히 측정하기 위해서는 대상자의 팔을 심장과 동일한 높이로 놓는 것이 중요하다.
④ 밤 2~3시 사이에 혈압이 가장 낮으며, 오전 5시에 상승하기 시작하면서 오후 3~4시에 혈압이 조금 올랐다가 저녁부터 취침에 들 때까지 서서히 떨어진다.

(5) 혈압측정 시에 흔히 발생하게 되는 오류
① 커프의 크기가 너무 넓은 경우 : 실제보다 혈압이 낮다.
② 커프의 크기가 너무 좁은 경우 : 실제보다 혈압이 높다.
③ 팔의 높이가 심장보다 높은 경우 : 실제보다 혈압이 낮다.
④ 팔의 높이가 심장보다 낮은 경우 : 실제보다 혈압이 높다.
⑤ 커프를 느슨하게 감은 경우 : 실제보다 혈압이 높다.
⑥ 혈압측정 전 충분히 안정이 되지 않은 경우 : 실제보다 혈압이 높다.
⑦ 커프의 공기를 지나치게 빨리 뺄 경우 : 실제보다 수축기 혈압은 낮으며 이완기의 혈압은 높다.
⑧ 식사 직후 또는 흡연 직후에 혈압을 측정한 경우 : 실제보다 혈압이 높다.
⑨ 반복측정 시 충분히 휴식하지 않은 경우 : 실제보다 수축기 혈압은 높고 이완기의 혈압은 낮다.

2장 입원관리

기초간호 실무

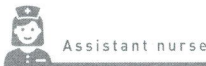

❶ 병원 및 환경

(1) 입원, 전동, 퇴원

① 입원

㉠ 주의사항
- 입원 환자는 입원이라는 현실과 낯선 환경으로 불안감을 느끼므로 경청을 통해 요구를 이해하고 충족시킴으로써 안정감을 느낄 수 있도록 도와야 한다.
- **불안 유발의 요인** : 의료 용어에 대한 이해의 부족, 사생활 결여, 대상자의 역할 박탈, 병원 규칙의 규격화, 사회적 격리, 비인간적인 느낌 등

㉡ 입원 병실 준비
- 침대 높이 조절 등 침대준비와 개방
- 환자에게 필요한 기구나 물품 준비

㉢ 입원환자 간호
- 환자가 도착하면 해당 병실로 안내하고 담당간호사와 주치의에게 알려준다.
- 환자에게 병원 환경과 병동 규칙에 대해 알려준다.
  - 병동의 구조와 면회시간, 식사시간, 화장실, 전화기와 호출기 사용법, 의사의 진찰 및 회진 시간
  - 병원생활과 관련된 일반적인 규칙
  - 환자의 권리와 의무 규정
- 환자 개인이 가져온 물품이나 귀중품은 가족이 관리하도록 교육한다.
- 감염병 환자가 가지고 온 물품은 고압증기멸균으로 소독 후 봉투에 넣어 보관한다.

② 전동(전실, 이실)

㉠ 전동 전 간호
- 환자와 관련된 모든 기록, 투약기록지, 약, 개인 용품 등을 이동할 병동으로 보낸다.

- 전동 갈 환자의 현재 상태와 치료경과 등을 인계한다.
- 환자에게 제공되어야 하는 장비 및 기구를 확인하여 전동 갈 병원에 알린다.
- 전동 가능한 시간을 확인한다.
- 환자에게 알리고 설명한다.

ⓒ **전동 후 간호** : 전동 온 병동의 오리엔테이션 시행

③ **퇴원**

ⓘ **퇴원 환자 간호**
- 의사의 퇴원 지시가 있는지 확인하고, 의사의 동의 없이 퇴원을 원할 경우, 이에 대한 퇴원 절차가 있는지 확인한다.
- 관련 서류를 원무과로 보내 퇴원수속 절차를 밟도록 한다.
- 환자와 보호자에게 투약방법, 식이 및 주의사항에 관한 내용을 가르쳐 준다.
- 필요시 가정간호서비스를 연계해준다.

ⓒ **퇴원 시 병실관리**
- 다른 환자의 입원을 위해 빈 침상을 준비하고, 침대 옆의 보호 탁자는 깨끗하게 준비한다.
- 질병의 전염 예방을 위해 청소와 소독을 한다.

❷ 병원환경

(1) 벽 : 하늘색 또는 연녹색의 벽지색깔, 채도를 낮춘 색깔이 좋다.

(2) 바닥 : 욕실 및 화장실은 미끄럼방지 타일을 사용한다.

(3) 온도 : 약 20~22도

(4) 습도 : 약 40~60%, 호흡기계 질환이 있는 환자는 습도를 조금 더 높인다.

(5) 환기 : 바람이 환자에게 직접 닿지 않도록 한다. 순환 자극, 습도 유지를 할 수 있는 병실환경 중 가장 중요한 요소이다.

(6) 조명 : 조도 약 100Lux이며, 적절한 햇빛이 들어올 수 있도록 직사광선이 직접 비치는 것은 피해야

한다. 또한 야간에는 수면에 지장을 주지 않도록 어둡게 유지한다.

(7) 소음 : 40dB 미만으로 소음을 줄이도록 노력해야 한다.

❸ 병원사고 예방

(1) 낙상
  ① 호발인자 : 낙상 경험이 있는 경우, 노인, 동반 질환이 많은 경우, 보행 장애가 있는 경우, 항고혈압제, 이뇨제, 진정제 등을 투여한 환자
  ② 예방법
    ㉠ 이동하지 않을 경우 반드시 휠체어의 바퀴 잠금장치가 되어 있어야 한다.
    ㉡ 침상난간을 반드시 올린다.
    ㉢ 화장실, 욕실, 복도를 걸을 때 난간을 잡도록 한다.
    ㉣ 바닥에 물기가 없도록 한다.

(2) 화재
  ① 소화기 사용 시에 안전핀을 뽑고, 바람을 등지고 사용한다.
  ② 대피 시에 정전 위험으로 인해 엘리베이터로는 이동을 금지한다.
  ③ 환자의 입에 젖은 헝겊을 대주어 기도로 연기가 흡입되는 것을 막아준다.
  ④ 문의 손잡이를 만져보아 뜨겁지 않으면 문을 열고 대피한다.

(3) 약물 중독 : 환자의 내복약과 치료용 약품은 따로 보관한다.

❹ 병실관리 및 기구

(1) 청소법
  ① 청소 시에 빗질은 금지한다.
  ② 바닥에 용액이 엎질러 있으면 낙상 예방을 위해 바로 닦는다.

③ 병실 가구는 수돗물 온도 그대로 닦는다.
④ 오염이 적은 쪽에서 많은 쪽 순으로 청소한다.
⑤ 높은 곳에서 낮은 곳 순으로 청소한다.
⑥ 홑이불은 털지 않는다.

(2) 물품 관리

① 물품 관리의 원칙
  ㉠ 낭비를 억제한다.
  ㉡ 적절한 기준량을 설정하고 유지한다.
  ㉢ 물자의 구매는 각 병동 상황에 맞추어 결정한다.
  ㉣ 물품은 병원 내 시설에 보관하고 관리에 유의한다.
  ㉤ 물품 청구 시에 하자가 없을 경우 물품을 즉시 내 준다.
  ㉥ 물품 변동 사항 발생 시 물품 관리 담당자에게 보고한다.
  ㉦ 효과적인 물품 관리 계획을 수립하고, 정기적인 재고 조사를 실시한다.
  ㉧ 물품의 분실 또는 훼손 시에 곧바로 물품 관리 담당자에게 보고한다.
  ㉨ 부서 책임자는 간호 단위 내의 모든 직원에게 물품 사용에 대한 훈련과 지도를 할 책임이 있다.
  ㉩ 업자와의 접촉 창구를 일원화, 병원의 구매 정책을 주지시킴으로써 이들과의 관계 개선을 도모한다.

② 플라스틱, 알루미늄, 스테인리스강 제품(농반, 변기 등)
  ㉠ 변기는 매일 아침 솔로 닦고 소독약으로 헹군다.
  ㉡ 혈액이나 점액이 묻어있을 경우 먼저 찬물로 헹군 다음 더운물과 비누를 사용해서 씻는다.

③ 고무제품(고무관, 카테터, 고무백, 장갑 등)
  ㉠ 고무관은 반드시 물을 통과시킨 후 안의 물이 빠져나오도록 걸어서 말린다.
  ㉡ 고무주머니는 사용 후 물을 뺀 다음 말리고, 유착 방지를 위해 공기를 채워 둔다.
  ㉢ 고무제품은 열에 약하기 때문에 강한 햇볕이나 불 가까이에 두지 않는다.
  ㉣ 고무포는 둥글게 말거나 둥근 막대기에 걸어 보관(접어서 보관하지 않음)한다.

④ 외과용 기구(이동 섭자, 가위 등) : 솔을 이용하여 연결 부분과 톱니 사이를 꼼꼼하게 씻는다.

⑤ 병실기구
  ㉠ 일반적 주의사항
    • 병실 내 가구를 마음대로 옮기지 않는다.
    • 기구가 파손되거나 불편해도 버리지 않고, 수선부에 알린다.
  ㉡ 발 지지대(앙와위로 누워 있는 환자에게 발 지지대를 해 주는 이유)

- 환자의 발을 지지하는 장치로서 침상이나 침요에 고정시킨다.
- 장기 부동으로 인한 족하수(족저굴곡, 하수족)를 예방한다.
- **침상 난간** : 환자의 안전에 필수적이므로 항상 올려둔다.
- **크래들** : 수술, 화상 등의 이유로 윗 침구가 닿지 않도록 한다.

⑤ 침상 만들기

(1) 빈 침상 만들기
① 목적 : 새로 입원할 환자를 위해 침상을 준비하는 것을 말한다.
② 방법
  ㉠ 아래 홑이불은 넓은 단이 침상 위쪽으로 가도록 편 다음, 홑이불의 중심선을 침상의 중앙선에 맞추고 침상 발치에 좁은 단이 일치하도록 하고, 머리부분은 여유 있게 남긴다.
  ㉡ 위 홑이불은 솔기가 겉으로 보이도록 위로 가게 편다.
  ㉢ 침상보는 위 홑이불보다 약간 길게 한다.
  ㉣ 침상 머리 쪽의 침상보로 베개를 덮는다.
  ㉤ 담요는 상단을 위 홑이불보다 15~20cm 가량 내려서 편다.
  ㉥ 베개는 베갯잇을 씌운 후 터진 쪽이 출입문 반대쪽으로 향하도록 놓는다.
  ㉦ 고무포는 중앙선을 맞추어 등의 중간 부위에서 대퇴 중간 부위까지 오도록 한다.
  ㉧ 반 홑이불을 중앙선에 맞추고, 고무포의 상단에서 10cm 정도 더 덮이도록 편 다음 침상 밑으로 집어넣는다.

(2) 개방 침상 만들기
① 목적 : 환자가 잠시 병실을 비울 때 침상을 정리하여 준비해 놓기 위함이다.
② 방법 : 윗 침구 전체를 부채꼴모양이나 삼각형모양으로 접어놓는다.

(3) 사용 중 침상에서 홑이불 교환하기
: 환자가 침상 밖으로 나오지 못할 경우, 침상에 누워있는 상태에서 편안하고 깨끗한 침상을 제공하기 위함이다.

(4) 수술 후 환자 침상 만들기
① 목적 : 수술 후의 환자가 편안하게 침상을 사용하도록 하기 위함이다.

② 방법 : 침상 머리 부분에 고무포를 깔고 그 위에 반 홑이불을 깐 후 여유분은 침요 밑으로 넣는다.

(5) 크래들 침상 만들기
① 목적 : 윗 침구의 무게가 환자에게 가해지지 않도록 하기 위함, 주로 화상 환자에게 사용한다.
② 방법 : 반 홑이불과 윗 홑이불 사이에 환자의 환측 부위 위에 크래들을 놓는다.

(6) 골절 침상 만들기
① 목적 : 척추, 등 근육을 반듯하게 하기 위함이다.
② 방법 : 침상과 같은 크기의 딱딱한 널빤지를 사용한다.

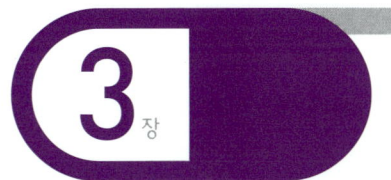

기초간호 실무

검사

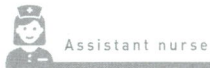

1 검사

(1) 일반검사 : 위내시경검사, 기관지경검사, 정맥신우촬영술, 상부위장관촬영술, 간 기능검사, 기초신 진대사율 측정 시에는 반드시 금식을 요하나 혈액검사의 대부분과 심전도나 흉부 X-ray 촬영 시에는 금식을 요하지 않는다.
  ① **혈액채취** : 혈액 질환, 감염성 질환의 유무 확인(CBC), 간 기능 및 혈액 내 지질농도 확인을 하기 위함이다.(혈청화학적 검사)

(2) 소변받기
  ① 검사용 소변받기
    ㉠ 소변검사의 목적 : 당뇨병 진단, 신장염진단, 비뇨기계통 질환의 유무를 알기 위해 실시한다.
    ㉡ 일반 소변검사용 소변을 받는 경우 환자에게 처음 소변 50cc 정도를 배뇨하다가 소변 컵에 $\frac{2}{3}$ (100~150cc) 이상 소변을 받도록 하되(중간 뇨) 생리중인 여자는 검사물에 생리 중임을 표시한다.
  ② 24시간 소변받기
    ㉠ 검사가 시작되면 소변을 보게 하고 첫 소변은 버린다. 그 이후로 보는 소변을 마지막까지 모아서 병속에 부어둔다.
    ㉡ 화장실에 '24시간 요검사물 채취 중'이라는 표시를 하여 잊지 말고 모으도록 도와준다.
  ③ 소변배양 검사물 받기 : 멸균 뇨 받을 때에는 무균적 인공도뇨(단순도뇨)를 이용하여 채취하는 것이 가장 바람직하다.
  ④ 검사물 채취 후 되도록 빨리 검사실로 보낸다. 운반이 지연되면 냉장 보관해야 한다.

(3) 대변받기

① 대변검사의 목적 : 기생충 검사 및 세균배양 검사, 잠재성 출혈검사, 소화요소 검출검사, 소화기 계통 출혈여부검사 등
② 잠혈검사의 경우 3일 전부터 붉은색 야채, 철분제제, 육류식사 등을 피한다.
③ 아메바 검사를 위한 대변은 받는 즉시 검사실로 보낸다.

(4) 객담검사 : 이른 아침 첫 기침을 하여 받은 것이 밤새 농축된 병원체를 많이 보유하고 있기 때문에 가장 정확하다.

❷ 특수검사

(1) X-선을 이용한 검사
① 정맥신우 촬영 : 불투과성 색소를 정맥으로 주입하여 요로의 경로, 크기, 모양, 위치를 검사하며 금식을 요한다.
② 바리움(balium)관장 : 바리움(조영제)관장 전에는 금식과 청결관장으로 직장 내를 청결히 하고, 관장 후 수분섭취를 적극 권장하여 바리움으로 인한 변비를 예방한다.
③ 상부위장관 촬영법(UGI Series) : 방사선 불투과성 바리움을 환자에게 삼키게 해서 식도, 위, 장관이 폐쇄와 염증 등의 병변 부위를 보기 위한 검사이다.
④ 위내시경 검사 : 검사 전 환자의 동의와 금식이 반드시 필요하다.
⑤ 자기 공명영상검사(MRI) : 정확한 진단 및 수술방법 결정 등에 대단히 유용하게 사용된다.
⑥ 초음파 검사 : 골반, 심장, 자궁 등의 검사에 사용하며 금식이 필요치 않다.

(2) 천자
① 흉강천자 : 흉막강에서 액체를 뽑기 위함, 호흡곤란이나 통증을 제거하기 위함이며 치료를 위한 약물을 늑막강 안에 주입하기 위함이다. 자세는 베개를 안고 팔을 책상 위로 올린 후 앞으로 엎드린다.
② 복수천자 : 방광, 장관의 손상을 막기 위해 시행 전에 배설·도뇨시키며, 환자의 체위를 적절히 유지시킨다.(좌위 및 반좌위)
③ 요추천자 : 새우등처럼 구부리며, 등이 침상 면에서 직각이 되도록 눕는다. 검사의 목적은 Qucken Stedt 검사(척수액 순환을 평가하는 검사)를 행하기 위함이며, 내용물 검사를 위한 척수액과 척수액의 압력을 재고, 검사를 위해 조영제를 투입하기 위함이다.

4장 감염관리와 무균술

기초간호 실무

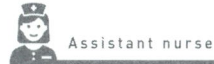

❶ 감염관리

(1) 감염관리

① **감염** : 미생물이 숙주 내에 자리 잡고 살면서 인체에 영향을 주는 단계로서, 감염의 3대 요소는 환경, 병원체, 숙주이다.

② **교차 감염** : 의료인의 손이나 사용 기구를 통해 환자가 감염되는 것을 말한다.

　㉠ **교차 감염을 예방하기 위해 손을 씻어야 할 경우** : 근무시작 전후, 가운 및 마스크착용 전후, 환자와 직접 접촉한 후, 환자붕대나 대소변을 만지고 난 후, 처치나 투약 전 등

　㉡ **교차 감염방지를 위한 주의사항** : 간호하기 전후 1분 이상 흐르는 물에 손을 씻고, 손톱 밑을 조심해서 씻어야 하며, 손에 상처가 있을 때는 반드시 소독액을 바른 후 장갑을 끼고 간호한다. 간호처치 시엔 고무장갑이나 멸균장갑을 착용하며 환자의 질병의 특성을 이해하고 전염의 가능성에 대해 고려하며 분비물이나 드레싱 등은 위생적으로 처리한다.

③ **배양용 검체 채취 및 운반**

　㉠ **혈액이나 대변, 소변** : 채취 즉시 검사실로 운반하고 운반이 지연될 경우 냉장 보관한다. 대부분 아침에 채취한다.

　㉡ **뇌척수액** : 무균적으로 받아 채취 즉시 검사실로 보내나 지연될 경우 실온 보관한다.

　㉢ **객담** : 이른 아침 첫 객담을 받도록 한다.

④ 정맥 주사 시 무균술을 지킨다.

⑤ **창상 소독약** : 생리식염수, 붕산수, 포비돈 아이오다인, 과산화수소수

❷ 소독 및 멸균

(1) 소독 및 멸균과 관련된 용어

① 멸균 : 아포를 포함한 병원성 및 비병원성균을 전부 사멸

 (예 외과수술용 기구, 심장 또는 요도 카테터, 주사바늘, 정맥주사용 수액, 몸에 삽입하는 물질 등)

② 소독 : 병원성 미생물을 사멸시킨다. 세균의 아포는 사멸시키지 못한다.

③ 방부제 : 유해한 미생물의 증식이나 발육을 저지한다. (예 붕산수)

④ 무균 : 감염되지 않은 상태로 병원성 미생물이 없는 상태를 말한다.

⑤ 감염 : 질병을 일으킬 수 있는 미생물이 숙주에 침입해 증식하는 상태를 말한다.

⑥ 살균 : 세균을 죽이는 것을 말한다.

⑦ 정균 : 세균의 성장, 번식을 억제하는 것을 말한다.

⑧ 일반 격리법 : 미생물 유기체의 전파를 막는 기술을 말한다.

⑨ 역 격리법(보호적 격리) : 감염에 민감한 사람을 위해 주위환경을 무균적으로 유지하는 것을 말한다. (예 화상환자, 백혈병 환자)

참고

리스터(Lister)가 오늘날 무균법의 기초를 이루었다.

(2) 소독

① 효과적인 소독을 위한 조건 : 소독할 물건과 소독제 사이에 충분한 접촉면 확보, 적절한 수분, 소독제에 따른 정해진 농도와 시간 준수, 소독하고자 하는 목적에 맞는 소독제를 선정해야 한다.

② 이상적인 소독제의 구비조건 : 살균효과가 뛰어나고, 환경요인에 영향을 받지 않아야 하며, 독성 및 악취가 없고, 인체에 무해, 세척에 의해 쉽게 제거되어 잔류되지 않아야 한다. 또한 물에 잘 녹고, 취급방법이 간편하며, 재료가 풍부하고 값이 싸며 생산이 용이해야 하며 소독하려는 물품에 손상을 주지 않아야 한다.

③ 수술실에서의 손 소독 시 주의사항

 ㉠ 포비돈 요오드 용액은 수술 전 손 소독이나 수술 부위의 피부소독제로 흔히 사용된다.

 ㉡ 손을 팔꿈치보다 높이 들고, 손을 닦은 후에는 수술 시까지 가슴 이하로 내리지 않는다.

 ㉢ rotation motion(원형동작)으로 한손에 14분 이상 손 솔을 사용하여 철저히 씻되 팔꿈치 위까지 씻는다.

④ 전염병환자 간호 후 손 씻는 법 : 소독수가 들어있는 대야의 물에 손을 씻은 후 흐르는 물에 다시 씻는다.

⑤ 결핵환자의 객담소독에 쓰이는 가장 적합한 소독방법은 소각이다.
⑥ 자비소독 금지물품은 고무제품과 상아 등 열에 민감한 물품이다.
⑦ 고무장갑은 일반적으로 고압증기소독이나 E.O 가스로 소독한다.
⑧ 재활용 가능한 결핵환자의 가구, 침구, 서적 등을 일광소독 할 때는 강한 햇빛(10~15시 사이)의 자외선을 이용한다.

(3) 고압증기 멸균법

① 고압증기 멸균법의 특징
  ㉠ 120℃에서 20~30분 동안 15파운드 압력으로 소독하며, 아포가 사멸된다.
  ㉡ 구멍이 뚫리지 않은 방포에 두 겹으로 소독물품을 싼다.
  ㉢ 반드시 꾸러미에 품명과 날짜를 기입하고, 멸균 물품은 완전히 건조시키기 위해 충분히 통기시킨 후 멸균기에서 꺼낸다.
  ㉣ 기구류는 물기 없이 닦아 방포에 싸고 반드시 뚜껑을 열어 싼다.
  ㉤ 모든 외과 병원균 및 아포형성 균의 멸균에 가장 효과적이고 경제적이며 이상적으로 병원에서 가장 많이 사용한다.
  ㉥ 수술장에서 사용되는 금속성 기구를 멸균하고자 할 때 고압증기멸균법을 많이 사용하며, 날카로운 날이 무뎌질 수 있다.
  ㉦ 증기가 침투되면 곤란한 물품에는 사용할 수가 없다

② 고압증기멸균 할 소독물품 포장 시 주의사항
  ㉠ **고압증기소독물품** : 가운, 면직류(섬유), 도뇨 세트, 방포, 수술기구, 외과병동에서 사용하는 주사기 등 폭넓게 사용한다.
  ㉡ 품명과 날짜를 방포 겉에 기입하고, 멸균 표시지를 방포에 붙인다.
  ㉢ 물건들을 차곡차곡 채우지 않고 증기가 침투할 수 있게 쌓는다.
  ㉣ 섭자는 끝을 벌려 싸고, 날이 날카로운 기구는 무뎌지는 것을 방지하기 위해 끝을 거즈로 싸거나 기구를 완전히 거즈에 싸서 넣는다.
  ㉤ 물이 고일 수 있는 기구는 거꾸로 놓아 물이 고이지 않게 한다.
  ㉥ 전염병 환자의 입원 시 가지고 온 물품은 고압증기멸균소독법으로 소독한 후 봉투에 넣어 보관한다.
  ㉦ 고압증기 멸균기에서 멸균된 소독품 일체는 보통 14일간 유효하므로 2주가 지나면 사용하지 않았어도 다시 소독해야 한다.

> **참고**
> **사용하고 난 오염된 기구들의 처치방법**
> - 가위나 혈관 섭자 같은 기구는 겹쳐지는 부위에 오염된 물질이 남아 있는지 확인한다.
> - 관으로 되어 있는 기구는 관내에 오염된 물질이 없도록 한다.
> - 장관이나 도뇨관은 청결과정 중 뚫린 곳이 없는지 확인한다.
> - 오염된 고무장갑은 안과 밖을 잘 씻고 말린 후 소독하기 위해 중앙공급실로 보낸다.
> - 유리제품 소독방법 : 찬물에 넣은 다음 끓기 시작해서 10분 간 끓인다.

(4) 자비소독법 : 전염병 환자의 식기소독(끓인 후 씻는다)에 적합
  ① 아포를 형성하는 균(세균의 포자 : 박테리아)과 전염성 간염 바이러스를 제외한 모든 병원균을 파괴(아포형성균은 100℃의 끓는 물에도 죽지 않음), 고압증기 멸균기가 없는 곳이나 가정에서 사용한다.
  ② 물품이 물에 완전히 잠기도록 하고 물이 끓기 시작해서 10~20분간 끓인다.
  ③ 유리제품은 처음부터 찬물에 넣고 소독하고 유리제품이 아닌 것은 물이 끓기 시작할 때 소독기에 넣는다.
  ④ 끝이 날카로운 기구를 응급으로 사용하고자 할 때는 끝을 거즈나 소독 포에 싸서 자비소독하거나 소다를 넣고 끓이면 끝이 무디어짐을 방지할 수 있다.

(5) 저온살균 : 우유의 살균소독이나 예방주사약 등의 멸균에 사용한다(우유의 영양분을 파괴하지 않으면서 균을 사멸시킨다).

(6) E. Ogas멸균(에틸렌 옥사이드 가스) : E. Ogas는 인체에 유해하여 주의를 기울여 취급하여야 한다.
  ① 낮은 온도(54.5~65.5도)에서 멸균이 되므로 냉멸균이라고 한다.
  ② 장점 : 열에 약한 물품의 멸균에 사용, 모든 미생물과 아포를 멸균, 비부식성이고 물품에 손상을 주지 않는다. 구멍이 있는 모든 물질을 완전히 투과되며 쉽게 저장하고 취급이 용이하다. 소독물품 유효기간이 길다.
  ③ 단점 : 특수하고 비싼 기계가 필요하며 멸균시간이 증기멸균보다 길고, 충분한 통기시간을 가진 후 사용해야 한다. 가스 값이 비싸다. 더불어 가스의 인체 유해 논란이 문제되고 있다.

(7) 기타
  ① 과산화수소 : 3% 용액을 상처 소독제로 사용, 용혈작용, 탈색작용이 있고, 보관 시 어두운 색의 병에 보관해야 하며, 산소에 의한 소독작용이 있다.
  ② 붕산(boric acid) : 약한 정균작용과 방부작용이 있다. 살균제보다는 세척용으로 많이 쓰인다.

③ 질산은 : 점막소독이나 질염의 치료제로 쓰인다.

③ 무균술

(1) 정의 : 치료나 간호 시 멸균된 물품의 사용 등으로 무균상태를 유지하는 것을 말한다.

(2) 이동섭자(Transfer forcep)
① 한 용기의 섭자는 오염 방지를 위해 하나씩만 꽂는다.
② 용기에서 섭자를 꺼내거나 넣을 때는 용기의 옆이나 가장 자리에 닿지 않게 수직으로 꺼내며, 24시간마다 멸균해 준다.
③ 섭자의 끝은 항상 아래로 향하게 들고 있으며 허리 이하로 내려가지 않게 한다.
④ 용기에 소독 액을 부어 이동 섭자의 이상이 잠기게 한다.
⑤ 멸균된 곳 위에 소독 솜을 놓을 경우에는 섭자 끝이 그 면에 닿지 않게 살짝 떨어뜨린다.
⑥ 소독 솜을 주고 받을 때는 섭자끼리 서로 닿지 않아야 한다.
⑦ 섭자 통에서 꺼낼 때 섭자 끝의 양쪽 면을 맞물린 상태로 꺼낸다.
⑧ 소독된 물품은 반드시 소독된 섭자로 꺼낸다.
⑨ 소독물품을 꺼낼 때는 섭자가 다른 곳에 닿지 않도록 한다.

(3) 뚜껑 달린 소독용액의 용기 다루기
① 필요할 때만 열고 빨리 닫으며, 소독 병에서 소독용액을 따를 때는 조금 따라 버리며 입구를 한번 씻어내고 따라 쓴다.
② 통에서 꺼낸 물건은 사용치 않았더라도 다시 통에 넣지 않는다.
③ 소독용기 뚜껑의 테두리는 오염된 것으로 간주하며, 적절한 시기에 주기적으로 소독하도록 한다.
④ 소독용기의 뚜껑을 들고 있을 때는 내면이 아래로 향하게 한다.
⑤ 뚜껑을 열었을 때 멸균된 내면이 위로 향하게 놓는다.
⑥ 가능한 한 용기의 뚜껑을 여러 번 열지 않도록 한다.
⑦ 소독물품은 사용할 분량 만큼만 꺼내도록 한다.

(4) 내과적 무균술
① 내용

㉠ 수도꼭지를 잠글 때에는 소독타월을 싸서 잠근다.
㉡ 격리병동에서 사용된 기구나 쓰레기는 이중 처리하여 버린다.
㉢ 솔질할 때, 먼지를 털 때, 물건을 세척할 때는 기구를 신체로부터 멀리 놓아 가운이 불결하게 되는 것을 방지한다.
㉣ 오염된 드레싱을 제거할 때에는 장갑을 착용한다.
㉤ 교차 감염 예방을 위해 환자의 분비물과 접촉 시 매번 장갑을 교환한다.
㉥ 목욕물, 양치물을 갈아 버려야 할 경우 액체는 튀지 않게 하수구에 붓는다.

② **마스크 착용** : 손을 씻은 후 마스크를 푼다. 마스크의 겉쪽은 공기를 통해 균이 오염된 것으로 간주되므로 끈만 만지도록 한다. 소독된 마스크를 착용한 얼굴은 소독된 부위라 생각할 수 없다. 다음과 같은 경우에는 마스크가 오염되었으므로 교환한다.
㉠ 마스크를 쓴지 2시간이 지났을 때
㉡ 결핵환자가 간호사의 얼굴에 대고 기침을 했을 때
㉢ 발한으로 축축해졌을 때(습기가 찼을 때)
㉣ 활동성 결핵환자(전염병 환자)와 가까이 접촉했을 때
㉤ 간호를 마친 후

③ **가운 착용**
㉠ 가운을 입을 때에는 가운의 겉에 손이 닿지 않도록 주의한다.
㉡ 간호사의 가운이 충분히 가려지도록 입는다.
㉢ 벗을 때는 가운 안쪽과 목둘레가 오염되지 않게 하고, 허리띠를 푼 다음 손을 씻는다.
㉣ 가운을 걸어둘 때 청결구역에서는 가운의 속이 밖으로 나오게 접어서 걸며, 격리실 안에서는 오염부분이 겉으로 나오게 건다.

(5) 수술실에서의 멸균영역 결정방법
① 멸균된 거즈에 습기가 스며들었을 때는 오염된 것으로 본다.
② 시야에 보이지 않는 부분은 오염된 것으로 간주한다.
③ 가운의 앞면 허리 아래나 뒷면, 소독포의 외면은 오염된 것이다.
④ 개봉한 흔적이 있거나 멸균유효기간이 지난 것은 오염된 것이다.
⑤ 멸균표시지의 색변화가 불분명한 경우 오염된 것으로 간주한다.
⑥ 소독포를 폈을 때 가장자리에서 늘어진 부분은 오염된 것이다.
⑦ 멸균된 물품과 비멸균품이 접촉된 경우에는 오염된 것으로 간주한다.

(6) 외과적 무균술

① 외과적 무균술이 요구되는 사항 : 도뇨관 삽입(인공도뇨 시), 주사약 준비과정, 멸균물품을 다룰 때, 주사 시, 수술 시, 침습적 행위 시, 요추천자 시, 개방창상의 드레싱 교환

② 외과적 소독물품을 다룰 때 주의사항
  ㉠ 조명을 밝게 하며, 무균적 거즈를 펴놓은 위로 손이 가지 않게 한다.
  ㉡ 멸균유효날짜(소독 후 2주)가 경과된 거즈는 다시 멸균해야 하며, 사용 직전에 꺼낸다.
  ㉢ 무균적 거즈를 다룰 때는 말하거나 웃지 않아야 한다.
  ㉣ 무균적 거즈는 소독 Forcep으로 꺼내 사용, 거즈 통은 사용 후 바로 닫는다.
  ㉤ 소독물품을 미리 풀어 놓아야 할 경우에는 멸균포로 덮어 놓는다.

③ 외과적 무균법의 기본 지침
  ㉠ 수술실에서 소독가운 입은 사람끼리 통과할 때 서로의 손과 가운의 앞면이 불결해지지 않도록 서로 등을 향하게 하고 지나간다.
  ㉡ 손 씻기를 할 때 손끝을 팔꿈치보다 높게 한다.
  ㉢ 멸균용액을 만들기 위해 사용되는 천이나 종이에 어떤 용액이든 흘리지 않도록 한다.

5장 상처, 욕창 및 골절간호

기초간호 실무

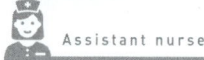

❶ 상처 간호

(1) 상처간호의 목표
① **감염 예방** : 미생물 감염으로부터 상처 오염을 방지하여 병원균을 방어, 외과적 무균법으로 관리해야 한다.
② 피부 손상방지
③ 치유도모
④ 배액 촉진
⑤ 출혈 방지
⑥ 피부 박리 방지

(2) 드레싱의 분류
① 사용하는 드레싱의 종류에 따른 분류
  ㉠ 거즈
    • 적응증 : 외과적 절개부위, 출혈부위, 깊은 상처 packing, 1차 드레싱을 덮을 때
    • 목적 : 새롭게 생긴 외과적 절개나 지혈부위를 압박하거나 삼출물을 흡수시키고자 할 때
    • 설명 : 가장 흔하게 사용하며 치료약을 도포하여 사용하기도 하고, 생리식염수 등의 용액을 적셔 습식 드레싱에도 사용할 수 있다.
  ㉡ 투명
    • 적응증 : IV드레싱, 표재성 상처소독
    • 목적 : 상처 사정이 쉬움
    • 설명 : 흡수력이 없어 삼출물이 없을 경우에만 사용이 가능하다.
  ㉢ 친수성 콜로이드
    • 적응증 : 2~4단계 욕창, 건조가피

- 목적 : 삼출물을 흡수하고 상처치유를 촉진하고자 할 때 사용한다.
- 설명 : 친수성 분자가 삼출물을 흡수하고 젤을 형성하여 상처표면을 촉촉하게 유지한다.

ㄹ 친수성 젤
- 적응증 : 욕창, 찢어진 상처, 표재성 상처
- 목적 : 괴사조직이나 부유물을 용해시키기 위해, 상처를 수화시키고 자연분해를 촉진시키기 위해 사용한다.
- 설명 : 습한 환경을 유지하여 산소를 통과할 수 있음, 2차 드레싱이 필요하다.

ㅁ 칼슘알지네이트(알지덤)
- 적응증 : 욕창, 궤양, 외과적 상처, 화학적 변연절제상처
- 목적 : 삼출물과 작용하여 상처표면의 수분을 유지, 사강을 감소하거나 상처를 패킹하여 변연절제를 돕는다.
- 설명 : 해초에서 추출한 성분으로 만든 드레싱, 지혈과 세포재생에 효과가 있다.

② 형태에 따른 분류
ㄱ 건조 대 건조(dry to dry) : 건조 후 건조
- 목적 : 배액의 거의 없고, 조직상실이 없을 때, 깨끗한 상처 소독 시
- 설명 : 상처 위에 건조한 거즈를 덮고 그 위에 다시 건조한 거즈나 외과용 패드 등의 두꺼운 패드를 덧대준다.

ㄴ 습기 대 건조(wet to dry) : 습기 후 건조
- 목적 : 화상, 욕창, 정맥류 궤양 등 심한 상처에 사용한다.
- 설명 : 상처 부위에 생리식염수나 소독 용액에 적신 넓은 면 거즈를 덮고, 그 위에 건조한 드레싱을 시행한다.

❷ 욕창 간호

(1) 욕창의 정의 : 욕창은 신체의 일정한 부위(주로 뼈 돌출부)에 압력 혹은 마찰과 응전력이 결합한 압력이 지속적 또는 반복적으로 가해짐으로써 모세혈관의 순환장애로 인한 허혈성 조직괴사로 생기는 피부나 하부 조직의 손상 상태를 말한다.

(2) 욕창발생 위험요인

위험요인	위험요인과 관련된 예
움직임이나 활동의 제한	경직, 골절, 상해, 신경학적 질환이나 결함, 통증
전신영양상태	탈수, 부종, 단백질 부족, 체중감소
습기 정도	배액물(누공이나 상처 또는 토물) 실금, 실변, 발한
감각 및 의식 장애	신경계 손상, 뇌졸중, 척수손상, 퇴행성 신경계 질환, 대수술, 감각 및 의식장애를 유발하는 약물의 복용
동반 질환	만성 호흡 질환, 순환계 질환, 당뇨, 면역결핍상태, 전이성 암, 조직의 산소포화도에 영향을 미치는 상태(예 빈혈, 흡연), 말초순환장애

(3) 욕창 관리를 위한 기본 원칙

① 원인 요소를 파악하여 제거한다. : 욕창발생의 원인과 환자의 전반적인 건강상태, 기동성, 감각정도, 영양상태, 실금 등의 일반적인 위험요인을 파악하여 제거한다.
② 욕창 치유를 위한 전신 상태를 향상시킨다. : 환자를 사정할 때는 혈관상태, 폐 기능, 영양상태 등 욕창치유에 영향을 미칠 수 있는 요소를 포함해야 하며 사정결과에 따라 전신 상태를 향상시킬 수 있는 다양한 중재가 필요하다.
③ 적절한 국소적 요법을 적용한다.

❸ 골절 간호

(1) 붕대 고정과 석고 붕대

① 붕대 고정 : 골절 부위를 붕대 또는 바인더로 고정시켜 부종을 예방하고 움직이지 않도록 하는 것이다.
② 석고 붕대
  ㉠ 목적 : 고정화, 동통 예방, 전위 예방, 중첩 예방 등
  ㉡ 사용법
   • 부위에 따라 적절한 넓이의 석고 붕대를 선택한다.
   • 원위부로부터 횡으로 감아 올라가며, 석고 붕대의 $\frac{1}{2}$ 내지 $\frac{2}{3}$ 가량이 겹치도록 감는다.
   • 사용부위에 따라 다르나 적절한 두께로 감아 착용감이 좋도록 한다.

• 부종을 감소시키기 위해 석고 붕대 적용 부위를 심장보다 높여주도록 한다.
• 손가락 끝, 발가락 끝 등은 노출시켜 순환을 확인할 수 있도록 한다.

(2) 석고 붕대 건조

① 석고 붕대가 건조되는 시간은 24~48시간이 걸린다.
② 석고 붕대를 담요로 덮지 않고, 크래들을 사용한다.
③ 석고 붕대에 금이 가거나 부러지지 않도록 주의한다.
④ 석고 붕대가 젖어 있는 동안 오한이나 추위를 느낄 수 있기 때문에, 석고붕대를 하지 않은 쪽은 보온을 한다.
⑤ 건조하는 동안 혈액 순환 장애가 있는지 관찰한다.

(3) 석고 붕대 적용 후 관리

① 석고 붕대 한 부위를 심장보다 높게 한다.
② 감각, 운동, 순환장애 및 동통 부위에 대해 일정한 간격을 두고 관찰한다.
③ 체간 석고 붕대(body cast)를 한 경우, 석고 붕대 증후군(예 복부팽만, 오심, 구토)의 여부를 관찰한다.
④ 석고 붕대 주변의 피부를 깨끗이 하고, 로션 등을 발라 피부를 보호한다.
⑤ 석고 붕대를 깨끗이 유지하고 물에 젖지 않도록 한다.

(4) 석고 붕대 환자의 간호 시 의사나 간호사에게 보고해야 할 증상

① 발톱의 청색증
② 동통 및 부종
③ 피부의 차고 저리는 증상
④ 피부의 무감각증
⑤ 석고 붕대 주위에 열감, 이상한 냄새가 날 시 감염 의심

(5) 석고 붕대 제거 후 부종 시 간호

① 환부를 몸보다 높이고, 신축성 있는 붕대를 매어 부종을 내린다.
② 간격을 두고 낮 동안이라도 환부를 상승시켜 부기가 오지 않게 한다.
③ 의자에 앉을 때 다리를 걸치지 말고, 발의자를 댄다.

참고

석고 붕대 환자의 순환장애 증상
청색증, 심한 부종, 노출 부위 피부의 냉감

④ 견인 및 내고정

(1) 견인 : 환부를 고정시키거나 골절을 치료하기 위한 목적으로 환부에 당기는 힘을 주는 것을 말한다.

(2) 견인의 원칙
① 견인선과 상대적 견인을 유지시키도록 한다.
② 마찰을 방지해야 한다.
③ 기능적 체위로 견인되어야 한다.

(3) 견인의 목적
① 골절이나 탈구를 극복하여 뼈가 일직선으로 고정되도록 한다.
② 화농된 골절이나 관절염을 안정하게 고정하기 위함이다.
③ 기형의 교정 및 예방과 심한 요통의 근경련을 덜기 위함이다.

(4) 견인의 종류
① 지속적 견인 : 장시간(20~40시간) 지속적으로 견인하는 것, 입원환자에게 시행하기도 한다.
② 간헐적 견인 : 견인과 휴식을 교대로 반복하면서 시행, 견인시간이 짧다.

(5) 견인 환자 간호
① 간호조무사는 단순하고 직접적인 설명으로 특별한 기구 사용에 놀란 환자를 안심시키고, 초인종, 변기, 담요 등을 준비한다.
② 견인 침상의 매트리스는 단단하고 평평해야 한다.
③ 붕대를 감은 사지의 끝을 내놓아 청색증, 냉감, 아림, 무감각 등을 관찰하고 붕대 압박으로 인한 괴저를 관찰한다.
④ 견인에 대해서는 끈이 풀리(pulley)에 잘 놓였는지 중량이 잘 매달려 있는지, 환자가 끌려 내려가

고 있는지 등을 살핀다.
⑤ 욕창 및 요통의 예방을 위해 등 마사지를 자주 해 준다.

(6) 견인 환자 간호 시 주의 사항
① 환자는 앙와위로 눕힌다.
② 환자가 요구하여도 추를 덜거나 건드리지 않도록 한다.
③ 화장실에 가거나 잠깐 동안의 휴식을 위해 추를 내리지 않도록 한다.
④ 침상 위에서의 상지 운동, 욕창 및 요통 예방을 위한 등 마사지를 실시, 격려한다.
⑤ 모든 견인줄의 매듭이 안전한지 살펴본다.
⑥ 견인 장치의 추는 의사의 명령이 있을 때까지 제거해서는 안 된다.
⑦ 혈액 순환과 운동 감각을 파악하기 위해 환자의 피부, 색깔, 움직임, 체온, 감각, 맥박을 관찰한다.

(7) 내고정
① 정의 : 골절 부위의 고정만으로는 접골이 불가능할 경우, 금속판 핀을 이용하여 골격을 지지하는 것을 말한다.
② 내고정술의 분류
　㉠ 골외 고정술
　㉡ 골수강 내 고정술
③ 내고정의 장점 : 고정과 치료하는 기간을 단축시킨다.

6장 식사간호

기초간호 실무

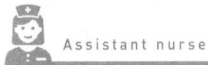

① 식사간호

(1) 위관영양 : 위관영양 대상자로는 무의식환자, 식도 이상자, 구강에 커다란 상처가 있는 경우, 구개 파열이 있는 영아 등을 들 수 있다.

① 음식물이 중력에 의해 아래로 내려가도록 주사기를 위로 들고 있는다.(주사기의 높이는 30~50cm 정도가 적합)
② 음식물 주입 전후에 15~30ml의 물을 주입하여 위관을 씻어준다.
③ 비위관의 위치를 확인하기 위해 위 내용물을 흡인해 본다.
④ 위관 영양 시 음식물의 적합한 온도는 체온보다 약간 높게 한다.
⑤ 위관을 조절기로 잠그고 음식물이 역류되지 않게 한다.
⑥ 금기가 아니면 좌위, 반 좌위를 취하게 하고 섭취량을 기록한다.
⑦ 소화되지 않은 잔류음식이 50~60cc가 넘으면 의사에게 보고하고 영양시간을 늦춘다.

(2) 레빈튜브의 삽입 방법 : 튜브를 냉장고에 넣어 약간 강직되게 준비하고 튜브의 끝에 윤활제를 발라 비강점막의 손상을 예방한다.

① 삽입길이는 코에서 귀, 귀에서 검상돌기의 길이만큼 삽입한다.
② 가능하면 환자가 앉은 자세(좌위)에서 삽입한다.

(3) 레빈튜브(L-튜브)의 위치 확인법

① 위내 삽입 확인은 물을 떠다가 튜브 끝을 담가 기포 유무를 살펴본다.
② 청진기를 위의 위치에 대고 공기를 넣어 공기흐름 소리를 확인한다.

(4) 기타

① 레빈튜브 제거 시기 : 수술 후 장운동이 회복되면 제거하도록 한다.
② 위관영양의 합병증 : 탈수, 설사, 장 경련, 당뇨와 빈뇨, 오심, 흡인, 구토 등
③ 비위관 삽입 환자에게 편안함을 제공할 수 있는 방법 : 구강간호 실시, 가습기 적용, 비강간호 실시, 체외로 나와 있는 튜브가 흔들리지 않게 고정한다.

7장 배변 및 배뇨간호

기초간호 실무

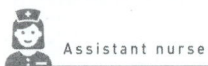

① 배변 간호

(1) 배설(규칙적인 배변습관을 돕는 방법은 다음과 같다.)
① 고섬유질 식품과 2,000~3,000cc의 수분을 섭취한다.
② 정기적인 운동으로 복부와 회음부의 근육을 강화한다.
③ 금기가 아니면 쭈그리고 앉는 자세를 취한다.
④ 규칙적인 시간에 배변, 복부 마사지를 한다.

(2) 관장
① 관장의 종류
  ㉠ **배변관장(청결관장)** : 연동운동을 촉진하여 배변을 유도하기 위한 관장방법이다.
    (예) 외과수술 전(개복수술 전), 정체관장 전, 변비, 진단을 위한 바리움액 주입 전)
  ㉡ **윤활관장(활제관장)** : 장내 기름을 주입해서 변을 부드럽게 하여 변을 배출하기 위한 관장(글리세린 관장)방법이다.
  ㉢ **구풍관장** : 장내의 가스를 배출시키기 위한 관장방법이다.
  ㉣ **정체관장** : 약물을 여러 시간 동안 장내에 머물러 있게 하여 치료적 효과를 기대하는 관장이다.
  ㉤ **수렴관장** : 지혈이 그 목적이다.
② 관장의 방법
  ㉠ 연결 관에 직장튜브를 연결한 후 튜브 끝에 10cm 정도로 윤활제를 바른다.
  ㉡ 직장에 삽입하기 전 조절기를 열어 고무관에 용액이 약간 흘러나오게 한 뒤 삽입(튜브 내의 공기 제거)한다.
  ㉢ 관장 촉 삽입 시 환자에게 구강으로 숨을 쉬게 하여 복압을 주지 않게 한다.
  ㉣ 관장 통에 용액이 약간 남아 있을 때 조절기를 잠그고 관장 촉을 뽑는데, 그 이유는 공기가 장내로 들어가는 것을 막기 위해서이다.

참고

인공항문 환자의 주의사항
- 영구적인 인공항문을 가진 환자는 스스로 세척할 수 있도록 격려한다.
- 배추종류, 무, 양파 등은 배설물의 냄새를 증진시키기 때문에 가스 형성 음식은 상황에 따라 피하도록 한다.
- 영구적인 인공항문을 가진 환자들도 일상생활을 할 수 있음을 격려한다.
- 인공항문 주위의 피부간호방법을 교육하여 헐거나 감염되지 않도록 한다.

❷ 배뇨 간호

(1) 자연배뇨 간호(배뇨 곤란 시에는 우선적으로 자연배뇨를 하도록 다시 한번 유도한다.)

① 물을 많이 먹도록 하며, 하복부에 hot bag(더운 물주머니)을 착용한다.
② 물 흐르는 소리를 내주며, 회음 부위에 미지근한 물을 부어준다.
③ 침상 위에서 소변을 볼 때도 쭈그리는 자세를 취한다.
④ 절대적으로 개인적인 분위기를 조성한다.
⑤ 손이나 발을 따뜻한 물에 담가 준다.

(2) 인공배뇨법

① 인공배뇨 시 외음부 소독법은 여자인 경우 치골부에서 항문 쪽으로 닦고 반드시 멸균술을 사용한다.
② 배설량 측정 시 배설량에 포함되는 사항 : 소변, 설사, 젖은 드레싱, 심한 발한(땀), 배액량, 구토 등이며 정상대변이나 호흡 시에 수분소실량 등은 배설량의 측정이 불가능해서 배설량에 포함시키지 않는다.

 참고

배뇨간호
- 요(소변)배양 검사(무균적으로 인공 도뇨하여 멸균시험관에 받음)하며, 남자 도뇨 시 카테터의 삽입길이는 18~20cm이고, 여자 도뇨 시는 5~6cm 정도이다.
- 일반 소변검사는 검사물병에 $\frac{2}{3}$ 정도로 중간소변을 채취한다.
- 생리 중이면 검사물 종이에 생리 중임을 명시한다.
- 정상 성인의 1일 평균 배뇨량은 1500~2000cc이다.
- 하루 배뇨량이 600cc 이하이면 의사에게 보고한다.

8장 개인위생 돕기

기초간호 실무

❶ 목욕의 종류

(1) 침대목욕

① 병실온도는 22~23℃, 목욕물의 온도는 43~46℃가 적합하다.
② 혈액순환을 증진시켜 신진대사를 촉진하고 환자 전신 피부상태를 관찰하기 위함이다(욕창 조기 발견).
③ 목욕 후 발톱은 일자로 손톱은 둥글게 깎는다.
④ 옷을 벗기고 침대를 가능한 한 평평하게 한다.
⑤ 팔은 목욕수건을 반대쪽 팔 밑에 깔고 하박에서 상박으로(말초에서 중심으로) 씻어서 정맥 혈행을 증대시킨다.
⑥ 침대목욕 시 일반적인 씻는 순서 : 얼굴 → 목 → 양팔 → 가슴 → 복부 → 다리 → 등 → 음부(회음부는 스스로 씻도록 격려)

(2) 통 목욕

① 목욕실을 깨끗이 청소하고 실내온도는 24℃ 정도를 유지하고 창문을 닫는다.
② 허약한 환자나 안정하고 있는 환자는 의사의 허락 후 시행한다.
③ 통 목욕 중 어지러운 증세를 일으키거나 졸도했을 때 가장 먼저 통 속의 물을 빼고 머리는 평평하게 하고 다리는 올려 준다.
④ 자주 들여다보며 20분 이상 물 속에 있지 않게 한다.
⑤ **열이 많은 환자의 알코올 목욕(치료적 목욕)**
  ㉠ 의사 지시가 있어야 할 수 있으며, 얼굴을 제외하고 전신을 닦는다.
  ㉡ 32℃ 정도의 물에 알코올을 섞으며, 목욕 전 환자의 T.P.R을 측정한다.
  ㉢ 머리는 얼음주머니, 발치는 더운물 주머니를 대준다.
  ㉣ 30~50% 알코올을 사용하며 목욕 후 30분 뒤에 체온을 다시 측정한다.

ⓜ 노인환자나 피부병이 있는 환자 등은 알코올 목욕을 피한다.
ⓗ 되도록이면 목욕 중 자주 찬물을 조금씩 마시게 한다.
⑥ 아기목욕
  ㉠ 조산아 및 허약한 아기인 경우(스펀지 목욕), 조산아나 피부가 건조한 아이 또는 습진이 있는 아기인 경우(오일 목욕)
  ㉡ 건강한 아이 : 통 목욕(목욕 후엔 알코올로 제대 간호를 실시한다.)
⑦ 좌욕(치료적 목욕) : 염증 감소, 울혈 예방, 골반강 내의 충혈 및 염증의 완화, 자연배뇨를 돕고 부위의 불편함을 완화, 치질로 인한 상처치유 촉진, 방광경 검사 후의 동통제거
⑧ 증조 목욕, 전분목욕(치료적 목욕) : 전신소양증(가려움증)이 있는 환자에게 사용될 수 있는 목욕법이다.
⑨ 찬 수건 목욕 : 열을 내리고 혈관수축에 도움을 준다.
⑩ sitz bath : 배뇨곤란 시 도움을 준다.

(3) 회음부 간호

① 비뇨기 계통의 감염, 실금, 과도한 질 분비물, 농축된 소변 배설, 분만 후, 직장 질 부위의 수술을 받은 경우에 흔히 이용한다.
② 여자인 경우 배횡와위로 누워 무릎을 굽히고 회음부를 노출시킨다.
③ 치골부위에서 항문 쪽으로 닦는다.
④ 질에 약물을 투여한 후 둔부를 올리고 있어야 하는 이유 : 주입된 약이 질 후원개로 잘 흡수되도록 하기 위해서이다.

(4) 등 마사지
목적은 국소적 순환 증가, 전신적 순환 자극, 근육의 긴장 완화 등이며, 등 마찰 시 환자 상태에 따라서 20~50%의 알코올, 크림 등을 사용한다.

(5) 구강간호

① 구강간호 시 사용되는 용액 : 글리세린(입술에 바름), 붕산수, 생리식염수, 과산화수소수 등
② 과산화수소수 : 백태 낀 혀의 죽은 조직제거에 효과적, 구취의 원인제거, 장시간 사용하면 치아의 에나멜 층을 손상시키므로 철저히 헹구어야 한다.
③ 수술실에 갈 때, 무의식 및 경련환자일 경우 의치가 기도로 넘어가 질식할 우려가 있기 때문에 의치를 반드시 빼 놓는다.

(6) 욕창간호

① **욕창의 정의** : 뼈가 돌출된 부위의 피부가 지속적인 압박에 의해 그 부위에 순환장애가 생긴 상태를 의미한다.

② **욕창의 원인** : 밑 침구의 주름, 장시간 동일한 자세로 누워 있는 경우, 실금으로 오염된 침구, 영양상태 불량 등

③ **호발부위와 환자**
  ㉠ 무의식환자, 마비환자, 실금환자, 몹시 마른 환자, 노인, 부종이 심한 환자, 당뇨병환자에게 호발
  ㉡ 똑바로 누워있는 환자에게 욕창이 호발하는 부위는 천골 견갑부, 미골, 팔꿈치, 후두부, 발뒤꿈치이다.

④ **욕창의 단계** : 압력 받는 부위의 창백 → 발적 → 수포형성 → 조직의 괴사

⑤ **욕창간호**
  ㉠ 2시간 간격으로 환자 체위를 바꾸어 주며 등 마사지를 실시한다.
  ㉡ 침요의 구김살을 없애고 피부건조, 청결을 유지한다.
  ㉢ 욕창 호발부위에 스펀지나 솜을 깔아주는 것을 피한다.
  ㉣ 욕창 드레싱에는 Iodine 용액을 사용하며 무균적 기술을 사용한다.
  ㉤ 욕창 부위를 자주 공기에 노출시킨다.
  ㉥ 욕창 드레싱 시 사용되는 용액 : 과산화수소, 생리식염수, 포비돈 아이오다인 등(알코올은 사용하지 않는다.)
  ㉦ 고탄수화물, 고단백, 고비타민 식이를 섭취시킨다.

(7) 요실금환자의 간호

① 배뇨를 다시 조절하도록 도운다.
② 심리적 치료 및 적절한 운동(케겔 운동)을 병행한다.
③ 피부자극에 의해 생기는 욕창 등 2차적인 합병증을 예방한다.

(8) 호흡곤란 환자의 간호

① 정신적 안정(불안 해소)
② 기도유지 및 적절한 습도유지
③ 산소 공급
④ 상반신을 올려준다(파울러씨 체위).

(9) 체온상승 환자의 간호

① 체온이 높으면 우선 체온을 재확인한 후 병실의 온도를 약간 낮추어 준다.
② 침상안정, 정서적 안위를(걱정, 불안 제거 등) 돕는다.
③ 국부적 냉찜질(Alcohol, 찬물수건, 얼음 등)을 한다.
④ 이불, 의복을 조절하고 액체섭취량을 증가(탈수방지)시킨다.
⑤ 구강간호(특히 입술이 마르지 않도록)를 실시한다.
⑥ 특별 식이 제공(저지방, 고탄수화물 식이를 반유동식 또는 유동식으로 줄 것)
⑦ Chart기록(시간, 상태, 간호방법 및 경과와 결과)
⑧ 옷을 벗기거나 미온수로 닦고 얼음베개를 제공하는 등 냉요법을 실시한다.

 참고

탈수의 증상
건조한 피부, 홍조 띈 얼굴, 구강건조, 발열, 핍뇨, 근육의 긴장도 저하 등

(10) 저체온 환자의 간호

① 더운 음료, 더운 찜질, 더운 발목욕, 몸에 마찰, 더운 관장을 한다.
② 쇼크예방 및 처치와 기록, 특별 식이(고열량 음식을 유동식으로 공급)를 제공한다.

(11) 의식이 없는 환자간호

① 기도를 유지(의식 없는 환자에게 가장 중요한 간호)한다.
② 고개를 옆으로 돌려 분비물 배출을 용이하게 해 질식을 예방한다.
③ 자세를 자주 바꾸어 주어 욕창을 예방하며 충분히 보온해준다.
④ 환자의 의식상태를 확인하기 위해 가장 먼저 언어적 자극을 준다.
⑤ 의식의 정도를 자주 사정하고 기록한다.
⑥ 보온을 위해 담요를 덮어 준다.

(12) 앞을 보지 못하는 환자와의 의사소통에 대한 지침

① 병실에 들어왔음을 알리고 자기 이름을 소개한다.
② 간호를 수행하기 전에 설명하여 불안감을 감소시킨다.
③ 의사소통이 끝났음과 병실을 떠남을 알린다.
④ 환자의 기분을 상하지 않게 큰 소리로 말하는 것을 삼가한다.

9장 체위유지 및 운동과 이동 돕기

기초간호 실무

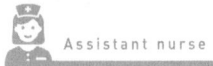

❶ 체위의 유지

(1) 체위유지의 목적 : 환자의 진찰, 치료, 간호에 적합하며 환자에게 편한 체위를 만들기 위함이며(안위증진), 바른 자세를 유지, 근육의 수축, 기형을 방지, 배액을 촉진, 호흡을 용이, 욕창 예방, 호흡기계 및 순환기 합병증 예방

(2) 체위의 종류

① **앙와위**
  ㉠ 앙와위는 모든 체위의 기초로서, 반듯하게 편안히 눕히는 자세이다.(예 남자의 인공도뇨 시)
  ㉡ 앙와위의 목적 : 편안감을 주기 위함, 척추수술 또는 척추손상 시 척추선열유지, 요추천자 후 요통이나 두통과 척수수액 누출을 방지하는 데 있다.

② **파울러씨 체위(반 좌위)** : 반 좌위는 주로 호흡곤란 환자(복부천자), 흉부수술 또는 심장 수술, 폐 수술 후 환자를 편안하게 하기 위함이며, 마취회복 후의 체위로서 수술 후 가장 많이 사용되는 체위이다.

③ **심스식 체위(측와위)** : 무의식환자의 구강 내 분비물 배액 촉진·관장·항문 검사 시에 적절한 자세를 유지하기 위함이다.

④ **슬흉위** : 골반 내 장기를 이완시키는 체위로 산후운동, 자궁 내 태아의 위치교정, 월경통완화, 직장이나 대장 검사 시에 적절한 자세를 유지하기 위함이다.

⑤ **절석위(쇄석위)** : 회음부, 질 등의 생식기와 방광검사 및 분만 등 부인과 환자의 진료를 돕기 위한 적절한 체위이다.

⑥ **배횡와위(똑바로 눕히고 무릎 구부림)** : 복부검사, 질 검사, 여자의 인공도뇨 시나 회음열요법 시 취하는 체위이다.

❷ 이동 돕기

(1) 신체에 영향을 미치는 운동의 주요효과

① 혈액순환 증진
② 신진대사율의 증가
③ 폐의 확산능력 증가, 가스교환 증진
④ 욕창의 예방, 상처치유 촉진
⑤ 소화와 배설촉진 및 식욕의 증가
⑥ 근육의 크기, 힘의 유지 및 증진
⑦ 관절의 운동력 유지 및 증진
⑧ 뼈의 성장 유지 및 증진
⑨ 노폐물의 배설 증가
⑩ 심리적 이완 및 안녕감의 증가

(2) 수동적 관절운동

① 간호조무사의 위치 : 대상자의 침대 옆, 운동 시킬 관절 옆에 가깝게 선다.
② 운동 시키는 순서 : 머리에서부터 발끝으로, 큰 근육에서부터 작은 근육으로 운동시킨다.
③ 사지를 들어 올릴 때 : 한 손을 컵 모양으로 하여 관절 아래를 받쳐주고, 다른 한 손으로는 사지 말단 부위를 잡아주며 운동을 수행한다.
④ 관절에 부종이나 염증이 있거나 관절 주위 근골격계에 손상을 입은 경우 : 관절범위 운동을 실시하지 않는다.
⑤ 관절운동 중에 경축, 강직이 나타날 때 : 압력을 골고루 주고 천천히 다시 운동을 계속한다.
⑥ 간호조무사는 환자 가까이에 서서 신체역학을 이용하여 운동을 시행한다.

(3) 신체이동시의 주요지침

① 신체의 기저면을 넓게 또는 무게 중심점을 기저면에 가까이 한다.
② 방향을 바꿀 때 : 몸과 사지를 축으로 하여 돌린다.
③ 무거운 물체를 들어 올릴 때 : 등을 펴고 무릎을 구부린다.
④ 환자를 휠체어에 앉힐 때 : 휠체어의 바퀴를 먼저 고정시킨다.
⑤ 물체를 잡아당기거나 밀 때에는 체중을 이용한다.

(4) 목발보행 시의 주의사항

① 체중은 손목, 손바닥, 팔로 지탱한다. 액와로 힘이 가해지면 상완신경총 압박으로 목발(성)마비가 올 수 있다.
② 팔은 팔꿈치를 20~30도 정도로 구부려서 목발을 잡는다.
③ 목발의 끝 부분을 자주 점검하는 이유 : 목발 끝부분에 있는 미끄럼 방지용 고무를 점검하기 위함이다.

(5) 목발 보행법의 종류

① 4점 보행
　㉠ 두 다리에 체중 지탱이 가능하다.
　㉡ 순서 : 왼쪽목발 → 오른쪽 발 → 오른쪽 목발 → 왼쪽 발
② 2점 보행
　㉠ 두 다리에 체중 지탱이 가능하다(4점 보행보다 빠르다).
　㉡ 왼쪽 목발과 오른쪽 발이 동시에 나가고 그 다음에 오른쪽 목발과 왼쪽 발이 동시에 나간다.
③ 3점 보행
　㉠ 한쪽 다리에 체중 지탱이 가능하다.
　㉡ 양쪽 목발과 환측 다리발이 먼저 나가고 그 다음에 건강한 발이 나간다.

(6) 목발로 계단 오르기와 내려가기

① 계단 오르기
　㉠ 건측 다리 쪽의 손으로 양쪽목발을 잡고, 환측 다리 쪽의 손으로 난간을 잡는다.
　㉡ 오르는 순서 : 건강한 다리 → 목발과 환측 다리 순이다.
② 계단 내려가기
　㉠ 한 손으로 양쪽 목발을 잡고, 다른 한손으로 난간을 잡는다.
　㉡ 내려가는 순서 : 목발과 아픈 다리 → 건강한 다리 순이다.

(7) 지팡이 보행

① 지팡이 사용법 : 둔부나 무릎의 체중부하 감소를 위함이다.(체중의 20~25%)
　㉠ 지팡이를 쥔 팔꿈치의 굴곡 : 약 30도
　㉡ 환측 사지의 건강한 쪽 손에 지팡이를 쥔다.
　㉢ 환자를 보조할 때 : 지팡이를 쥐지 않은 쪽 옆에 선다.

② 한쪽 다리 마비환자의 지팡이 보행
 ㉠ 평지 보행 : 지팡이 → 아픈 쪽 다리 → 건강한 다리
 ㉡ 계단을 내려가는 순서 : 지팡이 → 마비된 다리 → 건강한 다리
 ㉢ 계단을 올라가는 순서 : 지팡이 → 건강한 다리 → 마비된 다리

(8) 편마비 환자에게 티셔츠를 입히고 벗기는 방법
 ① 입힐 때의 순서 : 아픈 쪽 팔 → 머리 → 건강한 팔
 ② 벗길 때의 순서 : 건강한 팔 → 머리 → 아픈 쪽 팔

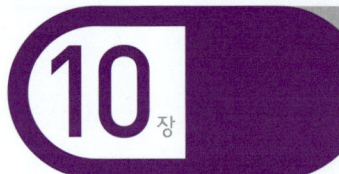

기초간호 실무

10장 수술 간호

① 수술 전 간호

(1) 환자가 알아야 할 내용을 교육

① 수술 후 취하게 될 체위인 반 좌위를 취하게 한다.
② 수술 후 호흡기계 합병증 예방을 위해 심호흡과 기침 교육을 한다.
③ 정맥귀환 및 순환혈류를 증진시키기 위해 다리운동을 하는 것에 대해 설명한다.

 참고

수술 전 환자 교육의 이유
수술 후 합병증을 예방하여 효과적인 간호를 하기 위해서이다.

(2) 수술 동의서 받기(수술 동의서의 포함 내용)
환자의 현재 상태, 수술의 목적 및 효과, 수술 과정 및 방법, 수술 부위 및 추정 소요 시간, 발현 가능한 합병증 내용 및 대처방법, 수술관련 주의 사항, 수술 방법 변경 및 수술 범위 추가 가능성, 대안적 치료 등

(3) 수술 전 일반적인 검사
X-선 촬영, 심전도 검사(EKG), 간 기능 검사(LFT), 전혈검사(CBC), 혈액형 검사, 신장 기능을 확인하는 검사(Bun/Cr), 대소변 검사 등

(4) 간호력 수집

(5) 수술 위험 요인의 사정
연령, 영양 상태나 비만 정도, 심리적 상태, 질병, 약물 등

(6) 심리적 간호

(7) 수술 전날 저녁의 간호

① 신체적 준비
  ㉠ 휴식 : 수술 준비를 끝마치고 수면제를 주어 수면을 취할 수 있도록 한다.
  ㉡ 식사 : 소화하기 쉬운 음식 제공, 수술 도중 위 내용물에 의해 구토로 질식할 우려가 있으므로 수술 전날 밤 10시 이후로는 금식한다.
  ㉢ 관장 : 수술 중 괄약근 이완으로 배변에 의해 수술 부위가 오염되는 것을 방지하기 위해 수술 수 시간 전에 시행한다.
② 수술 부위 준비(삭모) 및 광택제 제거 : 수술에 방해가 되지 않으면 가능한 삭모하지 않는다. 하지만, 환부 감염 위험이 있을 경우 삭모한다.

> **참고**
> **삭모 시 유의사항**
> 면도기는 30~45도 각도로 털이 난 방향으로, 수술 부위보다 넓고 길게 솜털까지 밀어야 한다.

(8) 수술 날 아침의 간호

① 관찰 : 활력징후 측정 후 이상이 있거나 감기 증세가 있는 경우 간호사에게 보고한다.
② 신체적 준비 : 금식을 확인하고, 속옷을 벗게 한 뒤 수술 가운을 입힌다.
  ㉠ 머리 : 머리핀은 빼고, 긴 머리는 갈라 묶어 단정하게 해 준다.
  ㉡ 의치 및 보철기 제거 : 목에 의치가 막히거나 분실, 파손의 위험이 있으므로 의치는 제거하여 그릇에 넣어 귀중품과 같이 보호자가 보관한다.
  ㉢ 배뇨 : 수술 시 오염 방지, 방광 팽창으로 방광이 손상 받을 위험을 예방하기 위해 전신마취 시에는 유치도뇨관을 삽입하며, 국소 마취 시에는 소변을 보도록 한다.
③ 수술 전 투약 : 보통 수술 30분 전에 의사의 지시에 따라 투여한다.
  ㉠ 아트로핀 : 호흡기계 분비를 억제해 호흡기계 합병증을 예방하기 위함이다.
  ㉡ 리도카인 : 국소 마취를 위해 사용한다.
  ㉢ 몰핀, 데메롤 : 수술 전 불안, 공포, 스트레스를 제거하고 마취 상태를 쉽게 유도하기 위함이다.
④ 기록 : 수술 전에 준비한 것을 빠짐없이 의무기록지에 기록하고 모든 검사 및 시험결과 보고서를 의무기록지에 붙인다.
⑤ 환자 운반 : 수술실로 환자를 운반할 때는 난간을 올려주고, 간호조무사는 환자의 머리 쪽에 서서 환자의 얼굴을 관찰한다.

(9) 수술 전 감염 예방 : 수술 전 환자 피부 소독을 위해 알코올이 함유된 클로르헥시딘이나 베타딘을 사용한다.

❷ 수술 중 간호

(1) 마취의 종류
① **전신마취** : 넓은 부위의 조직을 다루는 복잡한 시술을 할 때 이용하며 전신마취제 투여 시에는 반드시 환자의 기도 유지를 우선 확보한다.
② **국부마취** : 대상자의 의식은 남아있으며, 뇌로 가는 감각이나 자극을 차단하여 신체의 특정 부분의 감각을 상실시킨다. (예 신경차단, 척추마취, 경막 외 마취, 미추마취 등)
③ **국소마취** : 신체의 일부분에 한정된 범위의 조직에 감각을 상실시키는 것. 흔히 리도카인, 코카인, 프로카인을 사용한다.

(2) 봉합(suture)
① **봉합사의 조건**
  ㉠ 봉합사가 조직에 사용될 때는 소독되어져야 한다.
  ㉡ 크기와 재료에 따라 장력을 알고 있어야 한다.
  ㉢ 직경이 가는 만큼 조직의 유형에 따라 사용이 안전해야 한다.
  ㉣ 매듭을 안전하게 하고 유지되도록 하여야 하며, 치유 과정 동안 조직에 지지를 해줘야 한다.
② **봉합사의 종류**
  ㉠ 흡수성 봉합사(녹는 실) : 조직의 치유 과정 중 조직에 의해 흡수된다.
  ㉡ 비흡수성 봉합사(녹지 않는 실) : 상처 치유 과정에서 흡수되지 않는다.

❸ 수술 후 간호

(1) 회복실 간호
① **회복실 환경** : 수술실과 가깝거나 같은 층에 있다.
② **시설 및 기구** : 산소 호흡장치, 후두경, 기관절개기구, 기관지 검사기구, 흡인기 등 호흡을 도울 수 있는 것들은 모두 준비해 놓고 호흡기 폐쇄 증상을 관찰한다.
③ **간호** : 환자가 마취에서 깨고 활력 증상이 안전해지고 출혈 등의 위험 징후가 없어질 때까지 회복실에서 간호를 받도록 한다.

(2) 회복실(또는 수술실)에서 환자 옮기기 : 환자의 몸이 노출되는 것을 피하고 빠르게 움직여야 한다. 환자가 병실에 옮겨지는 대로 곧 따뜻하게 보온시키며 침상 난간을 올려 낙상을 방지하고 금식판과 곡반을 준비한다.

(3) 병실에서의 간호
① 사정
　㉠ 의식 상태 : 의식이 불완전할 경우, 환자의 머리를 옆으로 돌려 놓아주어 흡인을 예방한다.
　㉡ 활력 징후 : 활력 징후 측정은 첫 2시간 동안은 매 15분마다, 그 후로 상태가 안정되면 30분마다, 1시간마다, 2시간마다 측정한다.
　㉢ 수술 부위의 출혈 여부 : 수술 부위의 배액량과 출혈량을 정확하게 사정하고, 심한 출혈 시 간호사에게 즉시 알려야 한다.
　㉣ 삽입된 배액관의 기능 여부 : 수술 부위에 삽입된 배액관이 제대로 기능하는지 점검한다.
② 체위 : 자극을 주지 않는 편안한 체위 유지
　㉠ 의식이 없는 동안은 앙와위를 취해주고 머리는 옆으로 돌려준다.
　㉡ 의식을 회복하면 보통은 반 좌위를 취해준다.

(4) 수술 후 병실로 돌아오는 환자의 간호 돕기 방법
① 수술 후 침상을 만든다.
② 곡반과 금식판, 압설자를 준비한다.
③ 머리를 옆으로 돌려서 침상에 눕히고, 가장 먼저 호흡 상태를 살핀다.
④ 전신마취 환자인 경우 장운동이 회복될 때까지 금식 시킨다.

(5) 수술 후 2~3일의 간호
① 체위 변경 : 동통 및 욕창방지, 폐와 순환기 합병증을 예방하기 위해서이다.
② 심호흡 격려 : 무기폐와 폐렴 같은 호흡기 합병증 예방을 위해, 충분히 흡기한 후 셋을 셀 때까지 숨을 멈춘 뒤 2~3회 연속해서 크게 기침을 하게 한다.
③ 수분 섭취 : 객담 배출을 위해 필요하다.
④ 음식 섭취 : 편도선 절제수술 환자는 찬 유동식, 수술 부위 출혈과 부종을 줄이기 위해 얼음 칼라를 사용한다.
⑤ 배설 : 되도록 자연 배뇨 하도록 하고 환자가 6~8시간 후까지 배뇨하지 못하면 보고한다.
⑥ 조기 이상 : 호흡기, 순환기 합병증, 혈전성 정맥염 등을 예방하기 위해서이다.

⑦ 수술부위 관리 : 수술 후 24시간 이내에 환자 상처에 드레싱이 젖어있을 경우, 감염 예방을 위해 거즈를 교환하지 않고 소독 거즈를 덧붙이도록 한다.

> **참고**
> 환자가 마취에서 깨어날 때까지 계속 곁에서 지켜보는 것이 가장 바람직한 간호이며, 수술 후 환자의 순환 회복이 잘 되고 있는지 관찰하기 위한 지표로는 활력 징후(혈압, 체온, 맥박), 소변, 피부색, 중심정맥압(CVP)이 있다.

④ 수술 후 흔히 올 수 있는 응급 상황 대처

(1) **출혈 및 쇼크** : 하지와 머리를 약간 높여주고, 담요로 따뜻하게 해주고 처방된 응급 약품 정맥 주입, 수혈, 산소요법 등의 준비를 한다.

(2) **무기폐, 호흡기염** : 심호흡과 기침을 시키고 통증이 심할 경우 수술 부위를 지지해 준다.

(3) **오심과 구토** : 고개를 옆으로 돌려주어 이물질을 흡인하는 것을 예방한다.

(4) **갈증** : 깨끗한 물수건이나 거즈로 입술과 혀를 적셔주거나 얼음조각이나 물을 한 모금씩 준다.

⑤ 수술 후의 감염과 염증의 간호 돕기

(1) **감염(infection)**
   ① 병원체나 미생물이 인체나 동물체 내에 침입하여 그의 조직이나 장기 속에 증식하고 있는 상태를 말한다.
   ② 감염성 질환은 공통적으로 백혈구가 증가된다.

(2) **염증(inflammation)**
   ① 염증에 대한 인체의 반응
      ㉠ 혈관계 반응 : 피부가 붉어지며 충혈된다.
      ㉡ 염증성 삼출액 형성 : 식균작용과 멸균작용을 한다.

         ⓒ 방어세포의 반응 : 백혈구의 수가 증가한다.
         ② 섬유소에 의한 방어벽 형성 : 섬유소는 방어벽 또는 그물을 형성하여 감염과 염증이 더욱 확대
            되는 것을 저지한다.
      ② 증상과 징후 : 열감(국소적 발열), 발적, 동통, 종창(부종), 기능장애, 수의적 운동 제한 등
      ③ 간호 : 손상부위 고정과 휴식, 혈액순환 유지, 항생제 투여, 영양의 균형 유지, 괴사 조직, 고름 등
         외과적 제거 등

(3) 외과적 감염
   ① 가스괴저
      ㉠ 원인 : 복합 골절과 같이 심한 자상을 입었을 때 합병증으로 흔히 볼 수 있다. 균은 혐기성이며
         아포를 형성하므로 상처를 받았을 때나 혈관 질병으로 산소공급이 잘 안 되는 상처에서 나타
         난다.
      ㉡ 증상 : 동통, 감각과민, 종창, 변색, 맥박수와 호흡수 증가, 체온 상승, 조직 내 가스 증가, 상
         처를 절개하면 거품이 나는 액체와 악취가 있는 가스가 나온다.
      ㉢ 치료 및 간호 : 감염 부위의 절개 및 이물 제거, 항생제 사용 등
   ② 패혈증(Sepsis)
      ㉠ 정의 : 세균이 혈액 속에 들어가 번식하면서 생산한 독소에 의해 중독 증세를 나타내거나 미생
         물에 감염되어 전신에 심각한 염증반응이 나타나는 상태를 말한다.
      ㉡ 증상 : 고열 및 빈 호흡, 지남력 상실, 혈압 저하, 청색증 등
      ㉢ 검사 : 혈액 배양 검사
      ㉣ 치료 및 간호 : 패혈증의 원인이 되는 감염균을 치료하는 것이 중요하다.

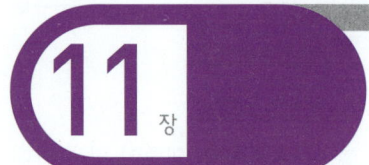

기초간호 실무
투약

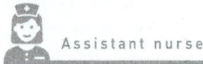

❶ 약물 투약의 원칙 및 주의사항

(1) 약물 투약의 기본 원칙(5 Right)
① 정확한 약
② 정확한 용량
③ 정확한 경로
④ 정확한 시간
⑤ 정확한 환자

(2) 약물 투약 시 주의사항
① 약물은 반드시 의사의 처방에 의하여 사용한다.
② 처방한 약에 대해서 작용과 부작용, 주의사항 등을 정확히 알고 있어야 한다.
③ 약은 지시된 시간 전후 30분 내에 투약한다.
④ 투약 준비 시의 실수를 막기 위해 약물 용기의 라벨을 세 번 확인한다.(약장에서 약병을 꺼낼 때, 약병에서 약을 꺼낼 때, 다시 약장에 넣을 때)
⑤ 반드시 약을 준비한 사람이 투여하고, 투여한 사람이 기록한다.
⑥ 다음과 같은 경우에는 약물을 준비하지 않는다.
　㉠ 불투명하거나 색이 변한 약물
　㉡ 침전물이 생긴 약물
⑦ 덜어낸 약물을 다시 용기에 담거나, 서로 용기를 바꾸지 않는다.
⑧ 환자가 거부하면 투약을 중지하고 보고한다.
⑨ 약물을 많이 따랐다면 사용량 이상의 양은 버리고 투약한다.
⑩ 투약 실수가 생겼을 시는 간호사에게 보고한다.
⑪ 의문이 가는 처방에 대해서는 반드시 간호사나 의사에게 질문한다.

⑫ 환자가 병원약이 아닌 다른 약을 복용하고 있을 때는 즉시 중단시키고 간호사에게 보고한다.
⑬ 환자 이름과 등록번호, 생년월일을 말하도록 하고, 침상의 이름표나 팔찌 이름표 등으로 확인한다.
⑭ 투약 전 환자의 상태를 조사하여 중독 증상이 있는지 확인한다.
⑮ 투약 후 환자가 약을 삼키는 것을 반드시 확인한다.
⑯ 마약과 향정신성의약품은 법률에 의거하여 관리되므로, 수량을 잘 확인하고, 보관 시에는 반드시 이중 장치가 있는 약장에 넣고 관리한다.
⑰ 수술 후에는 수술 전과 같은 약을 주지 않고, 수술 후 처방을 다시 받아 수행한다.
⑱ 산이나 철분제 등 치아를 착색시키는 약물을 투여할 때는 빨대를 사용한다.
⑲ 가루약은 물에 섞어 투약할 수 있다.
⑳ 정제나 교갑에 싸여진 약물은 가루로 만들어 투약하지 않는다.
㉑ 거품이 이는 분말이나 정제는 물에 녹인 후 투약한다.
㉒ 시럽은 구강 점막에 국소적 효과를 지니므로 투약 후 바로 물을 주지 않는다.

❷ 투약 처방

(1) 투약 처방의 원칙
① 투약 처방은 반드시 서면 처방에 따라야 한다.
② 응급상황과 같은 특수한 상황에서는 의사가 구두처방이나 전화처방을 할 수 있다. 대부분의 병원에서는 24시간 이내에 서면으로 확인을 받도록 하고 있다.

(2) 처방의 종류
① 정규 처방(routine order) : 약물의 투여를 중단하라는 처방이 서면으로 내려질 때까지 유효한 처방이다.
② 필요 시 처방(prn order) : 의사가 내놓은 처방을 간호사가 판단하여 필요 시 환자에게 투여하고 필요하지 않을 때는 주지 않는 처방이다.
③ 일회 처방(single order) : 의사가 지시한 특별한 시간에 한 번만 투여하는 처방이다.
④ 즉시 처방(stat order) : 일종의 1회 처방인데, 처방 즉시 투여되는 경우이다.

❸ 경구 투여 및 국소 약물 투여

(1) 경구 투여

① 장점
  ㉠ 편리하고 경제적이다.
  ㉡ 피부를 손상시키지 않는다.
  ㉢ 약물 투여로 인한 부담감이 적다.

② 단점
  ㉠ 주사에 비해 약효가 빠르지 않고, 흡수량이 일정하지 않다.
  ㉡ 오심, 구토가 심한 환자 또는 삼키지 못하는 환자에게는 부적합하다.
  ㉢ 위장 장애, 치아 변색 등이 올 수 있다.
  ㉣ 약 복용 시 쓰거나 불유쾌한 맛이 난다.

③ 방법
  ㉠ 내과적 무균술을 지켜 손을 씻는다.
  ㉡ 환자에게 1회 투여할 양만큼만 정확히 준비한다.
  ㉢ 환자에게 약을 먹인 후 환자가 약을 삼킬 때까지 기다린다.

④ 주의사항
  ㉠ 물약의 경우 눈높이에서 약 용량을 확인하며 따른다.
  ㉡ 약이 너무 써서 먹기 힘든 약은 입안에 얼음을 물고 있다가 투약한다.
  ㉢ 특정 약물의 경우 투약 전 활력징후를 측정한다.
    • 강심제(디곡신) : 1분간 맥박을 측정하여 60회 이하 시 보고하고 투약하지 않는다.
    • 호흡기에 작용하는 약물(몰핀, 데메롤 등) : 호흡이 분당 12회 이하가 되면 주지 말고 보고한다.

(2) 국소 약물 투여

① 안약/안연고
  ㉠ 방법
    • 분비물이 있을 때는 눈의 내측에서 외측으로 소독 솜으로 닦아준다.
    • 환자를 눕히거나 앉혀, 머리를 약간 뒤로 젖히게 한다.
    • 안약 : 점적기에서 한 방울을 짜서 버린 후, 하부 결막낭 중앙이나 외측 부위에 약물을 떨어뜨리고, 전신작용이 나타나는 것을 방지하기 위해 30~60초 정도 비루관을 누른다.
    • 안연고 : 안연고를 조금 짜내 버리고, 하부 결막낭 외안각 쪽으로 바른다.

ⓒ 주의사항
- 약물이 직접 안구에 닿지 않도록 주의한다.
- 눈의 다른 부위에 약물의 용기가 닿지 않도록 한다.

② 귀약
ㄱ 방법
- 약 38도의 물 안에 약을 담궈서 데운다.
- 아픈 쪽 귀가 위로 향하도록 옆으로 눕거나 머리를 돌린다.
- 분비물이 있으면 면봉으로 닦는다.
- 이도를 곧게 하기 위해 성인은 귓바퀴 위쪽(후상방), 어린이는 귓볼 아래쪽(후하방)을 잡아당긴다.
- 약이 이도로 흘러갈 수 있도록 이주를 귀 안쪽으로 두세 번 꼭 눌러준다.
- 약물이 흡수되도록 약 5~10분 정도 약을 넣을 때의 자세로 있게 한다.

ⓒ 주의사항 : 점적기의 끝이 이도에 닿지 않도록 주의한다.

③ 코약
ㄱ 방법
- 필요하다면 코를 풀게 하여 코 안의 이물질을 제거한다.
- 누워서 머리를 젖힌다.
- 사골동 상비갑개의 중앙을 향해 약물을 떨어뜨린다.
- 약 5~10분간 머리를 낮춘 자세를 유지하고, 약이 목으로 흘러내려 쓴 맛을 느끼면 뱉어내도록 한다.
- 약물이 비강 저부로 떨어지면 입으로 숨 쉬게 한다.

④ 질 좌약과 연고, 크림, 젤 삽입
ㄱ 목적
- 감염을 완화하기 위함이다.
- 소양증이나 통증 완화를 위함이다.
- 질의 불편함을 감소시키기 위함이다.

ⓒ 방법
- 스크린으로 가려 주어 프라이버시를 지켜 준다.
- 약의 삽입이 쉽도록 환자에게 소변을 보도록 하고, 적절한 체위를 취해준다.(배횡와위, 쇄석위)
- 회음부만 노출시킨다.
- 장갑을 낀 손으로 좌약을 질강 깊숙이 삽입한다.
- 약물 삽입 후 환자의 둔부 밑에 베개를 대주어 5~10분 동안 둔부를 올린 자세를 유지하도록

한다.
⑤ 직장약
  ㉠ 목적
    - 국소적 및 전신적 효과를 위함이다.
    - 하체의 경우 변을 부드럽게 배출시키기 위함이다.
    - 기관지 확장제와 같은 좌약은 전신효과로 호흡을 용이하게 한다.
  ㉡ 방법
    - 스크린을 치고 환자를 심스 체위를 취하도록 한 후 둔부를 노출시킨다.
    - 좌약을 삽입하는 동안 환자에게 입을 벌리고 심호흡하도록 한다.
    - 직장 벽을 따라 내괄약근 안쪽까지 직장 좌약을 삽입한다.(환자가 더 이상 참을 수 없을 때까지 기다리도록 함)

12장 심폐소생술

기초간호 실무

❶ 심폐소생술의 개요

(1) **정의** : 심폐소생술(CPR)은 심장이 멈추고 호흡이 없는 환자에게 인공적으로 혈액순환을 시키고 폐에 산소를 공급하는 행위를 의미한다.

(2) **목적** : 폐와 심장의 활동이 멈췄을 때 인공적으로 호흡과 혈액순환을 유지함으로써 심장과 뇌, 주요 장기에 산소를 공급하여 환자의 생명을 구하는 데 목적이 있으며, 4~6분 이상 혈액순환이 되지 않으면 뇌 손상이 오므로 심폐소생술이 필요한 환자 발견 즉시 응급처치가 이루어져야 한다.

(3) **심폐소생술(CPR) 단계**
① 환자의 반응 확인
② 기도유지 : 먼저 구강내의 이물질이나 토물의 제거
③ 호흡의 확인 : 호흡이 없는 경우 인공호흡을 실시(구강 대 구강 호흡법), 기도가 유지되는 자세를 취한다. 1분 간 약 12회(어린아이는 20회 정도)의 속도로 반복한다.
④ 순환상태의 확인

(4) **소아 및 영아 심폐소생술**
① 의식사정(심장, 폐 기능 확인) → 기도개방(앙와위 또는 배위) → 호흡확인(1~1.5초 간, 2회) → 맥박확인(10초 이내) → 맥박이 60회 이하인 경우 즉시 흉부압박을 시행(100회/분, 1.5~2.5cm깊이)한다.
② 흉부압박과 호흡의 비율은 30회:2회로 한다.

> **참고 1**
> **일반인이 성인 환자에게 심폐소생술을 시행하는 경우**
> 반응이 없는 환자 발견 → 119신고 및 자동심장충격기 요청, 응급의료 상담원의 조언에 따라 행동 → 무호흡 또는 비정상 호흡이라면 가슴 압박 소생술 실시 → 자동심장충격기 도착 시 사용(기계 음성 지시에 따라 작동)

> **참고 2**
> **의료인에 의한 심폐소생술을 시행하는 경우**
> 반응확인 → 119신고 및 자동심장충격기 준비 → 10초 이내에 호흡과 맥박 확인 → 심폐소생술 시작(가슴압박 → 기도유지 → 인공호흡) → 자동심장충격기 사용

(5) 자동심장충격기 개요

① 자동심장충격기는 심실세동이나 심실빈맥으로 심정지가 되어 있는 환자에게 전기충격을 주어서 심장의 정상 리듬을 가져오게 해주는 의학 도구를 말한다.
② 반응이 없거나 정상적인 호흡이 없는 심정지 환자에게만 사용하는 도구로 전극 패드 2개를 부착하여 심장리듬을 분석하고 제세동(심장충격)을 시행한다.
③ 제세동 실시 후 즉시 가슴 압박 30회당 인공호흡 2회 비율로 심폐소생술을 다시 시작해 줘야 하며, 119 구급대가 현장에 도착할 때까지 심폐소생술과 자동심장충격기 사용을 지속해 주어야 한다.
④ 자동심장충격기(AED) 전극패드 부착

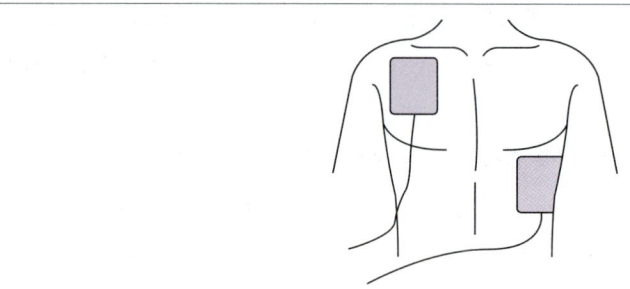

패드1은 오른쪽 빗장뼈(쇄골) 바로 아래에 부착하고 패드2는 왼쪽 젖꼭지 바깥쪽 아래의 겨드랑이 중앙선에 부착해 준다.

> **참고 1**
> **심정지 환자에 대한 119신고 시 응급의료상담원에게 알려 주어야 할 내용**
> • 응급 상황이 발생한 위치(가능하면 사무실 이름, 방의 호수, 도로나 거리 이름)
> • 응급상황의 내용(심장 발작, 자동차 사고 등)
> • 도움이 필요한 환자의 수
> • 환자의 상태
> • 환자에게 시행한 응급처치 내용(심폐소생술, 자동심장충격기 사용 등)
> • 다른 질문이 없는지 확인한다.

> **참고 2**
> 심폐소생술 시에 가슴 압박의 위치는 흉골 아래 $\frac{1}{2}$ 지점이다.

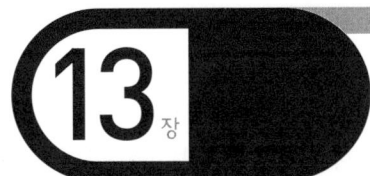

기초간호 실무

임종간호 돕기

❶ 호스피스 간호

(1) 호스피스의 정의 : 죽음을 앞둔 말기 환자의 총체적인 돌봄을 의미한다.

(2) 호스피스의 목적
- ① 증상조절
- ② 통증 관리
- ③ 가족 관리
- ④ 영적 지지

(3) 호스피스 간호의 주요 원칙
- ① 원칙은 증상조절이다.
- ② 간호를 받는 장소가 변경되어도 제공될 수 있어야 한다.
- ③ 환자의 가족을 간호의 단위로 삼아야 한다.

❷ 임종 간호

(1) 내용 : 상실의 중요성을 이해하고, 환자들의 슬픔 과정을 통해 상실에 반응하도록 돕는 능력을 개발해야 한다.

(2) 죽음에 대한 반응

① Kubler-ross의 죽음의 단계 : 부정 → 분노 → 협상 → 우울 → 수용
  ㉠ 부정 : 죽음 그 자체를 받아들이지 않는 상태로, 죽음을 부정하려는 상태를 말한다.
    • 환자가 부정적 감정을 표현할 수 있도록 지지한다.
    • 환자 질문에 귀를 기울이고 정직하고 따뜻하게 대답한다.
  ㉡ 분노 : 분노와 적개심에 찬 시기로 내가 왜 죽어야 하는지와 지난 일들을 생각하게 된다.
    • 환자의 폭언에 대하여 화를 내지 말고 인내와 관용으로 이해해야 한다.
    • 환자의 가족에게 분노와 적개심의 시기임을 인식시켜 이해하도록 교육한다.
  ㉢ 협상 : 살 수 있다면 무슨 일이라도 하려고 한다.
    • 현실을 직시할 수 있도록 도움을 준다.
  ㉣ 우울 : 협상이 불가능하다고 생각하면서 가장 가까웠던 사람들을 생각하고 만나고 싶어 한다.
    • 가족과 의료진이 간호하기 가장 어려운 단계이다.
    • 울거나 상심의 감정표현을 자유로이 나타낼 수 있도록 도와준다.
  ㉤ 수용 : 자신의 죽음을 인정하고 기다리는 단계로 매우 평화로운 상태이다.
    • 가치 있는 존재였음을 환자가 인식하도록 돕고, 환자와 시간을 보내어 고독과 두려움을 감소시켜 준다.

(3) 임종 환자의 간호

① 임종 시 신체적 변화
  ㉠ 동공의 확대 및 고정
  ㉡ 체인-스톡스 호흡, 느려지고 약해지는 맥박, 혈압의 하강
② 임종을 앞둔 환자 간호
  ㉠ 독방을 주어 개인성을 유지하되, 혼자 있게 하지 않는다.
  ㉡ 시력이 약해지므로 방은 밝게 유지한다.
  ㉢ 청각은 늦게까지 남아 있으므로 조용히 하고 인간의 존엄성을 끝까지 유지할 수 있도록 사적인 대화는 삼가며 정상 음성으로 명확하게 설명한다.
  ㉣ 환자의 말에 관심을 보이며, 잘 경청하고 공감해 준다.
  ㉤ 실내 온도는 21~23℃를 유지한다.
  ㉥ 자연스럽게 체액이 배출될 수 있도록 체위를 변경시켜 준다.

❸ 사후 처치

(1) 사후 처치의 목적
① 고인의 외모를 가능한 깨끗하고 단정하게 유지하기 위함이다.
② 사체가 경직되기 전에 바른 자세를 유지하기 위함이다.

(2) 사망에 관련한 준비 단계
: 환자의 사망 진단을 확인하고 감염병으로 사망한 경우 증명서에 이를 기재하도록 한다.

(3) 사후 처치절차
① 사체 간호
  ㉠ 사망 후 2~4시간부터는 사후강직이 오므로 그 전에 사체를 바른 체위로 취해 준다.
  ㉡ 사체의 머리 밑에는 베개 한 개를 괴어 앙와위로 취하고, 머리 부분을 약간 들어 올려서 혈액의 정체로 인하여 얼굴변색과 입이 벌어지는 것을 예방한다.
  ㉢ 빼놓았던 의치가 있다면 다시 끼우도록 하고, 입을 다물 수 있도록 턱 말미에 수건을 말아 받쳐준다.
  ㉣ 사용했던 의료기구는 모두 제거하고, 분비물이 있다면 닦아주도록 한다.
  ㉤ 외부로 연관된 모든 구멍은 막아준다.
  ㉥ 부검을 할 경우 튜브를 제거하지 않는다.
  ㉦ 병실을 정리하고 환기시킨다.
  ㉧ 사망 후 사망시간, 사망 시 처치내용, 사망 전 환자 상태, 담당의사 서명 등을 기록하고 입, 퇴원계로 차트를 보낸다.
② 가족 간호
  ㉠ 환자가 사망 후 가족에 대한 간호와 지지가 필요하다.
  ㉡ 가족들이 비탄, 상실, 절망감을 표현하는 것을 듣는 것이 주된 간호이다.
  ㉢ 위로할 말을 찾기가 매우 어렵기 때문에 주의 깊게 듣는 것으로도 위안과 지지를 줄 수 있다.

제4과목_ 기초간호 실무

예상문제 · 기출유사문제

1장 _ 활력징후와 건강사정

01 다음 중 활력징후 측정이 필요한 경우가 아닌 것은?

① 전신적인 신체상태가 갑자기 악화되었을 때
② 활력징후에 변화를 가져올 수 있는 간호수행의 전과 후
③ 신체적 고통 또는 이상한 증상을 호소하지 않을 때
④ 의사의 처방에 따른 정규적인 절차
⑤ 의료기관에 진료 및 입원 시

정답 ③
해설 신체적 고통 또는 이상한 증상을 호소할 때이다.

02 맥박의 증가요인이 아닌 것은?

① 운동　　② 공포
③ 체온상승　④ 스트레스
⑤ 수면

정답 ⑤
해설 맥박의 증가요인으로는 운동, 흥분, 공포, 음식섭취, 저혈압, 체온상승, 심장질환 또는 갑상선 장애, 체위의 변화, 연령이 적은 경우, 스트레스, 교감신경의 자극, 급성통증, 출혈, 약물(에피네프린, 아트로핀) 등이 있다.

03 맥박의 감소요인이 아닌 것은?

① 심장질환　② 저체온
③ 고혈압　　④ 연령의 증가
⑤ 부교감신경의 자극

정답 ①
해설 맥박의 감소요인으로는 연령의 증가, 저체온, 부교감신경의 자극, 수면, 고혈압, 약물(디기탈리스), 체위(앉은 자세의 경우) 등이 있다.

04 호흡에 변화를 주는 요소가 아닌 것은?

① 연령　　② 수면
③ 운동　　④ 감정
⑤ 체온

정답 ②
해설 호흡에 변화를 주는 요소로는 연령, 성별, 운동, 소화, 감정, 약품, 체온, 출혈, 쇼크, 기압, 신진대사율, 통증 등이 있다.

05 혈압 측정 시의 주의사항으로 옳지 않은 것은?

① 혈압측정 시 커프의 크기가 중요하다.
② 상완동맥에서 혈압을 측정한다.
③ 저녁부터 취침에 들 때까지 서서히 증가한다.

④ 혈압을 정확히 측정하기 위해서는 대상자의 팔을 심장과 동일한 높이로 놓는 것이 중요하다.
⑤ 밤 2~3시 사이에 혈압이 가장 낮다.

정답 ③

해설 밤 2~3시 사이에 혈압이 가장 낮으며, 오전 5시에 상승하기 시작하면서 오후 3~4시에 혈압이 조금 올랐다가 저녁부터 취침에 들 때까지 서서히 떨어진다.

2장 _ 입원관리

01 입원 불안의 유발 요인으로 옳지 않은 것은?

① 사생활 결여
② 사회적 격리
③ 의료 용어에 대한 충분한 이해
④ 병원 규칙의 규격화
⑤ 대상자의 역할 박탈

정답 ③

해설 입원 불안의 유발 요인으로는 의료 용어에 대한 이해의 부족, 사생활 결여, 대상자의 역할 박탈, 병원 규칙의 규격화, 사회적 격리, 비인간적인 느낌 등이 있다.

02 병원환경에 대한 설명으로 옳지 않은 것은?

① 벽은 하늘색 또는 연녹색의 벽지색깔, 채도를 낮춘 색깔이 좋다.
② 바닥의 경우 욕실 및 화장실은 미끄럼방지 타일을 사용한다.
③ 소음의 경우 40dB 미만으로 소음을 줄이도록 노력해야 한다.
④ 조도는 약 300Lux가 가장 적당하다.
⑤ 바람이 환자에게 직접 닿지 않도록 한다.

정답 ④

해설 조도는 약 100Lux이며, 적절한 햇빛이 들어올 수 있도록 직사광선이 직접 비치는 것은 피해야 한다.

03 화재사고 시 예방으로 적절하지 않은 것은?

① 소화기 사용 시에 안전핀을 뽑는다.
② 환자의 입에 마른 헝겊을 대주어 기도로 연기가 흡입되는 것을 막아준다.
③ 소화기는 바람을 등지고 사용한다.
④ 대피 시에 정전 위험으로 인해 엘리베이터로는 이동을 금지한다.
⑤ 문의 손잡이를 만져보아 뜨겁지 않으면 문을 열고 대피한다.

정답 ②

해설 환자의 입에 젖은 헝겊을 대주어 기도로 연기가 흡입되는 것을 막아준다.

04 병실 청소에 관한 내용으로 옳지 않은 것은?

① 높은 곳에서 낮은 곳 순으로 청소한다.
② 병실 가구는 수돗물 온도 그대로 닦는다.
③ 바닥에 용액이 엎질러 있으면 낙상 예방을 위해 바로 닦는다.
④ 오염이 많은 쪽에서 적은 쪽 순으로 청소한다.
⑤ 홑이불은 털지 않는다.

정답 ④

해설 오염이 적은 쪽에서 많은 쪽 순으로 청소한다.

05 물품관리에 대한 내용으로 바르지 않은 것은?

① 물품 변동 사항 발생 시 의사에게 보고한다.
② 물품 청구 시에 하자가 없을 경우 물품을 즉시 내 준다.
③ 적절한 기준량을 설정하고 유지한다.
④ 물자의 구매는 각 병동 상황에 맞추어 결정한다.
⑤ 물품은 병원 내 시설에 보관하고 관리에 유의한다.

정답 ①
해설 물품 변동 사항 발생 시 물품 관리 담당자에게 보고한다.

기출유사문제
06 병실의 환경 관리로 옳은 것은?

① 환자에게 바람이 직접 닿지 않게 한다.
② 벽지로는 채도가 높은 색깔이 좋다.
③ 빗자루를 사용하여 바닥의 먼지를 제거한다.
④ 창문은 낮은 곳에서 높은 곳으로 닦는다.
⑤ 햇빛이 병실로 직접 들어오게 커튼을 걷는다.

정답 ①
해설 병원(병실)의 바람이 환자에게 직접 닿지 않도록 한다. 순환 자극, 습도 유지를 할 수 있는 병실환경 중 가장 중요한 요소이다.

기출유사문제
07 앙와위로 누워 있는 환자에게 발 지지대를 해주는 이유는?

① 족하수 예방   ② 미끄럼 방지
③ 골절 예방   ④ 상체의 근육 증진
⑤ 빈혈 예방

정답 ①
해설 발 지지대(앙와위로 누워 있는 환자에게 발 지지대를 해 주는 이유)는 환자의 발을 지지하는 장치로서 침상이나 침요에 고정시킨다. 또한, 장기 부동으로 인한 족하수(족저굴곡, 하수족)를 예방한다.

기출유사문제
08 병원 전동 시 올바른 약의 처리 방법은?

① 폐기한다.
② 원무과에서 보관한다.
③ 약국에 반납한다.
④ 이동할 병동으로 보낸다.
⑤ 보호자가 보관한다.

정답 ④
해설 병원 전동 시 환자와 관련된 모든 기록, 투약기록지, 약, 개인 용품 등을 이동할 병동으로 보낸다.

기출유사문제
09 환자의 병원 전동 시 간호로 옳은 것은?

① 남아있는 약은 모두 버린다.
② 중간병원비를 정산하라고 한다.
③ 환자 기록과 개인 물품들을 해당 병동으로 옮겨준다.
④ 의무기록지를 정리하여 원무과로 보낸다.
⑤ 병실 전동 시에는 환자의 비밀이기 때문에 왜 옮기는지 알리지 않는다.

정답 ③
해설 환자와 관련된 모든 기록, 투약기록지, 약, 개인 용품 등을 이동할 병동으로 보낸다.

3장 _ 검사

01 대변검사의 목적이 아닌 것은?
① 기생충 검사 및 세균배양 검사
② 당뇨병 진단
③ 잠재성 출혈검사
④ 소화요소 검출검사
⑤ 소화기 계통 출혈여부검사

정답 ②
해설 당뇨병 진단은 소변검사의 목적에 해당하는 내용이다.

기출유사문제

02 흉강천자 시 자세로 옳은 것은?
① 베개를 안고 천장을 바라보며 눕는다.
② 베개를 안고 팔을 책상 위로 올린 후 앞으로 엎드린다.
③ 복위를 취한다.
④ 천자 시 기침을 하게 한다.
⑤ 새우등처럼 구부려 옆으로 눕는다.

정답 ②
해설 흉강천자는 흉막강에서 액체를 뽑기 위함, 호흡곤란이나 통증을 제거하기 위함이며 치료를 위한 약물을 늑막강 안에 주입하기 위함이다. 자세는 베개를 안고 팔을 책상 위로 올린 후 앞으로 엎드린다.

기출유사문제

03 24시간 소변 수집 중인 환자의 간호로 옳은 것은?
① 첫소변부터 받되, 마지막 소변은 버린다.
② 중간에 흘렸어도 그냥 받는다.
③ 첫소변은 버리고 마지막까지 받는다.
④ 중간 소변을 받는다.
⑤ 방광을 완전히 비우고 그 후부터 나오는 소변을 수집한다.

정답 ③
해설 24시간 소변수집 검사가 시작되면 소변을 보게 하고 첫 소변은 버린다. 그 이후로 보는 소변을 마지막까지 모아서 병속에 부어둔다.

기출유사문제

04 복수천자 시 체위로 옳은 것은?
① 슬흉위   ② 좌위
③ 앙와위   ④ 심스식 체위
⑤ 배횡와위

정답 ②
해설 복수천자는 방광, 장관의 손상을 막기 위해 시행 전에 배설·도뇨시키며, 환자의 체위를 적절히 유지시킨다.(좌위 및 반좌위)

4장 _ 감염관리와 무균술

01 멸균이란?
① 병원성 미생물을 사멸시킨다.
② 병원성 및 비병원성균을 전부 사멸한 것을 말한다.
③ 감염되지 않은 상태로 병원성 미생물이 없는 상태를 말한다.
④ 세균을 죽이는 것을 말한다.
⑤ 유해한 미생물의 증식이나 발육을 저지한다.

정답 ②
해설 멸균은 아포를 포함한 병원성 및 비병원성균을 전부 사멸한 것을 말한다.

02 이상적인 소독제의 구비조건이 아닌 것은?
① 살균효과가 뛰어나야 한다.
② 독성 및 악취가 없어야 한다.
③ 취급방법이 간편해야 한다.
④ 환경요인에 영향을 받아야 한다.
⑤ 세척에 의해 쉽게 제거되어 잔류되지 않아야 한다.

정답 ④
해설 환경요인에 영향을 받지 않아야 한다.

03 수술장에서 사용되는 금속성 기구를 멸균하고자 할 때 많이 사용하는 것은?
① 자비소독법   ② 저압증기 멸균법
③ 고압증기 멸균법   ④ 저온살균법
⑤ E. Ogas멸균법

정답 ③
해설 수술장에서 사용되는 금속성 기구를 멸균하고자 할 때 고압증기멸균법을 많이 사용하며, 날카로운 날이 무뎌질 수 있다.

04 E. Ogas멸균에 대한 내용으로 옳지 않은 것은?
① 구멍이 있는 모든 물질을 완전히 투과하지 못하며 저장이 어려운 반면에 취급은 용이하다.
② 인체에 유해하여 주의를 기울여 취급하여야 한다.
③ 냉멸균이라고 한다.
④ 비부식성이고 물품에 손상을 주지 않는다.
⑤ 가스 값이 비싸다.

정답 ①
해설 E. Ogas는 구멍이 있는 모든 물질을 완전히 투과되며 쉽게 저장하고 취급이 용이하다.

05 이동섭자(Transfer forcep)에 관한 내용으로 옳지 않은 것은?
① 소독된 물품은 반드시 소독된 섭자로 꺼낸다.
② 소독 솜을 주고 받을 때는 섭자끼리 서로 닿지 않아야 한다.
③ 용기에 소독 액을 부어 이동 섭자의 $\frac{1}{5}$이상이 잠기게 한다.
④ 한 용기의 섭자는 오염 방지를 위해 하나씩만 꽂는다.
⑤ 섭자 통에서 꺼낼 때 섭자 끝의 양쪽 면을 맞물린 상태로 꺼낸다.

정답 ③
해설 용기에 소독 액을 부어 이동 섭자의 $\frac{2}{3}$이상이 잠기게 한다.

06 뚜껑 달린 소독용액의 용기 사용에 관한 내용으로 적절하지 않은 것은?
① 소독용기의 뚜껑을 들고 있을 때는 내면이 아래로 향하게 한다.
② 소독물품은 사용할 분량 만큼만 꺼내도록 한다.
③ 뚜껑을 열었을 때 멸균된 내면이 위로 향하게 놓는다.
④ 가능한 한 용기의 뚜껑을 여러 번 열지 않도록 한다.
⑤ 통에서 꺼낸 물건은 사용하지 않았으면 다시 통에 넣는다.

정답 ⑤
해설 통에서 꺼낸 물건은 사용치 않았더라도 다시 통에 넣지 않는다.

07 수술실에서의 멸균영역 결정방법으로 옳지 않은 것은?

① 멸균유효기간이 지난 것은 오염된 것이다.
② 멸균표시지의 색변화가 분명한 경우 오염된 것으로 간주한다.
③ 소독포를 폈을 때 가장자리에서 늘어진 부분은 오염된 것이다.
④ 시야에 보이지 않는 부분은 오염된 것으로 간주한다.
⑤ 멸균된 거즈에 습기가 스며들었을 때는 오염된 것으로 본다.

정답 ②
해설 멸균표시지의 색변화가 불분명한 경우 오염된 것으로 간주한다.

기출유사문제

08 자비 소독에 대한 방법으로 옳은 것은?

① 아포형성균까지 사멸한다.
② 유리 제품은 물이 끓기 시작한 때 넣는다.
③ 100℃의 물이 끓고 난 후 10~20분간 끓인다.
④ 기름이 묻은 물품은 그대로 소독한다.
⑤ 물품은 물에 중간 정도만 잠기게 한다.

정답 ③
해설 자비소독법은 아포를 형성하는 균(세균의 포자 : 박테리아)과 전염성 간염 바이러스를 제외한 모든 병원균을 파괴(아포형성균은 100℃의 끓는 물에도 죽지 않음)하며, 고압증기 멸균기가 없는 곳이나 가정에서 사용한다. 물품이 물에 완전히 잠기도록 하고 물이 끓기 시작해서 10~20분간 끓인다.

기출유사문제

09 뚜껑이 있는 용기에서 멸균용액을 따르는 방법으로 옳은 것은?

① 용기의 뚜껑을 자주 열고 닫아 통풍이 되게 한다.
② 뚜껑을 바닥에 내려 놓을 때는 내면이 아래로 향하게 한다.
③ 개봉 시 조금 따라 버리고 사용한다.
④ 사용 후 남은 용액은 다시 넣는다.
⑤ 뚜껑은 가능한 한 천천히 닫는다.

정답 ③
해설 뚜껑 달린 소독용액의 용기에서 멸균용액을 따를 시에는 필요할 때만 열고 빨리 닫으며, 소독 병에서 소독용액을 따를 때는 조금 따라 버리며 입구를 한 번 씻어내고 따라 쓴다.

5장 _ 상처, 욕창 및 골절간호

01 상처간호의 목표가 아닌 것은?

① 감염 예방   ② 배액촉진
③ 치유 도모   ④ 과다출혈 유도
⑤ 피부의 손상방지

정답 ④
해설 상처간호의 목표로는 감염 예방, 피부의 손상방지, 치유 도모, 배액촉진, 출혈의 방지, 피부 박리 방지 등이 있다.

02 모세혈관의 순환장애로 인한 허혈성 조직괴사로 생기는 피부나 하부 조직의 손상 상태를 무엇이라고 하는가?

① 욕창   ② 골절
③ 살균   ④ 감염
⑤ 혈액

정답 ①
해설 욕창은 신체의 일정한 부위(주로 뼈 돌출부)에 압력 혹은 마찰과 응전력이 결합한 압력이 지속적 또는 반복적으로 가해짐으로써 모세혈관의 순환장애로 인한 허혈성 조직괴사로 생기는 피부나 하부 조직의 손상 상태를 말한다.

03 석고 붕대 건조에 관한 내용으로 적절하지 않은 것은?

① 석고 붕대를 담요로 덮지 않고, 크래들을 사용한다.
② 건조하는 동안 혈액 순환 장애가 있는지 관찰한다.
③ 석고 붕대 건조 시간은 10~22시간이다.
④ 석고 붕대에 금이 가거나 부러지지 않도록 주의한다.
⑤ 석고 붕대가 젖어 있는 동안 오한이나 추위를 느낄 수 있으므로 석고 붕대를 하지 않은 쪽은 보온을 한다.

정답 ③
해설 석고 붕대가 건조되는 시간은 24~48시간이 걸린다.

04 다음 설명 중 옳지 않은 것은?

① 석고 붕대를 물에 젖지 않도록 한다.
② 석고 붕대 한 부위를 심장보다 낮게 한다.
③ 체간 석고 붕대를 한 경우, 석고 붕대 증후군의 여부를 관찰한다.
④ 석고 붕대 주변의 피부를 깨끗이 하고, 로션 등을 발라 피부를 보호한다.
⑤ 순환장애 및 동통 부위에 대해 일정한 간격을 두고 관찰한다.

정답 ②
해설 석고 붕대 적용 후에는 석고 붕대 한 부위를 심장보다 높게 한다.

05 석고 붕대 환자의 간호 시 의사나 간호사에게 보고해야 할 증상이 아닌 것은?

① 동통 및 부종
② 석고 붕대 주위에 열감, 이상한 냄새가 날 시 감염 의심
③ 피부의 감각증
④ 발톱의 청색증
⑤ 피부의 차고 저리는 증상

정답 ③
해설 피부의 무감각증이다.

06 견인 환자 간호에 관한 사항으로 적절하지 않은 것은?

① 견인 침상의 매트리스는 부드럽고 90도 정도의 수직으로 유지해야 한다.
② 간호조무사는 단순하고 직접적인 설명으로 특별한 기구 사용에 놀란 환자를 안심시켜야 한다.
③ 욕창 및 요통의 예방을 위해 등 마사지를 자주 해 준다.
④ 견인에 대해서는 끈이 풀리(pulley)에 잘 놓였는지 중량이 잘 매달려 있는지, 환자가 끌려 내려가고 있는지 등을 살핀다.
⑤ 붕대 감은 사지의 끝을 내놓아 청색증, 냉감, 아림, 무감각 등을 관찰하고 붕대 압박으로 인한 괴저를 관찰한다.

정답 ①
해설 견인 침상의 매트리스는 단단하고 평평해야 한다.

07 견인 환자 간호 시 주의 사항으로 옳지 않은 것은?

① 잠깐 동안의 휴식을 위해 추를 내리지 않도록 한다.
② 견인 장치의 추는 간호사의 명령이 있을 때까지 제거해서는 안 된다.
③ 모든 견인줄의 매듭이 안전한지 살펴본다.
④ 환자가 요구하여도 추를 덜거나 건드리지 않도록 한다.
⑤ 환자는 앙와위로 눕힌다.

정답 ②

해설 견인 장치의 추는 의사의 명령이 있을 때까지 제거해서는 안 된다.

6장 _ 식사간호

01 위관영양 대상자가 아닌 것은?

① 식도 이상자
② 무의식환자
③ 건강한 일반 성인
④ 구강에 커다란 상처가 있는 경우
⑤ 구개파열이 있는 영아

정답 ③

해설 위관영양 대상자로는 무의식환자, 식도 이상자, 구강에 커다란 상처가 있는 경우, 구개파열이 있는 영아 등이 있다.

02 위관영양에 관한 내용으로 가장 올바르지 않은 설명은?

① 위관을 조절기로 잠그고 음식물이 역류되지 않게 한다.
② 위관 영양 시 음식물의 적합한 온도는 체온보다 약간 낮게 한다.
③ 음식물이 중력에 의해 아래로 내려가도록 주사기를 위로 들고 있다.
④ 비위관의 위치를 확인하기 위해 위 내용물을 흡인해 본다.
⑤ 금기가 아니면 좌위, 반 좌위를 취하게 한다.

정답 ②

해설 위관 영양 시 음식물의 적합한 온도는 체온보다 약간 높게 한다.

03 레빈튜브 제거 시기는?

① 수술 후 장운동의 회복
② 수술 전 장운동의 회복
③ 수술 중 장운동의 회복
④ 수술 중 대변을 본 후
⑤ 수술 전 대변을 본 후

정답 ①

해설 레빈튜브는 수술 후 장운동이 회복되면 제거하도록 한다.

04 위관영양의 합병증이 아닌 것은?

① 설사
② 장경련
③ 위궤양
④ 탈수
⑤ 구토

정답 ③

해설 위관영양의 합병증으로는 탈수, 설사, 장 경련, 당뇨와 빈뇨, 오심, 흡인, 구토 등이 있다.

05 소화되지 않은 잔류 음식이 몇 cc 넘어서게 되면 보고해야 하는가?

① 10~20cc
② 30~40cc
③ 50~60cc
④ 70~80cc
⑤ 90~100cc

정답 ③

해설 소화되지 않은 잔류음식이 50~60cc가 넘으면 의사에게 보고하고 영양시간을 늦춘다.

기출유사문제

06 위관영양 후 올바른 체위는?

① 복위
② 절석위
③ 반좌위
④ 측위
⑤ 앙와위

정답 ③
해설 금기가 아니면 좌위, 반 좌위를 취하게 하고 섭취량을 기록한다.

7장 _ 배변 및 배뇨간호

01 규칙적인 배변습관을 돕는 방법으로 옳지 않은 것은?

① 정기적인 운동의 실시
② 금기 시 쭈그리고 앉는 자세 실시
③ 복부 및 회음부의 근육을 강화
④ 규칙적인 시간에 배변 및 복부 마사지의 실시
⑤ 2,000~3,000cc의 수분 섭취

정답 ②
해설 금기가 아니면 쭈그리고 앉는 자세를 취한다.

02 가스 배출이 목적인 관장방법은?

① 정체관장 ② 수렴관장
③ 배변관장 ④ 윤활관장
⑤ 구풍관장

정답 ⑤
해설 구풍관장은 장내의 가스를 배출시키기 위한 관장방법이다.

03 변을 부드럽게 해 변을 배출하기 위한 관장방법은?

① 수렴관장 ② 구풍관장
③ 윤활관장 ④ 배변관장
⑤ 정체관장

정답 ③
해설 윤활관장은 장내 기름을 주입하며, 변을 부드럽게 해 변을 배출하기 위한 관장방법이다.

04 자연배뇨 간호에 대한 내용으로 적절하지 않은 것은?

① 하복부에 hot bag을 착용한다.
② 물 흐르는 소리를 내 준다.
③ 손이나 발을 따뜻한 물에 담가 준다.
④ 침상에서 소변을 볼 때는 환자가 가장 편한 자세로 볼 수 있도록 해 준다.
⑤ 절대적으로 개인적인 분위기를 조성한다.

정답 ④
해설 침상 위에서 소변을 볼 때도 쭈그리는 자세를 취한다.

8장 _ 개인위생 돕기

01 침대목욕 시 일반적인 씻는 순서로 옳은 것은?

① 얼굴 → 양팔 → 목 → 복부 → 가슴 → 다리 → 등 → 음부
② 얼굴 → 목 → 양팔 → 가슴 → 복부 → 다리 → 등 → 음부
③ 얼굴 → 목 → 복부 → 다리 → 양팔 → 가슴 → 등 → 음부
④ 얼굴 → 양팔 → 가슴 → 등 → 다리 → 목 → 복부 → 음부
⑤ 얼굴 → 가슴 → 다리 → 등 → 복부 → 목 → 양팔 → 음부

정답 ②

해설 침대목욕 시 일반적인 씻는 순서는 '얼굴 → 목 → 양팔 → 가슴 → 복부 → 다리 → 등 → 음부'의 순으로 이루어진다.

02 침대목욕 시 목욕물의 온도는?

① 23~26℃   ② 33~36℃
③ 43~46℃   ④ 53~66℃
⑤ 60~66℃

정답 ③
해설 침대목욕 시 목욕물의 온도는 43~46℃가 적합하다.

03 열이 많은 환자의 알코올 목욕에 대한 내용으로 옳지 않은 것은?

① 의사 지시가 있어야 할 수 있다.
② 머리는 얼음주머니, 발치는 더운물 주머니를 대준다.
③ 가슴을 제외하고 전신을 닦는다.
④ 되도록이면 목욕 중 자주 찬물을 조금씩 마시게 한다.
⑤ 노인환자나 피부병이 있는 환자 등은 알코올 목욕을 피한다.

정답 ③
해설 얼굴을 제외하고 전신을 닦는다.

04 욕창의 단계로 옳은 것은?

① 압력 받는 부위의 창백 → 조직의 괴사 → 발적 → 수포형성
② 압력 받는 부위의 창백 → 발적 → 조직의 괴사 → 수포형성
③ 압력 받는 부위의 창백 → 수포형성 → 조직의 괴사 → 발적
④ 압력 받는 부위의 창백 → 수포형성 → 발적 → 조직의 괴사
⑤ 압력 받는 부위의 창백 → 발적 → 수포형성 → 조직의 괴사

정답 ⑤
해설 욕창의 단계는 '압력 받는 부위의 창백 → 발적 → 수포형성 → 조직의 괴사' 순으로 나타난다.

05 체온상승 환자의 간호에 대한 내용으로 옳지 않은 것은?

① 옷을 벗기지 않고 냉수로 닦고 얼음베개를 제공하는 등 냉요법을 실시한다.
② 국부적 냉찜질을 한다.
③ 특별 식이를 제공한다.
④ 구강간호를 실시한다.
⑤ 침상안정, 정서적 안위를 돕는다.

정답 ①
해설 옷을 벗기거나 미온수로 닦고 얼음베개를 제공하는 등 냉요법을 실시한다.

06 의식이 없는 환자간호에 대한 내용으로 옳지 않은 것은?

① 보온을 위해 담요를 덮어 준다.
② 환자의 의식상태를 확인하기 위해 가장 먼저 비언어적 자극을 준다.
③ 자세를 자주 바꾸어 주어 욕창을 예방하며 충분히 보온해준다.
④ 기도를 유지한다.
⑤ 의식의 정도를 자주 사정하고 기록한다.

정답 ②
해설 환자의 의식상태를 확인하기 위해 가장 먼저 언어적 자극을 준다.

기출유사문제

07 회음부 간호로 옳은 것은?

① 치골부위에서 항문쪽으로 닦는다.
② 질에 약물 투여 후 바로 둔부를 내리게 한다.
③ 좌위로 한다.
④ 휴지로 닦아 준다.
⑤ 수건이 물보다 더 깨끗하다.

정답 ①

해설 회음부 간호는 비뇨기 계통의 감염, 실금, 과도한 질 분비물, 농축된 소변 배설, 분만 후, 직장 질 부위의 수술을 받은 경우에 흔히 이용하는 것으로 여자인 경우 배횡와위로 누워 무릎을 굽히고 회음부를 노출시키며 치골부위에서 항문 쪽으로 닦는다.

기출유사문제

08 치질 환자의 상처 치유와 소염 작용을 위해 적용할 수 있는 목욕은?

① 좌욕   ② 찬 수건 목욕
③ 냉목욕 ④ 통 목욕
⑤ 알코올 목욕

정답 ①

해설 좌욕(치료적 목욕)은 염증 감소, 울혈 예방, 골반강 내의 충혈 및 염증의 완화, 자연배뇨를 돕고 부위의 불편함을 완화, 치질로 인한 상처치유 촉진, 방광경 검사 후의 동통제거를 하기 위한 목욕이다.

해설 파울러씨 체위(반 좌위)는 주로 호흡곤란 환자(복부 천자), 흉부수술 또는 심장 수술, 폐 수술 후 환자를 편안하게 하기 위함이며, 마취회복 후의 체위로서 수술 후 가장 많이 사용되는 체위이다.

02 직장이나 대장 검사 시에 적절한 자세를 유지하기 위한 체위는?

① 배횡와위   ② 슬흉위
③ 앙와위   ④ 쇄석위
⑤ 반좌위

정답 ②

해설 슬흉위는 골반 내 장기를 이완시키는 체위로 산후 운동, 자궁 내 태아의 위치교정, 월경통완화, 직장이나 대장 검사 시에 적절한 자세를 유지하기 위함이다.

03 부인과 환자의 진료를 돕기 위한 적절한 체위는?

① 심스식 체위   ② 배횡와위
③ 파울러씨 체위 ④ 앙와위
⑤ 절석위

정답 ⑤

해설 절석위(쇄석위)는 회음부, 질 등의 생식기와 방광검사 및 분만 등 부인과 환자의 진료를 돕기 위한 적절한 체위이다.

9장 _ 체위유지 및 운동과 이동 돕기

01 마취회복 후의 체위로서 수술 후 가장 많이 사용되는 체위는?

① 파울러씨 체위 ② 앙와위
③ 슬흉위   ④ 절석위
⑤ 심스식 체위

정답 ①

04 신체에 영향을 미치는 운동의 주요효과가 아닌 것은?

① 혈액순환의 증진
② 식욕의 증가
③ 노폐물 배설의 감소
④ 심리적 이완
⑤ 가스교환의 증진

정답 ③

해설 신체에 영향을 미치는 운동의 주요효과로는 혈액순환 증진, 신진대사율의 증가, 폐의 확산능력 증가, 가스교환 증진, 욕창의 예방, 상처치유 촉진, 소화와 배설촉진 및 식욕의 증가, 근육의 크기와 힘의 유지 및 증진, 관절의 운동력 유지 및 증진, 뼈의 성장 유지 및 증진, 노폐물의 배설 증가, 심리적 이완 및 안녕감의 증가 등이 있다.

05 신체이동 시의 주요지침으로 바르지 않은 것은?

① 물체를 잡아당기거나 밀 때에는 체중을 이용한다.
② 환자를 휠체어에 앉힐 때는 휠체어의 바퀴를 먼저 고정시킨다.
③ 방향을 바꿀 때는 몸과 사지를 축으로 하여 돌린다.
④ 무거운 물체를 들어 올릴 때는 등을 접고 무릎을 곧게 편다.
⑤ 신체의 기저면을 넓게 또는 무게 중심점을 기저면에 가까이 한다.

정답 ④

해설 무거운 물체를 들어 올릴 때는 등을 펴고 무릎을 구부린다.

기출유사문제
06 심장 수술을 받은 환자가 폐를 최대한 확장할 수 있는 체위로 옳은 것은?

① 슬흉위
② 파울러씨 체위
③ 트렌델렌버그 체위
④ 앙와위
⑤ 심스식 체위

정답 ②

해설 파울러씨 체위(반좌위)는 주로 호흡곤란 환자(복부천자), 흉부수술 또는 심장 수술, 폐 수술 후 환자를 편안하게 하기 위함이며, 마취회복 후의 체위로서 수술 후 가장 많이 사용되는 체위이다.

기출유사문제
07 관장 시 환자의 자세로 적절한 것은?

① 앙와위
② 반좌위
③ 절석위
④ 심스식 체위
⑤ 파울러씨 체위

정답 ④

해설 심스식 체위(측와위)는 무의식환자의 구강 내 분비물 배액 촉진·관장·항문 검사 시에 적절한 자세를 유지하기 위함이다.

10장 _ 수술 간호

01 수술 전 일반적인 검사가 아닌 것은?

① X-선 촬영
② 일반 피검사
③ 간 기능 검사
④ 혈액형 검사
⑤ 신장 기능을 확인하는 검사

정답 ②

해설 수술 전 일반적인 검사로는 X-선 촬영, 심전도 검사(EKG), 간 기능 검사(LFT), 전혈검사(CBC), 혈액형 검사, 신장 기능을 확인하는 검사(Bun/Cr), 대소변 검사 등이 있다.

02 수술 위험 요인의 사정에 해당하지 않는 것은?

① 연령
② 심리적 상태
③ 결혼 여부
④ 질병
⑤ 비만 정도

기초간호 실무

정답 ③

해설 수술 위험 요인의 사정으로는 연령, 영양 상태나 비만 정도, 심리적 상태, 질병, 약물 등이 있다.

03 수술 동의서 포함 내용이 아닌 것은?
① 환자의 현재 상태
② 수술 부위 및 추정 소요 시간
③ 수술 과정 및 방법
④ 수술비 및 각종 치료비용
⑤ 수술의 목적 및 효과

정답 ④

해설 수술 동의서의 포함 내용으로는 환자의 현재 상태, 수술의 목적 및 효과, 수술 과정 및 방법, 수술 부위 및 추정 소요 시간, 발현 가능한 합병증 내용 및 대처방법, 수술관련 주의 사항, 수술 방법 변경 및 수술 범위 추가 가능성, 대안적 치료 등이 있다.

04 수술 전날 저녁의 간호의 내용으로 옳지 않은 것은?
① 속옷을 벗게 한 뒤 수술 가운을 입힌다.
② 수술 준비를 마치고 수면제를 주어 수면을 취하게끔 한다.
③ 수술 전날 밤 10시 이후로는 금식한다.
④ 수술 수 시간 전에 관장을 시행한다.
⑤ 수술에 방해가 되지 않으면 가능한 삭모하지 않는다.

정답 ①

해설 수술 날 아침의 간호에 해당하는 내용이다.

05 신체의 특정 부분의 감각을 상실시키는 마취는?
① 특수마취
② 호흡마취
③ 국소마취
④ 전신마취
⑤ 국부마취

정답 ⑤

해설 국부마취는 대상자의 의식은 남아있으며, 뇌로 가는 감각이나 자극을 차단하여 신체의 특정 부분의 감각을 상실시킨다.

기출유사문제

06 수술 후 환자에게 심호흡과 기침을 격려하는 이유로 옳은 것은?
① 쇼크 예방
② 무기폐 예방
③ 욕창 예방
④ 출혈 예방
⑤ 요로감염 예방

정답 ②

해설 심호흡을 격려하는 것은 무기폐와 폐렴 같은 호흡기 합병증 예방을 위해. 충분히 흡기한 후 셋을 셀 때까지 숨을 멈춘 뒤 2~3회 연속해서 크게 기침을 하게 한다.

기출유사문제

07 수술 후의 호흡기계 합병증을 예방하기 위해 환자에게 미리 교육시키는 것으로 옳은 것은?
① 휴식, 안정
② 관장, 기침
③ 안정, 기침
④ 휴식, 심호흡
⑤ 심호흡, 기침

정답 ⑤

해설 수술 후 호흡기계 합병증 예방을 위해 심호흡과 기침 교육을 한다.

11장 _ 투약

01 약물 투약의 기본 원칙이 아닌 것은?

① 정확한 약 ② 정확한 경로
③ 정확한 시간 ④ 정확한 환자
⑤ 정확한 비용

정답 ⑤
해설 약물 투약의 기본 원칙으로는 정확한 약, 정확한 용량, 정확한 경로, 정확한 시간, 정확한 환자 등이 있다.

02 약물 투약 시 주의사항으로 옳지 않은 것은?

① 약은 지시된 시간 전후 60분 내에 투약한다.
② 약물은 반드시 의사의 처방에 의해 사용한다.
③ 투약 준비 시의 실수를 막기 위해 약물 용기의 라벨을 세 번 확인한다.
④ 반드시 약을 준비한 사람이 투여하고, 투여한 사람이 기록한다.
⑤ 처방한 약에 대해 작용과 부작용, 주의사항 등을 정확히 알고 있어야 한다.

정답 ①
해설 약은 지시된 시간 전후 30분 내에 투약한다.

03 처방 직후 투여되는 일종의 1회 처방은?

① 일회 처방 ② 정규 처방
③ 즉시 처방 ④ 임시 처방
⑤ 필요 시 처방

정답 ③
해설 즉시 처방은 일종의 1회 처방인데, 처방 즉시 투여되는 경우이다.

04 경구 약물 투여에 대한 내용으로 바르지 않은 것은?

① 피부를 손상시키지 않는다.
② 약 복용 시 쓰거나 불유쾌한 맛이 난다.
③ 편리하고 경제적이다.
④ 약물 투여로 인한 부담감이 많다.
⑤ 흡수량이 일정하지 않다.

정답 ④
해설 경구 약물 투여는 약물 투여로 인한 부담감이 적다.

05 응급상황과 같은 특수한 상황에서 의사가 할 수 있는 처방은?

① 임시 처방 ② 투약 처방
③ 서면 처방 ④ 구두 처방
⑤ 전자 처방

정답 ④
해설 응급상황과 같은 특수한 상황에서는 의사가 구두처방이나 전화처방을 할 수 있다.

12장 _ 심폐소생술

01 호흡 확인 시 어린아이는 1분에 몇 회 정도하는가?

① 20회 정도 ② 17회 정도
③ 13회 정도 ④ 10회 정도
⑤ 5회 정도

정답 ①
해설 어린아이는 1분간 20회 정도의 속도로 반복한다.

02 소아 및 영아의 경우 맥박이 몇 이하인 경우에 흉부압박을 실시하는가?

① 100회 이하 ② 90회 이하
③ 80회 이하 ④ 70회 이하
⑤ 60회 이하

정답 ⑤
해설 소아 및 영아의 경우 맥박이 60회 이하인 경우 즉시 흉부압박을 시행(100회/분, 1.5~2.5cm깊이)한다.

03 심정지 환자에 대한 119신고 시 응급의료상담원에게 알려 주어야 할 내용으로 옳지 않은 것은?

① 응급 상황이 발생한 위치
② 환자의 근무처
③ 도움이 필요한 환자의 수
④ 응급상황의 내용
⑤ 환자의 상태

정답 ②
해설 심정지 환자에 대한 119신고 시 응급의료상담원에게 알려 주어야 할 내용은 다음과 같다.
㉠ 응급 상황이 발생한 위치(가능하면 사무실 이름, 방의 호수, 도로나 거리 이름)
㉡ 응급상황의 내용(심장 발작, 자동차 사고 등)
㉢ 도움이 필요한 환자의 수
㉣ 환자의 상태
㉤ 환자에게 시행한 응급처치 내용(심폐소생술, 자동심장충격기 사용 등)
㉥ 다른 질문이 없는지 확인한다.

04 몇 분 이상 혈액순환이 되지 않으면 뇌 손상이 오게 되는가?

① 1~2분 ② 3~4분
③ 4~6분 ④ 7~8분
⑤ 8~9분

정답 ③
해설 4~6분 이상 혈액순환이 되지 않으면 뇌 손상이 오므로 심폐소생술이 필요한 환자 발견 즉시 응급처치가 이루어져야 한다.

기출유사문제

05 심폐소생술에서 가슴 압박의 위치로 옳은 것은?

① 명치 끝
② 흉골 바로 위
③ 쇄골에서 첫 번째 늑간이 만나는 지점
④ 흉골 아래 1/2 지점
⑤ 쇄골 바로 아래

정답 ④
해설 심폐소생술 시에 가슴 압박의 위치는 흉골 아래 1/2 지점이 된다.

13장 _ 임종간호 돕기

01 호스피스의 목적이 아닌 것은?

① 가족 관리 ② 통증 관리
③ 증상조절 ④ 영적지지
⑤ 퇴원관리

정답 ⑤
해설 호스피스의 목적으로는 증상조절, 통증 관리, 가족 관리, 영적지지 등이 있다.

02 Kubler-ross의 죽음의 단계 순서로 옳은 것은?

① 부정 → 분노 → 우울 → 협상 → 수용
② 부정 → 분노 → 협상 → 우울 → 수용

③ 부정 → 협상 → 우울 → 분노 → 수용
④ 부정 → 협상 → 분노 → 우울 → 수용
⑤ 부정 → 우울 → 협상 → 분노 → 수용

정답 ②

해설 Kubler-ross의 죽음의 단계는 '부정 → 분노 → 협상 → 우울 → 수용'의 순으로 이루어진다.

03 Kubler-ross의 죽음의 단계 중 가족과 의료진이 가장 어려운 단계는?

① 부정 ② 분노
③ 협상 ④ 우울
⑤ 수용

정답 ⑤

해설 우울은 마지막인 수용의 이전 단계로 더 이상의 협상이 불가능하다고 생각하면서 가장 가까웠던 사람들을 생각하고 만나고 싶어 하는 단계로 더 이상의 도움을 줄 수 없는 가족과 의료진이 간호하기 가장 어려운 단계이다.

04 환자의 사후 절차에 대한 내용으로 옳지 않은 것은?

① 빼놓았던 의치가 있다면 다시 끼우도록 한다.
② 사체의 머리 밑에는 베개 한 개를 괴어 앙와위를 취한다.
③ 사망 후 1~2시간부터는 사후강직이 오므로 그 전에 사체를 바른 체위로 취해 준다.
④ 외부로 연관된 모든 구멍은 막아준다.
⑤ 병실을 정리하고 환기시킨다.

정답 ③

해설 사망 후 2~4시간부터는 사후강직이 오므로 그 전에 사체를 바른 체위로 취해 준다.

제4과목_ 기초간호 실무

OX문제

1장 _ 활력징후와 건강사정

01 체온이란 인체가 신진대사활동을 할 시에 발생하게 되는 생산열을 말한다.

정답 ×

해설 체온이란 인체가 신진대사활동을 할 시에 발생하게 되는 생산열 및 상실열의 차이를 말한다.

02 체온은 오전 4~6시경이 최저이다.

정답 ○

해설 체온은 오전 4~6시경이 최저이며, 오후 2~4시경이 최고이다.

03 맥박은 정상 성인의 경우, 분당 50~90회 정도이다.

정답 ×

해설 맥박은 정상 성인의 경우, 분당 60~100회 정도이다.

04 서맥은 분당 평균 100회 이하이다.

정답 ×

해설 서맥은 분당 평균 60회 이하이다.

05 비만인 사람은 마른 사람에 비해 체온이 낮다.

정답 ○

해설 비만인 사람은 마른 사람에 비해 체온이 낮은데 그 이유는 비만인은 혈액순환이 잘 되지 않기 때문이다.

06 요골맥박은 심장 등에 이상이 있는 환자에게 정확한 맥박측정을 위해서 시행한다.

정답 ✕
해설 심첨맥박은 신생아 또는 심장 등에 이상이 있는 환자에게 정확한 맥박측정을 위해서 시행한다.

07 남자는 호흡 시 주로 흉식 호흡을 하며 여자에 비해 호흡의 횟수가 많다.

정답 ✕
해설 여자는 주로 흉식 호흡을 하며, 남자에 비해 호흡의 횟수가 많다.

08 정상 혈압범위는 90/60mmHg이다.

정답 ✕
해설 정상 혈압범위는 120/80mmHg이다.

09 과호흡은 평균적으로 분당 호흡의 수가 20회 이상인 경우이다.

정답 ✕
해설 과호흡은 호흡 횟수의 깊이가 증가된 경우이다.

2장 _ 입원관리

01 입원환자는 현실과 낯선 환경으로 불안감을 느끼지 않는다.

정답 ✕
해설 입원 환자는 입원이라는 현실과 낯선 환경으로 불안감을 느끼므로 경청을 통해 요구를 이해하고 충족시킴으로써 안정감을 느낄 수 있도록 도와야 한다.

02 병원의 온도는 약 18~20도이다.

정답 ✕
해설 병원의 온도는 약 20~22도이다.

4 기초간호 실무

03 입원한 환자에게 병원 환경에 대해 알려주어야 한다.

정답 ○

해설 입원한 환자에게는 적응해야 하는 부분이 있으므로 병원 환경과 병동 규칙에 대해 알려준다.

04 환자가 도착하면 해당 병실로 안내하고 담당간호사에게 알려준다.

정답 ×

해설 환자가 도착하면 해당 병실로 안내하고 담당간호사와 주치의에게 알려준다.

05 환자 개인이 가져온 물품이나 귀중품은 병원 원무과에서 관리하도록 교육한다.

정답 ×

해설 환자 개인이 가져온 물품이나 귀중품은 가족이 관리하도록 교육한다.

06 병원 환기 시 바람이 환자에게 직접적으로 닿게 하도록 한다.

정답 ×

해설 병원 환기 시에는 바람이 환자에게 직접적으로 닿지 않도록 한다.

07 환자의 내복약과 치료용 약품은 같이 보관한다.

정답 ×

해설 환자의 내복약과 치료용 약품은 따로 보관해야 한다.

08 병실 기구가 파손된 경우 바로 버리도록 해야 한다.

정답 ×

해설 기구가 파손되거나 불편해도 버리지 않고, 수선부에 알린다.

09 병원의 조명은 직사광선이 직접 비치는 것이 가장 좋다.

정답 ×

해설 병원에서는 적절한 햇빛이 들어올 수 있도록 직사광선이 직접 비치는 것은 피해야 한다.

3장 _ 검사

01 정맥신우촬영술, 상부위장관촬영술 시에는 금식을 요하지 않는다.

정답 ×

해설 위내시경검사, 기관지경검사, 정맥신우촬영술, 상부위장관촬영술, 간 기능검사, 기초신진대사율 측정 시에는 반드시 금식을 요한다.

02 검사가 시작되면 소변을 보게 하고 첫 소변은 버린다.

정답 ○

해설 검사가 시작되면 소변을 보게 하고 첫 소변은 버린다. 그 이후로 보는 소변을 마지막까지 모아서 병속에 부어둔다.

03 잠혈검사의 경우 5일 전부터 붉은색 야채, 철분제제, 육류식사 등을 피한다.

정답 ×

해설 잠혈검사의 경우 3일 전부터 붉은색 야채, 철분제제, 육류식사 등을 피한다.

04 소변검사는 기생충 검사 및 세균배양 검사를 하기 위해서이다.

정답 ×

해설 소변검사는 당뇨병 진단, 신장염진단, 비뇨기계통 질환의 유무를 알기 위해 실시한다.

05 심전도나 흉부 x-ray 촬영 시에는 반드시 금식을 요한다.

정답 ×

해설 혈액검사의 대부분과 심전도나 흉부 x-ray 촬영 시에는 금식을 요하지 않는다.

06 객담검사의 경우 늦은 밤 마지막 기침을 하여 받은 것이 농축된 병원체를 많이 보유하고 있기 때문에 가장 정확하다.

정답 ×

해설 객담검사는 이른 아침 첫 기침을 하여 받은 것이 밤새 농축된 병원체를 많이 보유하고 있기 때문에 가장 정확하다.

07 식도, 위, 장관의 폐쇄와 염증 등의 병변 부위를 보기 위한 검사는 정맥신우 촬영이다.

정답 ×

해설 방사선 불투과성 바리움을 환자에게 삼키게 해서 식도, 위, 장관의 폐쇄와 염증 등의 병변 부위를 보기 위한 검사는 상부위장관 촬영법(UGI Series)이다.

08 위내시경 검사는 검사 후 환자가족의 동의와 금식이 반드시 필요하다.

정답 ×

해설 위내시경 검사는 검사 전 환자의 동의와 금식이 반드시 필요하다.

4장 _ 감염관리와 무균술

01 감염의 3대 요소는 음주, 병원체, 흡연이다.

정답 ×

해설 감염의 3대 요소는 환경, 병원체, 숙주이다.

02 뇌척수액은 무균적으로 받아 채취 즉시 검사실로 보내나 지연될 경우 냉동 보관한다.

정답 ×

해설 뇌척수액은 무균적으로 받아 채취 즉시 검사실로 보내나 지연될 경우 실온 보관한다.

03 정균이란 세균을 죽이는 것을 말한다.

정답 ×

해설 정균은 세균의 성장, 번식을 억제하는 것을 말한다.

04 살균이란 병원성 미생물이 없는 상태를 말한다.

정답 ×

해설 살균이란 세균을 죽이는 것을 말한다.

05 수술장에서 사용되는 금속성 기구를 멸균하고자 할 때 고압증기멸균법을 많이 사용한다.

정답 ○

해설 수술장에서 사용되는 금속성 기구를 멸균하고자 할 때 고압증기멸균법을 많이 사용하며, 날카로운 날이 무뎌질 수 있다.

06 포비돈 요오드 용액은 수술 후 손 소독이나 수술 부위의 피부소독제로 흔히 사용된다.

정답 ×

해설 포비돈 요오드 용액은 수술 전 손 소독이나 수술 부위의 피부소독제로 흔히 사용된다.

07 자비소독 금지물품은 열에 민감하지 않은 물품이다.

정답 ×

해설 자비소독 금지물품은 고무제품과 상아 등 열에 민감한 물품이다.

08 과산화수소는 보관 시 밝은 색의 병에 보관해야 한다.

정답 ×

해설 과산화수소는 보관 시 어두운 색의 병에 보관해야 한다.

09 혈액, 대변, 소변 등은 채취 즉시 검사실로 운반하는 데 대부분 저녁에 채취한다.

정답 ×

해설 혈액, 대변, 소변 등은 채취 즉시 검사실로 운반하는 데 대부분 아침에 채취한다.

5장 _ 상처, 욕창 및 골절간호

01 욕창이란 모세혈관의 순환장애로 인한 허혈성 조직괴사로 생기는 피부나 하부 조직의 손상 상태를 의미한다.

정답 ○

해설 욕창은 신체의 일정한 부위(주로 뼈 돌출부)에 압력 혹은 마찰과 응전력이 결합한 압력이 지속적 또는 반복적으로 가해짐으로써 모세혈관의 순환장애로 인한 허혈성 조직괴사로 생기는 피부나 하부 조직의 손상 상태를 말한다.

4 기초간호 실무

02 석고 붕대가 건조되는 시간은 12~24시간이 걸린다.

　　정답 ×
　　해설 석고 붕대가 건조되는 시간은 24~48시간이 걸린다.

03 석고 붕대 한 부위를 심장보다 낮게 한다.

　　정답 ×
　　해설 석고 붕대 한 부위를 심장보다 높게 한다.

04 견인 침상의 매트리스는 느슨하고 평평해야 한다.

　　정답 ×
　　해설 견인 침상의 매트리스는 단단하고 평평해야 한다.

05 석고 붕대가 젖어 있는 동안 오한이나 추위를 느낄 수 없다.

　　정답 ×
　　해설 석고 붕대가 젖어 있는 동안 오한이나 추위를 느낄 수 있기 때문에, 석고붕대를 하지 않은 쪽은 보온을 한다.

06 석고 붕대 제거 후 부종 시 간호에서 의자에 앉을 때 다리를 걸쳐야 한다.

　　정답 ×
　　해설 석고 붕대 제거 후 부종 시 간호에서 의자에 앉을 때 다리를 걸치지 말고, 발의자를 댄다.

07 석고 붕대 제거 후 부종 시 간호에서 환부를 몸보다 낮추고, 신축성 있는 붕대를 매어 부종을 내린다.

　　정답 ×
　　해설 석고 붕대 제거 후 부종 시 간호에서 환부를 몸보다 높이고, 신축성 있는 붕대를 매어 부종을 내린다.

08 환부에 당기는 힘을 주는 것을 내고정이라 한다.

　　정답 ×
　　해설 환부에 당기는 힘을 주는 것을 견인이라 한다.

6장 _ 식사간호

01 음식물이 중력에 의해 아래로 내려가도록 주사기를 아래로 들고 있다.

정답 ×

해설 음식물이 중력에 의해 아래로 내려가도록 주사기를 위로 들고 있다.

02 레빈튜브의 삽입 시 되도록 환자가 누운 자세에서 삽입한다.

정답 ×

해설 레빈튜브의 삽입 시 되도록 환자가 앉은 자세에서 삽입한다.

03 소화되지 않은 잔류음식이 80~120cc가 넘으면 의사에게 보고하고 영양시간을 늦춘다.

정답 ×

해설 소화되지 않은 잔류음식이 50~60cc가 넘으면 의사에게 보고하고 영양시간을 늦춘다.

04 위관 영양 시 음식물의 적합한 온도는 체온보다 약간 낮게 한다.

정답 ×

해설 위관 영양 시 음식물의 적합한 온도는 체온보다 약간 높게 한다.

05 금기가 아니면 반 좌위만 취하게 하고 섭취량을 기록한다.

정답 ×

해설 금기가 아니면 좌위, 반 좌위를 취하게 하고 섭취량을 기록한다.

06 음식물 주입 전후에 25~40ml의 물을 주입하여 위관을 씻어준다.

정답 ×

해설 음식물 주입 전후에 15~30ml의 물을 주입하여 위관을 씻어준다.

07 레빈튜브(L-튜브)의 위치 확인법에서 청진기를 심장 위치에 대고 공기를 넣어 공기흐름 소리를 확인한다.

정답 ×

> 기초간호 실무

해설 레빈튜브(L-튜브)의 위치 확인법에서 청진기를 위의 위치에 대고 공기를 넣어 공기흐름 소리를 확인한다.

08 구개파열이 있는 영아는 위관영양 대상자에 해당한다.

　　정답 ○
　　해설 위관영양 대상자로는 무의식환자, 식도 이상자, 구강에 커다란 상처가 있는 경우, 구개파열이 있는 영아 등을 들 수 있다.

09 레빈튜브는 수술 전 장운동이 회복되면 제거하도록 한다.

　　정답 ×
　　해설 레빈튜브는 수술 후 장운동이 회복되면 제거하도록 한다.

7장 _ 배변 및 배뇨간호

01 금기인 경우 배설 시에는 쭈그리고 앉는 자세를 취한다.

　　정답 ×
　　해설 금기가 아니면 배설 시 쭈그리고 앉는 자세를 취한다.

02 윤활관장은 연동운동을 촉진하여 배변을 유도하기 위한 관장법이다.

　　정답 ×
　　해설 윤활관장은 장내 기름을 주입, 변을 부드럽게 해 변을 배출하기 위한 관장방법이다.

03 구풍관장은 지혈이 목적이다.

　　정답 ×
　　해설 지혈이 목적인 것은 수렴관장이다.

04 자연배뇨 간호 시 손이나 발을 차가운 물에 담가 준다.

　　정답 ×
　　해설 자연배뇨 간호 시 손이나 발을 따뜻한 물에 담가 준다.

05 정상 성인의 1일 평균 배뇨량은 1500~2000cc 이다.

정답 ○

해설 정상 성인의 1일 평균 배뇨량은 1500~2000cc이며 하루 배뇨량이 600cc 이하이면 의사에게 보고한다.

06 인공배뇨법에서 정상대변이나 호흡 시에 수분소실량 등은 배설량의 측정이 가능하다.

정답 ×

해설 인공배뇨법에서 정상대변이나 호흡 시에 수분소실량 등은 배설량의 측정이 불가능해서 배설량에 포함시키지 않는다.

07 일반 소변검사는 검사물병에 $\frac{1}{2}$ 정도로 중간소변을 채취한다.

정답 ×

해설 일반 소변검사는 검사물병에 $\frac{2}{3}$ 정도로 중간소변을 채취한다.

08 자연배뇨 간호 시에는 물을 적게 먹도록 하게 한다.

정답 ×

해설 자연배뇨 간호 시에는 물을 많이 먹도록 하게 한다.

09 관장할 시에 연결 관에 직장튜브를 연결한 후 튜브 끝에 5cm 정도로 윤활제를 바른다.

정답 ×

해설 관장할 시에 연결 관에 직장튜브를 연결한 후 튜브 끝에 10cm 정도로 윤활제를 바른다.

8장 _ 개인위생 돕기

01 목욕물의 온도는 33~36℃가 적합하다.

정답 ×

해설 목욕물의 온도는 43~46℃가 적합하다.

4 기초간호 실무

02 목욕 전 발톱은 일자로 손톱은 둥글게 깎는다.

정답 ×

해설 목욕 후 발톱은 일자로 손톱은 둥글게 깎는다.

03 통 목욕을 할 시에 허약한 환자나 안정하고 있는 환자는 간호조무사의 허락 후 시행한다.

정답 ×

해설 통 목욕을 할 시에 허약한 환자나 안정하고 있는 환자는 의사의 허락 후 시행한다.

04 통 목욕 중 어지러운 증세를 일으키거나 졸도했을 때 가장 먼저 머리는 평평하게 하고 다리는 내려 주며 그 후에 통 속의 물을 뺀다.

정답 ×

해설 통 목욕 중 어지러운 증세를 일으키거나 졸도했을 때 가장 먼저 통 속의 물을 빼고 머리는 평평하게 하고 다리는 올려 준다.

05 노인환자나 피부병이 있는 환자는 알코올 목욕을 권장한다.

정답 ×

해설 노인환자나 피부병이 있는 환자 등은 알코올 목욕을 피한다.

06 생리식염수, 과산화수소수는 구강간호 시 사용한다.

정답 ○

해설 구강간호 시 사용되는 용액으로는 글리세린(입술에 바름), 붕산수, 생리식염수, 과산화수소수 등이 있다.

07 통 목욕 시에는 자주 들여다보지 말고 30분 이상 물 속에 있게 한다.

정답 ×

해설 통 목욕 시에는 자주 들여다보며 20분 이상 물 속에 있지 않게 한다.

08 수술실에 갈 때, 의식 및 비경련환자일 경우 의치가 기도로 넘어가 질식할 우려가 있기 때문에 의치를 반드시 빼 놓는다.

정답 ×

해설 수술실에 갈 때, 무의식 및 경련환자일 경우 의치가 기도로 넘어가 질식할 우려가 있기 때문에 의치를 반드시 빼 놓는다.

9장 _ 체위유지 및 운동과 이동 돕기

01 2점 보행은 두 다리에 체중지탱이 불가능하다.

정답 ×

해설 2점 보행은 두 다리에 체중지탱이 가능하다.

02 체위유지를 하는 것은 환자에게 편한 체위를 만들기 위함이다.

정답 ○

해설 환자의 진찰, 치료, 간호에 적합하며 환자에게 편한 체위를 만들기 위함이다.

03 배횡와위는 골반 내 장기를 이완시키는 체위이다.

정답 ×

해설 골반 내 장기를 이완시키는 체위는 슬흉위이다.

04 목발 보행 시 팔은 팔꿈치를 45~90도 정도로 구부려서 목발을 잡는다.

정답 ×

해설 목발 보행 시 팔은 팔꿈치를 20~30도 정도로 구부려서 목발을 잡는다.

05 4점 보행은 한 쪽 다리에 체중 지탱이 가능하다.

정답 ×

해설 4점 보행은 두 다리에 체중 지탱이 가능하다.

06 파울러씨 체위는 모든 체위의 기초이다.

정답 ×

해설 모든 체위의 기초는 앙와위이다.

07 2점 보행은 4점 보행보다 느리다.

정답 ×

해설 2점 보행은 4점 보행보다 빠르다.

08 관절에 부종이나 염증이 있거나 관절 주위 근골격계에 손상을 입은 경우에 관절범위 운동을 실시한다.

정답 ×

해설 관절에 부종이나 염증이 있거나 관절 주위 근골격계에 손상을 입은 경우에 관절범위 운동을 실시하지 않는다.

09 관절운동 중에 경축, 강직이 나타날 때 빠르게 다시 운동을 계속한다.

정답 ×

해설 관절운동 중에 경축, 강직이 나타날 때 압력을 골고루 주고 천천히 다시 운동을 계속한다.

10장 _ 수술 간호

01 수술 전 환자를 교육하는 이유는 수술 전 합병증을 예방하여 효과적인 간호를 하기 위해서이다.

정답 ×

해설 수술 전 환자를 교육하는 이유는 수술 후 합병증을 예방하여 효과적인 간호를 하기 위해서이다.

02 수술 도중 위 내용물에 의해 구토로 질식할 우려가 있으므로 수술 전날 밤 8시 이후로는 금식한다.

정답 ×

해설 수술 도중 위 내용물에 의해 구토로 질식할 우려가 있으므로 수술 전날 밤 10시 이후로는 금식한다.

03 전신마취제 투여 시에는 반드시 환자의 기도 유지를 가장 마지막에 확보한다.

정답 ×

해설 전신마취제 투여 시에는 반드시 환자의 기도 유지를 우선 확보한다.

04 몰핀, 데메롤은 수술 후 후유증을 제거하고 마취 상태에서 빨리 깨어나게 하기 위함이다.

정답 ×

해설 몰핀, 데메롤은 수술 전 불안, 공포, 스트레스를 제거하고 마취 상태를 쉽게 유도하기 위함이다.

05 환부 감염 위험이 있을 경우에는 삭모한다.

정답 ○

해설 수술에 방해가 되지 않으면 가능한 삭모하지 않는다. 하지만, 환부 감염 위험이 있을 경우 삭모한다.

06 수술실로 환자를 운반할 때는 난간을 올려주고, 간호조무사는 환자의 다리 쪽에 서서 환자의 얼굴을 관찰한다.

정답 ×
해설 수술실로 환자를 운반할 때는 난간을 올려주고, 간호조무사는 환자의 머리 쪽에 서서 환자의 얼굴을 관찰한다.

07 국소마취는 뇌로 가는 감각이나 자극을 차단하여 신체의 특정 부분의 감각을 상실시킨다.

정답 ×
해설 뇌로 가는 감각이나 자극을 차단하여 신체의 특정 부분의 감각을 상실시키는 것은 국부마취이다.

11장 _ 투약

01 약물은 반드시 간호사의 처방에 의하여 사용한다.

정답 ×
해설 약물은 반드시 의사의 처방에 의하여 사용한다.

02 약은 지시된 시간 전후 60분 내에 투약한다.

정답 ×
해설 약은 지시된 시간 전후 30분 내에 투약한다.

03 약물을 많이 따랐다면 사용량 이상의 양을 투약한다.

정답 ×
해설 약물을 많이 따랐다면 사용량 이상의 양은 버리고 투약한다.

04 투약 후 환자의 상태를 조사하여 중독 증상이 있는지 확인한다.

정답 ×
해설 투약 전 환자의 상태를 조사하여 중독 증상이 있는지 확인한다.

05 투약 실수가 생겼을 시는 의사에게 보고한다.

정답 ×

해설 투약 실수가 생겼을 시는 간호사에게 보고한다.

06 수술 후에는 수술 전과 같은 약을 준다.

정답 ×

해설 수술 후에는 수술 전과 같은 약을 주지 않고, 수술 후 처방을 다시 받아 수행한다.

07 투약 준비 시의 실수를 막기 위해 약물 용기의 라벨을 세 번 확인한다.

정답 ○

해설 약장에서 약병을 꺼낼 때, 약병에서 약을 꺼낼 때, 다시 약장에 넣을 때 총 3번 확인한다.

08 시럽은 구강 점막에 국소적 효과를 지니지 않으므로 투약 후 바로 물을 준다.

정답 ×

해설 시럽은 구강 점막에 국소적 효과를 지니므로 투약 후 바로 물을 주지 않는다.

09 가루약은 물에 섞어 투약할 수 없다.

정답 ×

해설 가루약은 물에 섞어 투약할 수 있다.

12장 _ 심폐소생술

01 7~10분 이상 혈액순환이 되지 않으면 뇌 손상이 오므로 심폐소생술이 필요한 환자 발견 즉시 응급처치가 이루어져야 한다.

정답 ×

해설 4~6분 이상 혈액순환이 되지 않으면 뇌 손상이 오므로 심폐소생술이 필요한 환자 발견 즉시 응급처치가 이루어져야 한다.

02 자동심장충격기는 반응이 없거나 정상적인 호흡이 없는 심정지 환자에게만 사용하는 도구로 전극 패드 4개를 부착한다.

정답 ×
해설 자동심장충격기는 반응이 없거나 정상적인 호흡이 없는 심정지 환자에게만 사용하는 도구로 전극 패드 2개를 부착하여 심장리듬을 분석하고 제세동(심장충격)을 시행한다.

03 심폐소생술은 심장과 뇌, 주요 장기에 산소를 공급하여 환자의 생명을 구하는 데 목적이 있다.

정답 ○
해설 심폐소생술은 폐와 심장의 활동이 멈췄을 때 인공적으로 호흡과 혈액순환을 유지함으로써 심장과 뇌, 주요 장기에 산소를 공급하여 환자의 생명을 구하는 데 목적이 있다.

04 심폐소생술의 가장 첫 단계는 호흡의 확인이다.

정답 ×
해설 심폐소생술의 가장 첫 단계는 환자의 반응 확인이다.

05 호흡의 확인 시 1분 간 약 15회(어린아이는 25회 정도)의 속도로 반복한다.

정답 ×
해설 호흡의 확인 시 1분 간 약 12회(어린아이는 20회 정도)의 속도로 반복한다.

06 심폐소생술은 미약한 호흡이 있는 환자에게 인공적으로 혈액순환을 시키고 폐에 산소를 공급하는 행위를 의미한다.

정답 ×
해설 심폐소생술은 심장이 멈추고 호흡이 없는 환자에게 인공적으로 혈액순환을 시키고 폐에 산소를 공급하는 행위를 의미한다.

07 자동심장충격기는 환자에게 전기충격을 주어서 심장의 정상 리듬을 가져오게 해주는 의학 도구를 말한다.

정답 ○
해설 자동심장충격기는 심실세동이나 심실빈맥으로 심정지가 되어 있는 환자에게 전기충격을 주어서 심장의 정상 리듬을 가져오게 해주는 의학 도구를 말한다.

13장 _ 임종간호 돕기

01 호스피스 간호의 주요 원칙은 환자의 임종을 지키는 것이다.
정답 ×
해설 호스피스 간호의 주요 원칙은 환자 증상의 조절이다.

02 Kubler-ross의 죽음의 단계는 분노 → 협상 → 수용으로 나뉘어진다.
정답 ×
해설 Kubler-ross의 죽음의 단계는 부정 → 분노 → 협상 → 우울 → 수용으로 나뉘어진다.

03 환자의 폭언에 대하여 같이 화를 내며 환자가 마음을 추스르도록 해야 한다.
정답 ×
해설 환자의 폭언에 대하여 화를 내지 말고 인내와 관용으로 이해해야 한다.

04 수용은 협상이 불가능하다고 생각하면서 가장 가까웠던 사람들을 생각하고 만나고 싶어하는 것이다.
정답 ×
해설 수용은 자신의 죽음을 인정하고 기다리는 단계로 매우 평화로운 상태이다.

05 임종을 앞둔 환자의 시각은 늦게까지 남아 있다.
정답 ×
해설 임종을 앞둔 환자의 청각은 늦게까지 남아 있으므로 조용히 하고 인간의 존엄성을 끝까지 유지할 수 있도록 사적인 대화는 삼간다.

06 환자의 사망 진단을 확인하고 감염병으로 사망한 경우에는 기재하지 않도록 한다.
정답 ×
해설 환자의 사망 진단을 확인하고 감염병으로 사망한 경우 증명서에 이를 기재하도록 한다.

07 부정이란 죽음 그 자체를 받아들이지 않는 상태이다.
정답 ○

해설 부정이란 죽음 그 자체를 받아들이지 않는 상태로, 죽음을 부정하려는 상태를 말한다.

08 환자 사망 후에 사용했던 의료기구는 모두 제거하지 말고 일부 남겨둔다.

정답 ×

해설 환자 사망 후에 사용했던 의료기구는 모두 제거하고, 분비물이 있다면 닦아주도록 한다.

09 환자 사망 후 부검을 할 경우 튜브를 제거한다.

정답 ×

해설 환자 사망 후 부검을 할 경우 튜브를 제거하지 않는다.

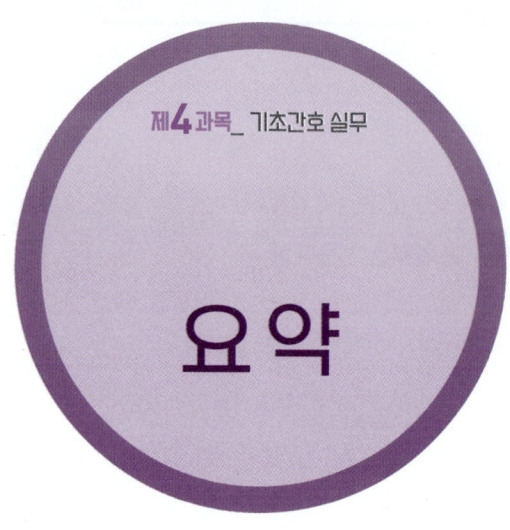

제4과목 _ 기초간호 실무

1장 _ 활력징후와 건강사정

● 활력징후 측정이 필요한 경우
  ㉠ 의료기관에 진료 및 입원 시
  ㉡ 의사의 처방에 따른 정규적인 절차
  ㉢ 위험한 진단적 검사의 전과 후, 수술의 전과 후
  ㉣ 심맥관 및 호흡기능 등에 영향을 주는 약물 투여의 전과 후
  ㉤ 전신적인 신체상태가 갑자기 악화되었을 때
  ㉥ 활력징후에 변화를 가져올 수 있는 간호수행의 전과 후
  ㉦ 신체적 고통 또는 이상한 증상을 호소할 때

● 구강 체온을 할 수 없는 경우
  ㉠ 5~6세 이하의 소아 환자나 노인 환자
  ㉡ 의식이 없는 중증 환자, 정신질환자, 간질 환자
  ㉢ 히스테리 또는 불안신경증이 심한 환자
  ㉣ 감기로 코가 막히거나 기침이 심한 환자
  ㉤ 호흡곤란 증세가 있는 환자나 산소를 흡입 중인 환자
  ㉥ 구강이나 코를 수술한 환자, 급성 구내염 환자
  ㉦ 입을 다물기 힘든 환자, 흡연 직후의 환자, 오한으로 떠는 환자

● 맥박의 증가 및 감소 요인
  ㉠ 증가요인 : 운동, 흥분, 공포, 음식섭취, 저혈압, 체온상승, 심장질환 또는 갑상선 장애, 체위의 변화, 연령이 적은 경우, 스트레스, 교감신경의 자극, 급성통증, 출혈, 약물(에피네프린, 아트로핀)
  ㉡ 감소요인 : 연령의 증가, 저체온, 부교감신경의 자극, 수면, 고혈압, 약물(디기탈리스), 체위(앉은 자세의 경우)

● 혈압측정 할 팔을 선택할 경우 주의사항
  ㉠ 흉부 또는 액와 수술을 받지 않은 쪽 팔 선택
  ㉡ 정맥 수액요법을 받지 않은 쪽 팔 선택
  ㉢ 유방 절제 수술한 쪽 팔 금지
  ㉣ 석고붕대 또는 동정맥루가 없는 쪽 팔 선택
  ㉤ 손상 또는 질환이 있지 않은 쪽 팔 선택

2장 _ 입원관리

● 입원 환자의 불안 유발의 요인
  ㉠ 의료 용어에 대한 이해의 부족
  ㉡ 사생활 결여
  ㉢ 대상자의 역할 박탈
  ㉣ 병원 규칙의 규격화
  ㉤ 사회적 격리
  ㉥ 비인간적인 느낌

● 낙상 예방법
  ㉠ 이동하지 않을 경우 반드시 휠체어의 바퀴 잠금장치가 되어 있어야 한다.
  ㉡ 침상난간을 반드시 올린다.
  ㉢ 화장실, 욕실, 복도를 걸을 때 난간을 잡도록

한다.
ㄹ) 바닥에 물기가 없도록 한다.

● **화재 예방법**
ㄱ) 소화기 사용 시에 안전핀을 뽑고, 바람을 등지고 사용한다.
ㄴ) 대피 시에 정전 위험으로 인해 엘리베이터로는 이동을 금지한다.
ㄷ) 환자의 입에 젖은 헝겊을 대주어 기도로 연기가 흡입되는 것을 막아준다.
ㄹ) 문의 손잡이를 만져보아 뜨겁지 않으면 문을 열고 대피한다.

● **병실 청소법**
ㄱ) 청소 시에 빗질은 금지한다.
ㄴ) 바닥에 용액이 엎질러 있으면 낙상 예방을 위해 바로 닦는다.
ㄷ) 병실 가구는 수돗물 온도 그대로 닦는다.
ㄹ) 오염이 적은 쪽에서 많은 쪽 순으로 청소한다.
ㅁ) 높은 곳에서 낮은 곳 순으로 청소한다.
ㅂ) 홑이불은 털지 않는다.

● **물품 관리의 원칙**
ㄱ) 낭비를 억제하며 적절한 기준량을 설정하고 유지한다.
ㄴ) 업자와의 접촉 창구를 일원화, 병원의 구매 정책을 주지시킴으로써 이들과의 관계 개선을 도모한다.
ㄷ) 물자의 구매는 각 병동 상황에 맞추어 결정한다.
ㄹ) 물품은 병원 내 시설에 보관하고 관리에 유의한다.
ㅁ) 물품 청구 시에 하자가 없을 경우 물품을 즉시 내 준다.
ㅂ) 물품 변동 사항 발생 시 물품 관리 담당자에게 보고한다.
ㅅ) 효과적인 물품 관리 계획을 수립하고, 정기적인 재고 조사를 실시한다.
ㅇ) 물품의 분실 또는 훼손 시에 곧바로 물품 관리 담당자에게 보고한다.
ㅈ) 부서 책임자는 간호 단위 내 모든 직원에게 물품사용에 대한 훈련·지도를 할 책임이 있다.

3장 _ 검사

● **대변검사의 목적**
ㄱ) 기생충 검사 및 세균배양 검사
ㄴ) 잠재성 출혈검사
ㄷ) 소화요소 검출검사
ㄹ) 소화기 계통 출혈여부검사

● **소변검사의 목적**
ㄱ) 당뇨병 진단
ㄴ) 신장염 진단
ㄷ) 비뇨기계통 질환의 유무

● **요추천자의 목적**
검사의 목적은 Qucken Stedt 검사(척수액 순환을 평가하는 검사)를 행하기 위함이며, 내용물 검사를 위한 척수액과 척수액의 압력을 재고, 검사를 위해 조영제를 투입하기 위함이다.

● **흉강천자의 목적**
호흡곤란이나 통증을 제거하기 위함이며 치료를 위한 약물을 늑막강 안에 주입하기 위함이다.

● **혈액채취의 목적**
혈액 질환, 감염성 질환의 유무 확인(CBC), 간

기능 및 혈액 내 지질농도 확인을 하기 위함이다. (혈청화학적 검사)

- **X-선을 이용한 검사**
  - ㉠ 정맥신우 촬영
  - ㉡ 바리움 관장
  - ㉢ 상부위장관 촬영법
  - ㉣ 위내시경 검사
  - ㉤ 자기 공명영상검사
  - ㉥ 초음파 검사

4장 _ 감염관리와 무균술

- **교차 감염을 예방하기 위해 손을 씻어야 할 경우**
  - ㉠ 근무시작 전후
  - ㉡ 가운 및 마스크착용 전후
  - ㉢ 환자와 직접 접촉한 후
  - ㉣ 환자붕대나 대소변을 만지고 난 후
  - ㉤ 처치나 투약 전

- **감염의 3대 요소**
  - ㉠ 환경
  - ㉡ 병원체
  - ㉢ 숙주

- **효과적인 소독을 위한 조건**
  - ㉠ 소독할 물건과 소독제 사이에 충분한 접촉면 확보
  - ㉡ 적절한 수분
  - ㉢ 소독제에 따른 정해진 농도와 시간 준수
  - ㉣ 소독하고자 하는 목적에 맞는 소독제를 선정

- **이상적인 소독제의 구비조건**
  - ㉠ 살균효과가 뛰어나야 함
  - ㉡ 환경요인에 영향을 받지 않아야 함
  - ㉢ 독성 및 악취가 없어야 함
  - ㉣ 인체에 무해해야 함
  - ㉤ 세척에 의해 쉽게 제거되어 잔류되지 않아야 함
  - ㉥ 물에 잘 녹아야 함
  - ㉦ 취급방법이 간편해야 함
  - ㉧ 재료가 풍부하고 값이 싸며 생산이 용이해야 함
  - ㉨ 소독하려는 물품에 손상을 주지 않아야 함

- **수술실에서의 멸균영역 결정방법**
  - ㉠ 멸균된 거즈에 습기가 스며들었을 때는 오염된 것으로 본다.
  - ㉡ 시야에 보이지 않는 부분은 오염된 것으로 간주한다.
  - ㉢ 가운의 앞면 허리 아래나 뒷면, 소독포의 외면은 오염된 것이다.
  - ㉣ 개봉한 흔적이 있거나 멸균유효기간이 지난 것은 오염된 것이다.
  - ㉤ 멸균표시지의 색변화가 불분명한 경우 오염된 것으로 간주한다.
  - ㉥ 소독포를 폈을 때 가장자리에서 늘어진 부분은 오염된 것이다.
  - ㉦ 멸균된 물품과 비멸균품이 접촉된 경우에는 오염된 것으로 간주한다.

5장 _ 상처, 욕창 및 골절간호

- **상처간호의 목적**
  - ㉠ 감염 예방
  - ㉡ 피부 손상방지
  - ㉢ 치유도모

ⓔ 배액 촉진
ⓜ 출혈 방지
ⓗ 피부 박리 방지

● **욕창발생 위험요인**

위험요인	위험요인과 관련된 예
움직임이나 활동의 제한	경직, 골절, 상해, 신경학적 질환이나 결함, 통증
전신영양상태	탈수, 부종, 단백질 부족, 체중감소
습기 정도	배액물(누공이나 상처 또는 토물) 실금, 실변, 발한
감각 및 의식 장애	신경계 손상, 뇌졸중, 척수손상, 퇴행성 신경계 질환, 대수술, 감각 및 의식장애를 유발하는 약물의 복용
동반 질환	만성 호흡 질환, 순환계 질환, 당뇨, 면역결핍상태, 전이성 암, 조직의 산소포화도에 영향을 미치는 상태 (예 빈혈, 흡연), 말초순환장애

● **욕창 관리를 위한 기본 원칙**
ⓐ 원인 요소를 파악하여 제거한다.
ⓑ 욕창 치유를 위한 전신 상태를 향상시킨다.
ⓒ 적절한 국소적 요법을 적용한다.

● **석고 붕대 사용법**
ⓐ 부위에 따라 적절한 넓이의 석고 붕대를 선택한다.
ⓑ 원위부로부터 횡으로 감아 올라가며, 석고 붕대의 $\frac{1}{2}$ 내지 $\frac{2}{3}$ 가량이 겹치도록 감는다.
ⓒ 사용부위에 따라 다르나 적절한 두께로 감아 착용감이 좋도록 한다.
ⓓ 부종을 감소시키기 위해 석고 붕대 적용 부위를 심장보다 높여주도록 한다.
ⓔ 손가락 끝, 발가락 끝 등은 노출시켜 순환을 확인할 수 있도록 한다.

● **석고 붕대 환자의 간호 시 의사나 간호사에게 보고해야 할 증상**
ⓐ 발톱의 청색증
ⓑ 동통 및 부종
ⓒ 피부의 차고 저리는 증상
ⓓ 피부의 무감각증
ⓔ 석고 붕대 주위에 열감, 이상한 냄새가 날 시 감염 의심

6장 _ 식사간호

● **비위관 삽입 환자에게 편안함을 제공할 수 있는 방법**
ⓐ 구강간호 실시
ⓑ 가습기 적용
ⓒ 비강간호 실시
ⓓ 체외로 나와 있는 튜브가 흔들리지 않게 고정

● **위관영양 대상자**
ⓐ 무의식환자
ⓑ 식도 이상자
ⓒ 구강에 커다란 상처가 있는 경우
ⓓ 구개파열이 있는 영아

● **위관영양의 합병증**
ⓐ 탈수
ⓑ 설사
ⓒ 장 경련
ⓓ 당뇨와 빈뇨
ⓔ 오심
ⓗ 흡인
ⓢ 구토

- **레빈튜브의 삽입 방법**
  ㉠ 삽입길이는 코에서 귀, 귀에서 검상돌기의 길이만큼 삽입한다.
  ㉡ 가능하면 환자가 앉은 자세(좌위)에서 삽입한다.

- **레빈튜브(L-튜브)의 위치 확인법**
  ㉠ 위내 삽입 확인은 물을 떠다가 튜브 끝을 담가 기포 유무를 살펴본다.
  ㉡ 청진기를 위의 위치에 대고 공기를 넣어 공기 흐름 소리를 확인한다.

- **레빈튜브 제거 시기**
  수술 후 장운동이 회복될 때이다.

7장 _ 배변 및 배뇨간호

- **인공항문 환자의 주의사항**
  ㉠ 영구적인 인공항문을 가진 환자는 스스로 세척할 수 있도록 격려한다.
  ㉡ 배추종류, 무, 양파 등은 배설물의 냄새를 증진시키기 때문에 가스 형성 음식은 상황에 따라 피하도록 한다.
  ㉢ 영구적인 인공항문을 가진 환자들도 일상생활을 할 수 있음을 격려한다.
  ㉣ 인공항문 주위의 피부간호방법을 교육하여 헐거나 감염되지 않도록 한다.

- **자연배뇨 간호**
  ㉠ 물을 많이 먹도록 하며, 하복부에 hot bag(더운 물주머니)을 적용한다.
  ㉡ 물 흐르는 소리를 내주며, 회음 부위에 미지근한 물을 부어준다.
  ㉢ 침상 위에서 소변을 볼 때도 쭈그리는 자세를 취한다.
  ㉣ 절대적으로 개인적인 분위기를 조성한다.
  ㉤ 손이나 발을 따뜻한 물에 담가 준다.

- **인공배뇨법 배설량 측정 시 배설량에 포함되는 사항**
  ㉠ 소변
  ㉡ 설사
  ㉢ 젖은 드레싱
  ㉣ 심한 발한(땀)
  ㉤ 배액량
  ㉥ 구토

- **규칙적인 배변습관을 돕는 방법**
  ㉠ 고섬유질 식품과 2000~3000cc의 수분을 섭취한다.
  ㉡ 정기적인 운동으로 복부와 회음부의 근육을 강화한다.
  ㉢ 금기가 아니면 쭈그리고 앉는 자세를 취한다.
  ㉣ 규칙적인 시간에 배변, 복부 마사지를 한다.

- **관장의 종류**
  ㉠ 배변관장(청결관장) : 연동운동을 촉진하여 배변을 유도하기 위한 관장방법
  ㉡ 윤활관장(활제관장) : 장내 기름을 주입, 변을 부드럽게 해 변을 배출하기 위한 관장방법
  ㉢ 구풍관장 : 장내의 가스를 배출시키기 위한 관장방법
  ㉣ 정체관장 : 약물을 여러 시간 동안 장내에 머물러 있게 하여 치료적 효과를 기대하는 관장방법
  ㉤ 수렴관장 : 지혈이 그 목적인 관장방법

8장 _ 개인위생 돕기

- **침대목욕 시 일반적인 씻는 순서**
  얼굴 → 목 → 양팔 → 가슴 → 복부 → 다리 → 등 → 음부

- **열이 많은 환자의 알코올 목욕**
  ㉠ 의사 지시가 있어야 할 수 있으며, 얼굴을 제외하고 전신을 닦는다.
  ㉡ 32℃ 정도의 물에 알코올을 섞으며, 목욕 전 환자의 T.P.R을 측정한다.
  ㉢ 머리는 얼음주머니, 발치는 더운물 주머니를 대준다.
  ㉣ 30~50% 알코올을 사용하며 목욕 후 30분 뒤에 체온을 다시 측정한다.
  ㉤ 노인환자나 피부병이 있는 환자 등은 알코올 목욕을 피한다.
  ㉥ 되도록이면 목욕 중 자주 찬물을 조금씩 마시게 한다.

- **구강간호 시 사용되는 용액**
  ㉠ 글리세린(입술에 바름)
  ㉡ 붕산수
  ㉢ 생리식염수
  ㉣ 과산화수소수

- **욕창의 원인**
  ㉠ 밑 침구의 주름
  ㉡ 장시간 동일한 자세로 누워 있는 경우
  ㉢ 실금으로 오염된 침구
  ㉣ 영양상태 불량

- **욕창간호**
  ㉠ 2시간 간격으로 환자 체위를 바꾸어 주며 등마사지를 실시한다.
  ㉡ 침요의 구김살을 없애고 피부건조, 청결을 유지한다.
  ㉢ 욕창 호발부위에 스펀지나 솜을 깔아주는 것을 피한다.
  ㉣ 욕창 드레싱에는 Iodine 용액을 사용하며 무균적 기술을 사용한다.
  ㉤ 욕창 부위를 자주 공기에 노출시킨다.
  ㉥ 욕창 드레싱 시 사용되는 용액 : 과산화수소, 생리식염수, 포비돈 아이오다인 등
  ㉦ 고탄수화물, 고단백, 고비타민 식이를 섭취시킨다.

- **호흡곤란 환자의 간호**
  ㉠ 정신적 안정
  ㉡ 기도유지 및 적절한 습도유지
  ㉢ 산소의 공급
  ㉣ 상반신을 올려준다(파울러씨 체위).

9장 _ 체위유지 및 운동과 이동 돕기

- **신체에 영향을 미치는 운동의 주요효과**
  ㉠ 혈액순환 증진
  ㉡ 신진대사율의 증가
  ㉢ 폐의 확산능력 증가, 가스교환 증진
  ㉣ 욕창의 예방, 상처치유 촉진
  ㉤ 소화와 배설촉진 및 식욕의 증가
  ㉥ 근육의 크기, 힘의 유지 및 증진
  ㉦ 관절의 운동력 유지 및 증진
  ㉧ 뼈의 성장 유지 및 증진
  ㉨ 노폐물의 배설 증가
  ㉩ 심리적 이완 및 안녕감의 증가

- **신체이동시의 주요지침**
  ㉠ 신체의 기저면을 넓게 또는 무게 중심점을 기저면에 가까이 한다.
  ㉡ 방향을 바꿀 때 : 몸과 사지를 축으로 하여 돌린다.
  ㉢ 무거운 물체를 들어 올릴 때 : 등을 펴고 무릎을 구부린다.
  ㉣ 환자를 휠체어에 앉힐 때 : 휠체어의 바퀴를 먼저 고정시킨다.
  ㉤ 물체를 잡아당기거나 밀 때에는 체중을 이용한다.

- **체위의 종류**
  ㉠ 앙와위 : 모든 체위의 기초로서, 반듯하게 편안히 눕히는 자세
  ㉡ 파울러씨 체위 : 반 좌위는 주로 호흡곤란 환자(복부천자), 흉부수술 또는 심장 수술, 폐 수술 후 환자를 편안하게 하기 위함이며, 마취회복 후의 체위로서 수술 후 가장 많이 사용되는 체위이다.
  ㉢ 심스식 체위 : 무의식환자의 구강 내 분비물 배액 촉진, 관장, 항문 검사 시에 적절한 자세를 유지하기 위함이다.
  ㉣ 슬흉위 : 골반 내 장기를 이완시키는 체위로 산후운동, 자궁 내 태아의 위치교정, 월경통 완화, 직장이나 대장 검사 시에 적절한 자세를 유지하기 위함이다.
  ㉤ 절석위 : 회음부, 질 등의 생식기와 방광검사 및 분만 등 부인과 환자의 진료를 돕기 위한 적절한 체위이다.
  ㉥ 배횡와위 : 복부검사, 질 검사, 여자의 인공도뇨 시나 회음열요법 시 취하는 체위

10장 _ 수술 간호

- **수술 전 일반적인 검사**
  ㉠ X-선 촬영, 심전도 검사(EKG)
  ㉡ 간 기능 검사(LFT)
  ㉢ 전혈검사(CBC)
  ㉣ 혈액형 검사
  ㉤ 신장 기능을 확인하는 검사(Bun/Cr), 대소변 검사

- **봉합사의 조건**
  ㉠ 봉합사가 조직에 사용될 때는 소독되어져야 한다.
  ㉡ 크기와 재료에 따라 장력을 알고 있어야 한다.
  ㉢ 직경이 가는 만큼 조직의 유형에 따라 사용이 안전해야 한다.
  ㉣ 매듭을 안전하게 하고 유지되도록 하여야 하며, 치유 과정 동안 조직에 지지를 해줘야 한다.

- **수술 후 병실로 돌아오는 환자의 간호 돕기 방법**
  ㉠ 수술 후 침상을 만든다.
  ㉡ 곡반과 금식판, 압설자를 준비한다.
  ㉢ 머리를 옆으로 돌려서 침상에 눕히고, 가장 먼저 호흡 상태를 살핀다.
  ㉣ 전신마취 환자인 경우 장운동이 회복될 때까지 금식 시킨다.

- **염증에 대한 인체의 반응**
  ㉠ 혈관계 반응 : 피부가 붉어지며 충혈된다.
  ㉡ 염증성 삼출액 형성 : 식균작용과 멸균작용을 한다.
  ㉢ 방어세포의 반응 : 백혈구의 수가 증가한다.
  ㉣ 섬유소에 의한 방어벽 형성 : 섬유소는 방어벽 또는 그물을 형성하여 감염과 염증이 더욱 확

대하는 것을 저지한다.

● 마취의 종류
  ㉠ 전신마취 : 넓은 부위의 조직을 다루는 복잡한 시술을 할 때 이용하며 전신마취제 투여 시에는 반드시 환자의 기도 유지를 우선 확보한다.
  ㉡ 국부마취 : 대상자의 의식은 남아있으며, 뇌로 가는 감각이나 자극을 차단하여 신체의 특정 부분의 감각을 상실시킨다.
  ㉢ 국소마취 : 신체의 일부분에 한정된 범위의 조직에 감각을 상실시키는 것. 흔히 리도카인, 코카인, 프로카인을 사용한다.

11장 _ 투약

● 약물 투약의 기본 원칙(5 Right)
  ㉠ 정확한 약
  ㉡ 정확한 용량
  ㉢ 정확한 경로
  ㉣ 정확한 시간
  ㉤ 정확한 환자

● 약물 투약 시 주의사항
  ㉠ 약물은 반드시 의사의 처방에 의하여 사용한다.
  ㉡ 처방한 약에 대해서 작용과 부작용, 주의사항 등을 정확히 알고 있어야 한다.
  ㉢ 약은 지시된 시간 전후 30분 내에 투약한다.
  ㉣ 투약 준비 시의 실수를 막기 위해 약물 용기의 라벨을 세 번 확인한다.(약장에서 약병을 꺼낼 때, 약병에서 약을 꺼낼 때, 다시 약장에 넣을 때)
  ㉤ 반드시 약을 준비한 사람이 투여하고, 투여한 사람이 기록한다.
  ㉥ 덜어낸 약물을 다시 용기에 담거나, 서로 용기를 바꾸지 않는다.
  ㉦ 환자가 거부하면 투약을 중지하고 보고한다.
  ㉧ 약물을 많이 따랐다면 사용량 이상의 양은 버리고 투약한다.
  ㉨ 투약 실수가 생겼을 시는 간호사에게 보고한다.
  ㉩ 의문이 가는 처방에 대해서는 반드시 간호사나 의사에게 질문한다.
  ㉠ 환자가 병원약이 아닌 다른 약을 복용하고 있을 때는 즉시 중단시키고 간호사에게 보고한다.
  ㉡ 환자 이름과 등록번호, 생년월일을 말하도록 하고, 침상의 이름표나 팔찌 이름표 등으로 확인한다.
  ㉢ 투약 전 환자의 상태를 조사하여 중독 증상이 있는지 확인한다.
  ㉣ 투약 후 환자가 약을 삼키는 것을 반드시 확인한다.
  ㉮ 마약과 향정신성의약품은 법률에 의거하여 관리되므로, 수량을 잘 확인하고, 보관 시에는 반드시 이중 장치가 있는 약장에 넣고 관리한다.
  ㉯ 수술 후에는 수술 전과 같은 약을 주지 않고, 수술 후 처방을 다시 받아 수행한다.
  ㉰ 산이나 철분제 등 치아를 착색시키는 약물을 투여할 때는 빨대를 사용한다.
  ㉱ 가루약은 물에 섞어 투약할 수 있다.
  ㉲ 정제나 교갑에 싸여진 약물은 가루로 만들어 투약하지 않는다.
  ㉳ 거품이 이는 분말이나 정제는 물에 녹인 후 투약한다.
  ㉴ 시럽은 구강 점막에 국소적 효과를 지니므로 투약 후 바로 물을 주지 않는다.

12장 _ 심폐소생술

- **심폐소생술(CPR) 단계**
  ㉠ 환자의 반응 확인
  ㉡ 기도유지
  ㉢ 호흡의 확인
  ㉣ 순환상태의 확인

- **일반인이 성인 환자에게 심폐소생술을 시행하는 경우**
  반응이 없는 환자 발견 → 119신고 및 자동심장충격기 요청, 응급의료 상담원의 조언에 따라 행동 → 무호흡 또는 비정상 호흡이라면 가슴 압박 소생술 실시 → 자동심장충격기 도착 시 사용(기계 음성 지시에 따라 작동)

- **의료인에 의한 심폐소생술을 시행하는 경우**
  반응확인 → 119신고 및 자동심장충격기 준비 → 10초 이내에 호흡과 맥박 확인 → 심폐소생술 시작(가슴압박 → 기도유지 → 인공호흡) → 자동심장충격기 사용

- **심정지 환자에 대한 119신고 시 응급의료상담원에게 알려 주어야 할 내용**
  ㉠ 응급 상황이 발생한 위치(가능하면 사무실 이름, 방의 호수, 도로나 거리 이름)
  ㉡ 응급상황의 내용(심장 발작, 자동차 사고 등)
  ㉢ 도움이 필요한 환자의 수
  ㉣ 환자의 상태
  ㉤ 환자에게 시행한 응급처치 내용(심폐소생술, 자동심장충격기 사용 등)
  ㉥ 다른 질문이 없는지 확인한다.

- **심폐소생술의 목적**
  폐와 심장의 활동이 멈췄을 때 인공적으로 호흡과 혈액순환을 유지함으로써 심장과 뇌, 주요 장기에 산소를 공급하여 환자의 생명을 구하는 데 목적이 있으며, 4~6분 이상 혈액순환이 되지 않으면 뇌 손상이 오므로 심폐소생술이 필요한 환자 발견 즉시 응급처치가 이루어져야 한다.

- **소아 및 영아 심폐소생술**
  의식사정(심장, 폐 기능 확인) → 기도개방(앙와위 또는 배위) → 호흡확인(1~1.5초 간, 2회) → 맥박 확인(10초 이내) → 맥박이 60회 이하인 경우 즉시 흉부압박을 시행(100회/분, 1.5~2.5cm 깊이)한다.

13장 _ 임종간호 돕기

- **호스피스의 목적**
  ㉠ 증상조절
  ㉡ 통증 관리
  ㉢ 가족 관리
  ㉣ 영적지지

- **호스피스 간호의 주요 원칙**
  ㉠ 원칙은 증상조절이다.
  ㉡ 간호를 받는 장소가 변경되어도 제공될 수 있어야 한다.
  ㉢ 환자의 가족을 간호의 단위로 삼아야 한다.

- **Kubler-ross의 죽음의 단계**
  부정 → 분노 → 협상 → 우울 → 수용

- **임종을 앞둔 환자 간호**
  ㉠ 독방을 주어 개인성을 유지하되, 혼자 있게 하

지 않는다.
ⓒ 시력이 약해지므로 방은 밝게 유지한다.
ⓒ 청각은 늦게까지 남아 있으므로 조용히 하고 인간의 존엄성을 끝까지 유지할 수 있도록 사적인 대화는 삼가하며 정상 음성으로 명확하게 설명한다.
ⓔ 환자의 말에 관심을 보이며, 잘 경청하고 공감해 준다.
ⓜ 실내 온도는 21~23도를 유지한다.
ⓑ 자연스럽게 체액이 배출될 수 있도록 체위를 변경시켜 준다.

● 사체 간호

ⓐ 사망 후 2~4시간부터는 사후강직이 오므로 그 전에 사체를 바른 체위로 취해 준다.
ⓒ 사체의 머리 밑에는 베개 한 개를 괴어 앙와위로 취하고, 머리 부분을 약간 들어 올려서 혈액의 정체로 인하여 얼굴변색과 입이 벌어지는 것을 예방한다.
ⓒ 빼놓았던 의치가 있다면 다시 끼우도록 하고, 입을 다물 수 있도록 턱 말미에 수건을 말아 받쳐준다.
ⓔ 사용했던 의료기구는 모두 제거하고, 분비물이 있다면 닦아주도록 한다.
ⓜ 외부로 연관된 모든 구멍은 막아준다.
ⓑ 부검을 할 경우 튜브를 제거하지 않는다.
ⓢ 병실을 정리하고 환기시킨다.
ⓞ 사망 후 사망시간, 사망 시 처치내용, 사망 전 환자 상태, 담당의사 서명 등을 기록하고 입, 퇴원계로 차트를 보낸다.

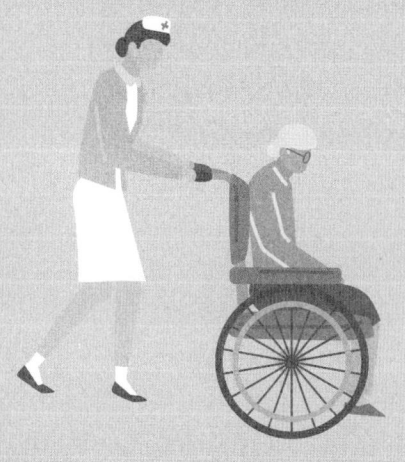

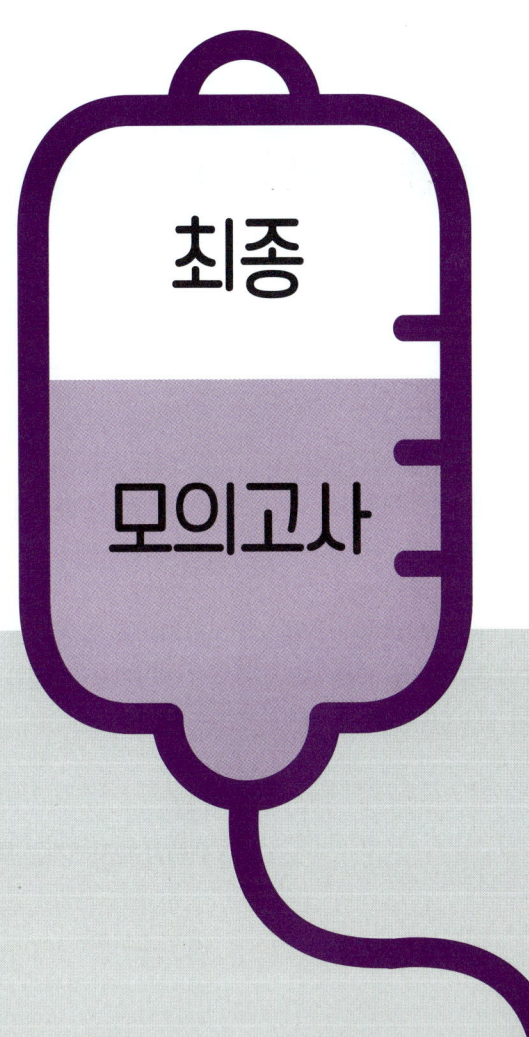

최종 모의고사

제1회 최종 모의고사

제2회 최종 모의고사

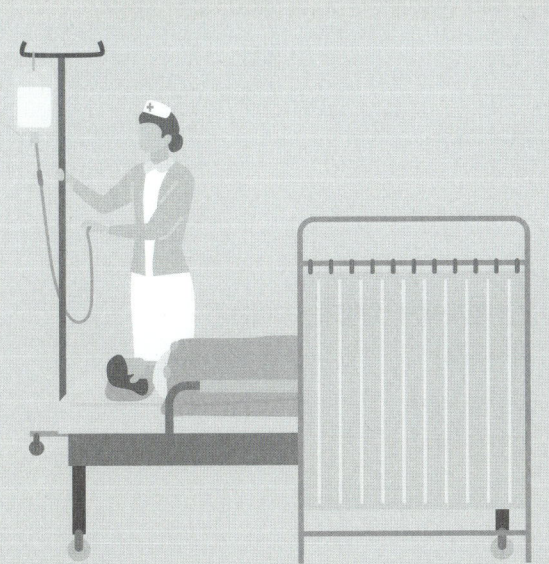
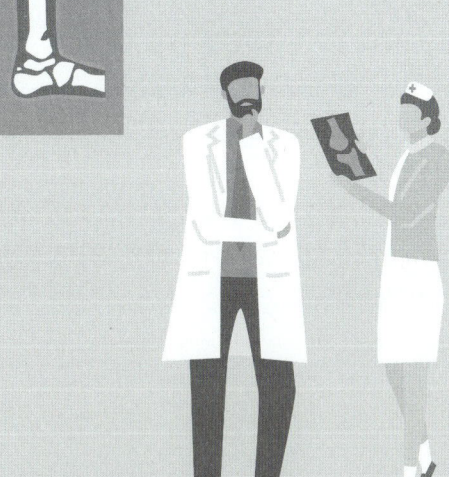

제1회 최종 모의고사

정답 408p

※ 다음을 읽고 물음에 답하시오.

01
간호조무사가 동료의 업무상 실수를 발견했을 때 직업윤리에 따른 행동으로 적절한 것은?
① 환자에게 위험이 있는지 확인해야한다.
② 동료를 보호하기 위해 비밀로 하는 것이 좋다.
③ 보호자가 알고 있는지부터 먼저 확인해야한다.
④ 다음 근무자에게 문제 해결을 맡기는 것이 좋다.
⑤ 자신의 직무와 관련이 없으면 무시하는 것이 좋다.

02
안전한 환경을 위한 병실 관리 방법으로 적절한 것은?
① 바닥의 물기는 닦지 않는다.
② 병실 가구는 뜨거운 물로 닦는다.
③ 손상된 전선은 반창고로 감아서 사용하는 것이 좋다.
④ 오염이 적은 쪽에서 많은 쪽 순으로 청소한다.
⑤ 사용하지 않는 휠체어의 바퀴 잠금장치는 풀어 놓는다.

03
병원에서 화재가 발생했을 때, 적절한 방법은?
① 환자들에게 엘리베이터를 이용을 유도한다.
② 비상구에 인원이 밀집되도록 사람들을 모은다.
③ 출입문의 손잡이를 바로 감싸 쥐고 문을 연다.
④ 소화기 사용 시에는 안전핀을 뽑지 않고 사용한다.
⑤ 환자의 입에 젖은 헝겊을 대주어 기도로 연기가 흡입되는 것을 막는다.

04
위궤양 환자에게는 특히 금지해야 하는 약물은?
① 코데인   ② 철분제
③ 아스피린   ④ 리도카인
⑤ 니트로글리세린

05
몰핀 투약 전후에 반드시 측정해야 하는 것은?
① 체온   ② 혈압
③ 맥압   ④ 호흡수
⑤ 경련 여부

06
신장염 환자에게 권장되는 식이는?
① 저염 식이   ② 고단백 식이
③ 고칼슘 식이   ④ 고칼륨 식이
⑤ 고인산 식이

07
치아의 맨 바깥층으로 먹거리를 씹는 기능을 하는 부분은?

① 치수　　② 법랑질
③ 상아질　④ 백악질
⑤ 치경부

08
구강 내에 고여 있는 물이나 침, 혈액 등의 액체를 흡인하여 제거하는 장비는?

① 탐침　　② 치경
③ 핀셋　　④ 석션
⑤ 유닛 체어

09
연화(然火)의 세력을 직접 경락혈위(經絡穴位)에 가하여 소작·자극하는 방법은?

① 구법(뜸)　② 추나요법
③ 수치료법　④ 침 요법
⑤ 부항요법

10
평균적으로 분당 호흡의 수가 20회 이상인 호흡은?

① 서호흡　　② 빈호흡
③ 가슴호흡　④ 쿠스마울 호흡
⑤ 체인스토크스 호흡

11
다음 괄호 안에 들어갈 내용으로 적절한 것은?

> 구강 흡입을 통해 분비물을 제거하는 신생아 간호는 분만 제(　)기이다.

① 1　② 2
③ 3　④ 4
⑤ 5

12
다음에서 설명하는 신생아의 정상적인 반사는?

> 신생아의 발바닥을 간질이면 엄지발가락을 구부리는 반면, 다른 네 발가락은 부챗살처럼 펴는 반사행동

① 모로반사　② 빠는 반사
③ 쥐는 반사　④ 모로 반사
⑤ 바빈스키 반사

13
유아가 구토를 할 때의 간호로 적절하지 않은 것은?

① 구토 후에 바로 음식을 먹인다.
② 기도로 들어가지 않게 옆으로 눕힌다.
③ 구토가 심하면 전해질 용액을 먹인다.
④ 다른 증상도 함께 있다면 응급실로 가야한다.
⑤ 구토 10분 정도 후 물이나 옅은 우유부터 먹인다.

14
골절 시 응급처치로 적절하지 않은 것은?
① 다친 곳은 건드리거나 함부로 옮기지 않는다.
② 부러진 뼈가 움직이고 나서 부목을 갖다 댄다.
③ 부목을 사용하기 전에 드레싱을 하여 감염을 방지한다.
④ 골절 부위에 출혈이 있으면 직접 압박하여 출혈을 방지한다.
⑤ 부목을 사용하기 전과 후에 부상 부위의 사지 맥박을 점검한다.

15
생후 4주에서 1세까지 단계는?
① 신생아　　② 영아기
③ 유아기　　④ 학령전기
⑤ 학령기

16
간의 기능으로 옳지 않은 것은?
① 해독작용　　② 항체형성
③ 담즙의 억제　　④ 조혈작용
⑤ 혈장 단백질 일부 생성

17
중추신경계 중 후두부에 위치하는 몸의 평행유지 기관은?
① 대뇌　　② 소뇌
③ 교뇌　　④ 연수
⑤ 척수

18
급성 기관지염 환자를 돕는 방법은?
① 운동을 격려
② 고습도 유지
③ 배설량 측정
④ 혈액을 주입
⑤ 조이는 옷을 입게 함

19
적혈구수, 혈색소 등이 정상보다 낮은 상태는?
① 빈혈　　② 변비
③ 오심　　④ 설사
⑤ 과산증

20
양막강을 채우고 있는 액체는?
① 양수　　② 탯줄
③ 난막　　④ 태반
⑤ 혈뇨

21
질병의 원인 중 정서 및 심리적 요인에 의한 것이 아닌 것은?
① 공포　　② 분노
③ 원한　　④ 기생충
⑤ 고민

22
외부로부터 이물질이 생체내로 침입하였을 때 생체를 특별히 보호하는 작용은?
① 내성 반응
② 정서 반응
③ 세포 반응
④ 신경계 반응
⑤ 면역 반응

23
기관지 천식의 예방으로 바르지 않은 것은?
① 알레르기를 일으키는 물질과의 접촉방지
② 호흡기 감염 방지
③ 적절한 휴식 및 피로감 완화
④ 습기가 많은 곳은 피함
⑤ 흡연

24
난자의 수명은?
① 1일 정도
② 2일 정도
③ 3일 정도
④ 4일 정도
⑤ 5일 정도

25
자궁내막에 기저층만 남기고 박리되어 혈액과 분비물이 배출되는 현상을 무엇이라고 하는가?
① 수정
② 임신
③ 월경
④ 착상
⑤ 호르몬

26
태반이 완성되는 시기는 언제인가?
① 임신 12개월
② 임신 10개월
③ 임신 7개월
④ 임신 5개월
⑤ 임신 3개월

27
다음 중 산전환경이 아닌 것은?
① 전염병
② 기후와 계절
③ 흡연
④ 알콜
⑤ 방사선 노출

28
입이 성적, 공격적 만족의 대상이 되는 시기는?
① 생식기
② 잠복기
③ 성기기
④ 항문기
⑤ 구강기

29
노인의 신체적 변화로 적절한 것은?
① 골밀도 증가
② 사고발생 감소
③ 시력 기능 증가
④ 폐활량 감소
⑤ 기초대사량 증가

30
노인환자의 피부간호에 대한 내용으로 적절하지 않은 것은?
① 자외선 차단크림을 사용한다.
② 화장 시 액체 파운데이션을 사용한다.
③ 목욕 시 미지근한 물을 사용한다.
④ Baby oil을 사용한다.
⑤ 알코올을 사용한다.

31
노인을 위한 수면교육으로 가장 바르지 않은 것은?
① 일정한 아침기상시간을 유지한다.
② 배가 고파 잠이 안 올 경우라도 체할 수 있으므로 굶긴다.
③ 매일 규칙적이고 적절한 양의 운동을 한다.
④ 과도한 카페인 및 알코올 및 담배를 제한한다.
⑤ 장시간 동안 자는 것을 조절한다.

32
다음 중 노인의료복지시설은?
① 양로시설
② 노인복지주택
③ 노인요양공동생활가정
④ 노인복지관
⑤ 주야간 보호서비스

33
탈수 시 나타나는 증상이 아닌 것은?
① 쇼크   ② 적은 소변량
③ 갈증   ④ 피부 긴장도 감소
⑤ 체온상승

34
쇼크예방을 위한 간호 시 맥박은 몇 분 간격으로 재야 하는가?
① 2분   ② 4분
③ 6분   ④ 8분
⑤ 10분

35
다음을 읽고 괄호 안에 들어갈 말로 적절한 것을 고르면?

> 열 경련의 응급처치로 바람이 잘 통하는 곳에 눕히거나 (   ) 식염수 및 짠 음료를 제공한다.

① 0.1%   ② 0.3%
③ 0.5%   ④ 0.7%
⑤ 0.9%

36
『보건소법』이 『지역보건법』으로 개정된 시기는?
① 1997년   ② 1995년
③ 1993년   ④ 1991년
⑤ 1990년

37
보건교육 시 목표를 제시하고 관심과 집중을 유도하는 단계는?
① 도입 ② 전개
③ 정리 ④ 종결
⑤ 성과평가

38
보건교육의 기본 요소가 아닌 것은?
① 학습자 ② 환경
③ 정부 ④ 교육내용
⑤ 교육자

39
보건교육 시 고려해야 할 사항으로 바르지 않은 것은?
① 학습자의 입장을 중심으로 해야 한다.
② 목표는 추상적으로 잡는다.
③ 지역사회주민의 요구에 따라 교육한다.
④ 보건 교육 시 가장 중요한 것은 대상자와 함께 계획하는 것이다.
⑤ 지역사회보건과 병행해서 교육해야 한다.

40
귤릭(Gulick)의 관리과정 중 '좋은 근로조건을 주도록 노력하는 것'은?
① 조정 ② 보고
③ 기획 ④ 조직
⑤ 인사

41
조직의 원리 중 '구성원 간의 업무 수행을 질서정연하게 배정'하는 것은?
① 조정의 원리 ② 분업화의 원리
③ 계층화의 원리 ④ 참모조직의 원칙
⑤ 명령통일의 원칙

42
평가 방법 중 정의적 행동, 상호작용이나 기술 등을 평가할 수 있는 방법은?
① 관찰법 ② 평정법
③ 질문지법 ④ 지필검사
⑤ 구두질문법

43
보건의료전달체계의 조건으로 옳지 않은 것은?
① 건강은 국민의 기본 권리이다.
② 한 지역에 편중되는 것이 아닌 각 지역별로 병의원이 골고루 분포되어야 한다.
③ 질병의 심각성에 따라 적합한 의료기관을 이용할 수 있어야 한다.
④ 보건의료 공급자에게 적절한 의료를 효과적으로 제공해야 한다.
⑤ 보건의료기관의 설비, 자원을 최대한 효율적으로 이용해야 한다.

44
약의 위험 정도를 바르게 나타낸 것은?
① 한량<극량<약용량>내량<중독량<치사량
② 한량<약용량<극량<중독량<내량<치사량
③ 극량<중독량<한량<약용량<내량<치사량
④ 극량<한량<약용량<중독량<내량<치사량
⑤ 약용량<중독량<한량<내량<극량<치사량

45
공기의 건습정도를 가장 잘 표시하는 것은?
① 절도습도
② 비포화습도
③ 비교습도
④ 기온역전
⑤ 무풍

46
실내 자연환기의 원동력이 되는 것은?
① 바람
② 복사열
③ 기습
④ 기온
⑤ 불쾌지수

47
산업피로에 대한 설명으로 옳지 않은 것은?
① 작업시간과는 관련이 없다.
② 알맞은 작업량을 배분해야 한다.
③ 작업관련·신체적·정신적 원인이 있다.
④ 적절한 휴식시간으로 예방하는 것이 중요하다.
⑤ 산업피로의 만성적 장애에는 수면장애 등이 있다.

48
사람의 생존과 가장 관련성이 높은 것은?
① 마그네슘
② 질소
③ 일산화탄소
④ 이산화탄소
⑤ 산소

49
다음 중 혈중 산소 농도를 저하시키는 것은?
① 아황산가스
② 암모니아
③ 이산화탄소
④ 일산화탄소
⑤ 분진

50
대기오염의 영향이 아닌 것은?
① 산성비
② 오존층의 보존
③ 열섬효과
④ 순환계에서의 장해 발생
⑤ 온실효과

51
다음 중 환경오염 관련 부담금이 아닌 것은?
① 재산세
② 환경개선예치금
③ 공해배출부과금
④ 환경개선부담금
⑤ 탄소세

52
물의 자정작용 과정이 아닌 것은?
① 침전
② 분해
③ 희석
④ 일광소독
⑤ 멸균

53
식물성 식중독을 발생시키는 것이 아닌 것은?
① 버섯
② 감자
③ 복어
④ 매실
⑤ 맥각

54
폐기물 처리방법 중 가장 위생적이며 잔유물이 가장 적으나 일산화탄소, 질소산화물, 다이옥신 등을 발생시켜 대기가 오염되고 비용이 많이 드는 방법은?
① 투기법
② 소각법
③ 열적 처리
④ 매립법
⑤ 퇴비화

55
산업보건에 대한 설명으로 적절하지 않은 것은?
① 근로자들이 신체적, 정신적, 사회적으로 안녕 상태를 최고로 증진한다.
② 건강한 인력 확보가 필요하다.
③ 대상자인 노동인구가 많다.
④ 노동의 사회성이 없다.
⑤ 근로자의 생산성 향상에 중요하다.

56
모성보건사업의 가장 중요한 요소이며 의학적 관리와 임산부의 일상생활, 영양에 대한 교육을 포함하는 모성보건 관리는?
① 산전관리
② 분만관리
③ 산후관리
④ 산욕기관리
⑤ 신생아관리

57
산업피로의 만성적 증상이 아닌 것은?
① 수면장애
② 식욕부진
③ 신경증상
④ 허탈감
⑤ 빈혈

58
산업재해의 지표로 바르지 않은 것은?
① 도수율=(재해건 수/연근로시간 수)×1,000,000
② 건수율=(재해건 수/평균근로자 수)×1,000
③ 강도율=(손실작업 일수/연근로시간 수)×1,000
④ 재해율=(재해자 수/상시근로자 수)×100
⑤ 천인율=(재해자 수/평균근로자 수)−1,000

59
질병에 대한 저항력이 요구되는 기간은?
① 초기 병원성기
② 비병원성기
③ 불현성감염기
④ 말기 병원성기
⑤ 회복기

60
다음 중 역학의 역할이 아닌 것은?
① 질병 발생의 원인 규명
② 보건사업의 기획과 평가
③ 질병감염자 연구
④ 질병 발생과 유행 감시
⑤ 질병의 자연사 연구

61
집단검진의 목적으로 옳지 않은 것은?
① 특정 지역사회의 유병률과 질병상태를 정확히 파악할 수 있다.
② 질병발생과 관련되는 요인을 규명할 수 있다.
③ 질병의 자연사나 발생기전을 이해하는데 도움이 된다.
④ 집단검진 과정에서 주민에게 질병에 대한 지식과 예방의 중요성을 인식시킬 수 있다.
⑤ 생명연장에는 도움이 되지만 질병치유에는 도움이 되지 못한다.

62
집단검진의 조건으로 옳지 않은 것은?
① 환자 색출은 일시적으로 이루어져야 한다.
② 정확하게 진단, 치료할 수 있는 시설이 있어야 한다.
③ 질병의 발생 및 진행과정이 알려진 질병이어야 한다.
④ 효과적인 치료방법이 있어야 한다.
⑤ 어느 정도의 잠복기, 초기증상을 나타내는 시기가 있는 질병이어야 한다.

63
제1급 감염병이 아닌 것은?
① 두창
② 야토병
③ 마버그열
④ 라싸열
⑤ 수막구균 감염증

64
음압격리와 같은 높은 수준의 격리가 필요한 감염병은?
① 제1급 감염병
② 제2급 감염병
③ 제3급 감염병
④ 제4급 감염병
⑤ 제5급 감염병

65
제4급 감염병이 아닌 것은?
① 요충증
② 발진열
③ 편충증
④ 수족구병
⑤ 임질

66
만성질환의 특징이 아닌 것은?
① 발생시점이 불분명하다.
② 연령이 높아질수록 유병률이 높아진다.
③ 장시간의 치료와 관리가 필요하다.
④ 유병률이 발생률보다 높다.
⑤ 생활습관과는 연관성이 없다.

67
만성질환의 위험 요인으로 보기 가장 어려운 것은?
① 정서적 요인
② 경제적 요인
③ 유전적 요인
④ 법적 요인
⑤ 직업적 요인

68
객혈시의 간호로 옳지 않은 것은?
① Ice bag을 흉부에 대 준다.
② 의사표시를 위한 필기도구를 준비한다.
③ 하반신을 약간 높여 준다.
④ 금식한다.
⑤ 절대 안정시킨다.

69
간염환자 간호 시 주의사항으로 바르지 않은 것은?
① 혈청성 간염환자에게 사용했던 주사기는 위험하지 않으므로 소독 후 지속적으로 사용한다.
② 간염환자가 먹다 남긴 음식은 동물사료로 사용하지 않고 소독 후 폐기 처분하고, 식기는 소독한다.
③ 사용했던 주사기의 바늘은 주사침통에 넣음으로서 찔리는 것을 예방한다.
④ 전염성 간염환자에게 전파의 가능성에 대해 교육시킨다.
⑤ 전염성 간염환자의 대소변은 반드시 소독 후 버린다.

70
전출과 전입이 전혀 없는 인구를 무엇이라고 하는가?
① 정지인구
② 개방인구
③ 상주인구
④ 폐쇄인구
⑤ 안정인구

71
선교사 할 박사가 결핵요양원을 설립한 시기는?
① 1926년
② 1931년
③ 1936년
④ 1941년
⑤ 1946년

72
환자의 심리적 안정을 위한 간호조무사의 행동으로 가장 적절하지 않은 것은?
① 개인의 비밀보장
② 비인격적 대우
③ 병상생활에 대한 용기를 독려
④ 간호시행 전 친절하고 자세한 설명
⑤ 정숙하고 신뢰성 있는 행동

73
간호조무사와 환자의 관계를 잘못 설명한 것은?
① 업무상 알게 된 환자의 비밀은 어떤 상황에서도 절대 누설되지 않도록 노력한다.
② 환자와의 관계는 인정 정도를 넘어서는 안 된다.
③ 업무가 바쁜 간호조무사에게 환자가 침요를 갈아달라고 요구할 경우 환자에게 상황을 설명하고 나중에 해준다고 말한다.
④ 상냥하면서도 품위 있는 태도를 지닌다.
⑤ 환자의 입원 시 중요 물품은 반드시 환자 본인에게 맡겨 책임지도록 한다.

74
다음 중 항상성 기전의 특성이 아닌 것은?
① 오류나 이탈
② 자가조절성
③ 보상성
④ 제한성
⑤ 상호배제성

75
다음 중 세포의 기능이 아닌 것은?
① 근육세포
② 신경세포
③ 상피세포
④ 결체조직세포
⑤ 호르몬세포

76
모든 사람에 대한 특정의 정보를 개인단위로 수집하는 정기적인 조사는?
① 신고자료
② 표본조사
③ 전수조사
④ 비신고자료
⑤ 분산조사

77
우리나라 인구문제로 보기 가장 어려운 것은?
① 합계 출산율의 지속적 감소
② 노년부양비의 증가
③ 평균 수명이 증가
④ 비수도권 인구 집중
⑤ 노인인구가 지속적으로 증가

78
출산력 저하의 원인이 아닌 것은?
① 높아진 여성의 경제활동 참여율
② 가치관의 변화
③ 자녀 양육에 대한 높은 지출
④ 만혼, 고령출산 등
⑤ 주택 가격의 하락

79
가족계획의 필요성이 아닌 것은?
① 가정경제생활의 향상
② 윤리, 도덕적 필요성
③ 모자보건
④ 인구문제의 해결
⑤ 남성의 사회적 활동

80
피임법의 이상적 조건으로 바르지 않은 것은?
① 성감에 영향을 주지 않아야 한다.
② 구입이 어려워야 한다.
③ 사용이 편리해야 한다.
④ 부작용이 없어야 한다.
⑤ 피임에 실패했을 경우라도 태아나 모체에 아무런 영향이 없어야 한다.

81
일시적 피임법 선택 시 고려사항으로 옳지 않은 것은?
① 비용
② 도덕성
③ 안정성
④ 효과
⑤ 임신능력의 회복

82
소아 및 영아 심폐소생술시에 흉부압박을 시행해야하는 경우는?

① 60회/분
② 80회/분
③ 100회/분
④ 120회/분
⑤ 140회/분

83
학교보건사업의 내용이 아닌 것은?

① 학생건강평가
② 학교 보건교육 실시
③ 정부지침의 무조건적인 준수
④ 건강문제 관리
⑤ 학교 건강증진 프로그램

84
보건교사의 직무가 아닌 것은?

① 학교 환경 위생 유지관리 및 개선에 관한 사항
② 학생 건강기록부의 관리
③ 교육감과의 보건교육 참석
④ 보건교육자료의 수집 및 관리
⑤ 보건지도를 위한 학생가정의 방문

85
지역사회간호의 기본원리로 보기 가장 어려운 것은?

① 주민이 동참할 수 있게 활용되어야 한다.
② 포괄적인 목표와 구체적인 목적이 있어야 한다.
③ 지역사회 외에서 이용가능 해야 한다.
④ 기록은 질적 사업의 활용을 위해 보관해야 한다.
⑤ 지역주민의 실제적인 요구를 파악해야 한다.

86
보건간호 사업의 성공요인으로 가장 바르지 않은 것은?

① 전통관습 및 주민들의 주된 관심사 파악
② 타 의료기관 및 시설기준 등의 파악
③ 지역사회에 대한 정확한 실태파악으로 경제적 문제를 확인
④ 인구특성, 질병범위, 환경조건 등의 파악
⑤ 주민들의 적극적 참여가 필요

87
활력징후 측정이 필요한 경우로 옳지 않은 것은?

① 의료기관에 진료 및 입원 시
② 신체적 고통 또는 이상한 증상을 호소할 때
③ 위험한 진단적 검사의 전과 후, 수술의 전과 후
④ 전신적인 신체상태가 갑자기 악화되었을 때
⑤ 의사의 처방에 따른 비정규적인 절차

88
세균 또는 오염 등의 전파를 예방하며 음식 섭취의 여부에 영향을 받지 않는 것은?

① 수은 체온계
② 적외선 체온계
③ 자외선 체온계
④ 전자 체온계
⑤ 수동 체온계

89
구강체온 측정은 일반적인 음식물 섭취 시 몇 분 후에 측정하는가?(단, 뜨겁거나 찬 음식을 먹은 경우는 제외한다.)
① 30분 후   ② 25분 후
③ 20분 후   ④ 15분 후
⑤ 10분 후

90
요골맥박은 몇 분간 재는가?
① 1분간   ② 2분간
③ 3분간   ④ 4분간
⑤ 5분간

91
호흡이 불규칙적인 경우 몇 분간 측정하는가?
① 1분간   ② 2분간
③ 3분간   ④ 4분간
⑤ 5분간

92
다음 중 연결이 바르지 않은 것은?
① 커프의 크기가 너무 넓은 경우-실제보다 혈압이 낮다.
② 커프의 크기가 너무 좁은 경우-실제보다 혈압이 높다.
③ 팔의 높이가 심장보다 높은 경우-실제보다 혈압이 낮다.
④ 팔의 높이가 심장보다 낮은 경우-실제보다 혈압이 높다.
⑤ 커프를 느슨하게 감은 경우-실제보다 혈압이 낮다.

93
빈 침상 만들기에 대한 내용으로 적절하지 않은 것은?
① 침상 머리 쪽의 침상보로 베개를 덮는다.
② 침상보는 위 홑이불보다 약간 짧게 한다.
③ 베개는 베갯잇을 씌운 후 터진 쪽이 출입문 반대쪽으로 향하도록 놓는다.
④ 담요는 상단을 위 홑이불보다 15~20cm 가량 내려서 편다.
⑤ 위 홑이불은 솔기가 겉으로 보이도록 위로 가게 편다.

94
보관 시 어두운 색의 병에 보관해야 하며, 산소에 의한 소독작용이 있는 것은?
① 과산화수소   ② 이산화탄소
③ 붕산   ④ 질산
⑤ 마그네슘

95
이동섭자에 대한 내용으로 바르지 않은 것은?
① 소독 솜을 주고받을 때는 섭자끼리 서로 닿지 않아야 한다.
② 섭자의 끝은 항상 위로 향하게 들고 있다.
③ 소독된 물품은 반드시 소독된 섭자로 꺼낸다.
④ 섭자 통에서 꺼낼 때 섭자 끝의 양쪽 면을 맞물린 상태로 꺼낸다.

⑤ 한 용기의 섭자는 오염 방지를 위해 하나씩만 꽂는다.

96
다음 내용을 읽고 괄호 안에 들어갈 말로 가장 적절한 것을 고르면?

> 관장 통에 용액이 약간 남아 있을 때 조절기를 잠그고 관장 촉을 뽑는데, 그 이유는 (　　　)이/가 장내로 들어가는 것을 막기 위해서이다.

① 약물　　② 수분
③ 공기　　④ 먼지
⑤ 연기

97
목발보행 시 팔은 팔꿈치의 몇 도 정도 구부려야 하는가?

① 10~20도　　② 20~30도
③ 30~40도　　④ 40~50도
⑤ 50~60도

98
편마비 환자에게 티셔츠를 입힐 때의 순서로 옳은 것은?

① 건강한 팔 → 머리 → 아픈 쪽 팔
② 아픈 쪽 팔 → 머리 → 건강한 팔
③ 아픈 쪽 팔 → 건강한 팔 → 머리
④ 건강한 팔 → 아픈 쪽 팔 → 머리
⑤ 머리 → 건강한 팔 → 아픈 쪽 팔

99
한쪽 다리 마비환자의 지팡이 보행 시 계단을 내려가는 순서로 옳은 것은?

① 마비된 다리 → 건강한 다리 → 지팡이
② 지팡이 → 건강한 다리 → 마비된 다리
③ 건강한 다리 → 마비된 다리 → 지팡이
④ 마비된 다리 → 지팡이 → 건강한 다리
⑤ 지팡이 → 마비된 다리 → 건강한 다리

100
다음의 내용을 읽고 괄호 안에 들어갈 말로 가장 적절한 것은?

> 삭모 시에 면도기는 (　　　) 각도로 털이 난 방향으로, 수술 부위보다 넓고 길게 솜털까지 밀어야 한다.

① 10~25도　　② 20~35도
③ 30~45도　　④ 40~55도
⑤ 50~65도

제2회 최종 모의고사

정답 414p

※ 다음을 읽고 물음에 답하시오.

01
다음 설명 중 옳지 않은 것은?
① 약물은 유익하다.
② 연령은 약물작용에 영향을 미친다.
③ 성별은 약물작용에 영향을 미친다.
④ 약의 용량은 연령, 체질에 따라 조정해야 한다.
⑤ 약물의 배설속도는 약에 따라 다르다.

02
약장에 관한 설명으로 바르지 않은 것은?
① 마약장 열쇠는 반드시 책임을 맡은 간호사가 보관한다.
② 환자 개인별로 보관할 때는 한 환자에게 관계되는 약은 여러 곳에 분산해서 두도록 해야 한다.
③ 모든 독약은 반드시 독약이라고 표시해야 한다.
④ 자물쇠 장치를 해서 약장은 항상 잠그고 열쇠는 의사와 간호사가 알 수 있는 일정한 장소에 보관한다.
⑤ 보관하는 방에는 상하수도가 장치되어 손과 약장을 씻을 수 있어야 한다.

03
두 가지 이상의 약물을 병용하여 얻은 효과가 개개의 약물이 나타내는 작용의 합에 해당하는 것은?
① 상승작용　② 길항작용
③ 치료작용　④ 부작용
⑤ 상가작용

04
비경구 투여에 대한 내용으로 옳지 않은 것은?
① 흡수속도가 빠르다.
② 위장 자극증상이 없다.
③ 국소자극증상이 나타난다.
④ 가격이 저렴하다.
⑤ 위장관에서 파괴되는 것을 방지한다.

05
투약처방의 기본요소가 아닌 것은?
① 약용량　② 투여시간
③ 투여경로　④ 간호조무사의 성명
⑤ 처방 일시

06
다음 중 산성비의 원인이 되는 것은?
① 분진
② 이산화탄소
③ 산소
④ 암모니아
⑤ 아황산가스

07
제2급 감염병이 아닌 것은?
① 반코마이신내성황색포도알균 감염증
② 장티푸스
③ 파상풍
④ 결핵
⑤ 세균성 이질

08
전파가능성을 고려하여 발생 또는 유행 시 24시간 이내에 신고해야 하는 것은?
① 제1급 감염병
② 제2급 감염병
③ 제3급 감염병
④ 제4급 감염병
⑤ 제5급 감염병

09
제3급 감염병이 아닌 것은?
① 후천성면역결핍증
② 뎅기열
③ 웨스트나일열
④ 비브리오패혈증
⑤ 폐흡충증

10
피임의 원리로 옳지 않은 것은?
① 수정로의 차단
② 배란의 비억제
③ 사정의 조절
④ 수정의 방지
⑤ 자궁착상의 방지

11
학교보건에 대한 내용으로 적절하지 않은 것은?
① 학교라는 고정된 장소 내에 밀집되어 있어 체계화된 보건교육을 시행할 수 있다.
② 학령기 바른 건강 습관과 지식 습득은 평생 건강에 영향을 미친다.
③ 학교는 질병과 사고에 대한 감수성이 높고, 위험발생률이 높은 연령집단으로 구성된다.
④ 행동 및 인식의 변화가 용이하지 않은 시기이다.
⑤ 학생을 통해 지역사회까지 영향을 파급시킬 수 있다.

12
빈호흡은 분당 몇 회 이상인가?
① 10회 이상
② 20회 이상
③ 30회 이상
④ 40회 이상
⑤ 50회 이상

13
4점 보행 순서로 옳은 것은?

① 오른쪽 목발 → 왼쪽 목발 → 왼쪽 발 → 오른쪽 발
② 오른쪽 목발 → 왼쪽 발 → 왼쪽 목발 → 오른쪽 발
③ 왼쪽 목발 → 오른쪽 목발 → 왼쪽 발 → 오른쪽 발
④ 왼쪽 목발 → 오른쪽 발 → 오른쪽 목발 → 왼쪽 발
⑤ 왼쪽 발 → 오른쪽 발 → 왼쪽 목발 → 오른쪽 목발

14
편마비 환자에게 티셔츠를 벗길 때의 순서로 옳은 것은?

① 건강한 팔 → 머리 → 아픈 쪽 팔
② 건강한 팔 → 아픈 쪽 팔 → 머리
③ 아픈 쪽 팔 → 머리 → 건강한 팔
④ 아픈 쪽 팔 → 건강한 팔 → 머리
⑤ 머리 → 건강한 팔 → 아픈 쪽 팔

15
한쪽 다리 마비환자의 지팡이 보행 시 계단을 올라가는 순서로 옳은 것은?

① 건강한 다리 → 마비된 다리 → 지팡이
② 지팡이 → 마비된 다리 → 건강한 다리
③ 지팡이 → 건강한 다리 → 마비된 다리
④ 마비된 다리 → 건강한 다리 → 지팡이
⑤ 건강한 다리 → 지팡이 → 마비된 다리

16
다음 중 1군 식품유형에 해당하지 않는 것은?

① 육류
② 알류
③ 콩류
④ 어패류
⑤ 과일류

17
다음 중 수용성 비타민에 해당하는 것은?

① 비타민 A
② 비타민 C
③ 비타민 D
④ 비타민 E
⑤ 비타민 K

18
소아치과 진료에서 어린이 진료 시 주의사항으로 가장 바르지 않은 것은?

① 이름을 자주 불러 친근감을 유지한다.
② 수준에 맞는 책을 비치하여 빌려 가게 한다.
③ 의사가 마취할 시에 귓밥을 꼬집어 아이의 정신을 다른데 가도록 한다.
④ 연필, 지우개 등의 작은 선물을 준비한다.
⑤ 아이가 말을 잘 듣도록 공포심을 유발하는 말을 지속적으로 한다.

19
퇴원환자에 대한 간호로 옳지 않은 것은?

① 간호사의 퇴원명령이 나면 퇴원수속을 하도록 한다.
② 퇴원 후 음식섭취, 운동, 투약, 치료에 관한 것은 가르쳐 준다.

③ 소지품을 챙겨주고 귀중품은 반드시 서명을 받는다.
④ 환자가 준비되면 휠체어에 태워 문밖까지 바래다 준다.
⑤ 퇴원 후 병원 방문 날짜를 알려준다.

20
다음 중 기록하기의 목적이 아닌 것은?
① 환자의 관찰 사항을 기록으로 남기기 위함이다.
② 의료팀 간의 의사소통을 원활히 하기 위함이다.
③ 진단을 내리는 기초로 삼기 위함이다.
④ 치료와 간호의 지침을 삼기 위함이다.
⑤ 자주 오는 환자와 그렇지 않은 환자를 구분하기 위함이다.

21
임상관찰 기록지에 기재하는 사항이 아닌 것은?
① 환자의 성명
② 환자의 연령
③ 간호 상황
④ 환자의 주소
⑤ 과별 의사 성명

22
다음 중 억제대 사용지침으로 바르지 않은 것은?
① 환자에게 억제대 사용 목적을 분명히 알려준다.
② 억제대 사용 시 환자를 몹시 불안하게 할 수 있으므로 정서적 지지 간호를 한다.
③ 전신억제대는 침대에 묶어야 하며 침대 난간에 묶어서는 안 된다.
④ 손목이나 발목 등 뼈가 돌출된 부위를 억제대를 사용하기 전에 패드를 대어 피부에 찰과상이 생기지 않게 한다.
⑤ 억제대를 사용하는 부위가 아닌 곳의 움직임을 자유롭게 한다.

23
정맥주사와 관련된 감염예방에 관한 설명으로 옳지 않은 것은?
① 주사부위는 반드시 소독제를 이용한다.
② 정맥주사로 인한 감염증상이 있을 경우 캐뉼라와 주사줄, 주입용액 모두를 교환한다.
③ 정맥주사의 삽입부위는 멸균드레싱을 하고 매 24시간마다 새 드레싱으로 교환한다.
④ 정맥주사 캐뉼라의 삽입시에는 멸균된 장갑과 방포를 이용한다.
⑤ 정맥주사 삽입전 또는 관련 물품을 다룰 시에는 반드시 손을 씻는다.

24
창상감염 예방을 위한 드레싱에 대한 설명으로 옳지 않은 것은?
① 드레싱 전후 반드시 손을 씻는다.
② 감염이 있는 창상일 경우에는 반드시 멸균된 장갑을 착용한다.
③ 소독제 사용시 멸균 겸자의 끝을 가장 낮게 유지한다.
④ 여러부위를 함께 드레싱하게 되는 경우에는 청결한 상처를 먼저 드레싱 한다.
⑤ 소독제로 닦아주는 부위는 드레싱이 덮이게 될 부위보다 좁아야 한다.

25
이상적인 소독제의 조건으로 가장 바르지 않은 것은?
① 물에 잘 녹지 않아야 한다.
② 환경요인에 영향을 받지 않아야 한다.
③ 살균효과가 뛰어나야 한다.
④ 소독하고자 하는 물품에 손상을 주지 말아야 한다.
⑤ 독성이 없어야 한다.

26
더운 물 주머니를 사용하는 목적이 아닌 것은?
① 통증 및 근육 경련을 덜기 위함이다.
② 부종을 경감시키기 위함이다.
③ 몸을 따뜻하게 하여 편안하게 하기 위함이다.
④ 체온을 낮추기 위함이다.
⑤ 대사작용 및 순환을 증진시키기 위함이다.

27
얼음주머니 사용 목적이 아닌 것은?
① 출혈시 혈관 수축을 돕기 위함이다.
② 체온을 높이기 위함이다.
③ 염증이나 화농, 부종을 덜기 위함이다.
④ 두통을 없애기 위함이다.
⑤ 통증을 완화시키기 위함이다.

28
드레싱의 목적으로 바르지 않은 것은?
① 상처부위를 고정하기 위함이다.
② 상처 오염을 방지, 병원균을 방어하기 위함이다.
③ 상처를 보호하기 위함이다.
④ 전체적으로 약물을 사용하기 위함이다.
⑤ 수술 또는 상처부위에 덮어 보호하기 위함이다.

29
붕대법의 목적으로 가장 옳지 않은 사항은?
① 편안감과 지지를 제공하기 위함이다.
② 압박을 가하여 지혈시키기 위함이다.
③ 골절부위를 고정하기 위함이다.
④ 드레싱을 제자리에 고정시키기 위함이다.
⑤ 부종을 증가시키기 위함이다.

30
투약에 관한 설명으로 바르지 않은 것은?
① 의문이 가는 처방에 대해서 간호사나 의사에게 질문한다.
② 마약과 수면제는 수량을 확인할 필요가 없다.
③ 약물이 대상자의 상태에 적합한지 알아야 한다.
④ 약물을 투여하기 전에 입원카드나 팔찌를 확인하거나 대상자가 자신의 이름을 스스로 말하도록 한다.
⑤ 용기에 표시된 약물만을 사용한다.

31
경구투약 방법에 대한 내용으로 바르지 않은 것은?
① 약 카드를 읽고 서랍, 선반, 약봉투에서 약을 꺼낸다.

② 약 준비가 끝나면 병실에서 약카드와 환자를 확인한다.
③ 투약카드는 다음 투약시간함에 꽂아 둔다.
④ 1시간 후 환자의 반응을 관찰하기 위하여 환자방에 가 본다.
⑤ 약이 오염되지 않도록 조심하면서 필요량에 맞게 정확한 양을 준비한다.

32
피하주사 방법으로 바르지 않은 것은?
① 일회용 주사기를 준비한다.
② 상박 외측부위를 알코올 솜으로 닦는다.
③ 주사기를 수평으로 눕혀서 주사기의 봉을 밀어올려 공기를 뺀다.
④ 왼손엄지와 검지를 주사할 부위에 대고 피부를 팽팽하게 한다.
⑤ 재빨리 빼고 주사부위는 가볍게 눌러준다.

33
정맥주사 방법으로 바르지 않은 것은?
① 15~20cm 윗부분에 지혈대를 맨다.
② 알코올 솜으로 주사부위를 닦는다.
③ 주사바늘을 60° 각도로 서서히 찌른다.
④ 혈액이 역류되면 혈관으로 주입된 것이므로 그대로 바늘을 더 밀어넣는다.
⑤ 구혈대를 풀고 조절기를 연다.

34
임산부가 산전 진찰 시 반복적으로 시행하는 검사가 아닌 것은?
① 소변검사
② 체중측정
③ 혈압측정
④ 당뇨여부
⑤ 부종여부

35
모유 수유에 대한 내용으로 적절하지 않은 것은?
① 소화가 잘되고 먹기에 알맞은 온도이다.
② 산후 비만증을 불러온다.
③ 배란을 억제하여 임신을 예방하는 효과가 있다.
④ 정서적인 안정감이 있다.
⑤ 자궁수축이 되어 산욕기를 단축할 수 있다.

36
나이팅게일의 간호이념이 아닌 것은?
① 오늘날의 전인간호(육체+정신+감정을 간호)의 이념을 제시하였다.
② 모든 간호행위는 간호사의 손으로 행해진다.
③ 간호란 질병을 간호하는 것이 아니고 사람을 간호한다.
④ 간호는 직업이다.
⑤ 간호사는 어디까지나 간호사이고 의사는 아니다라는 전문성을 강조하였다.

37
양수의 역할로 바르지 않은 것은?
① 내부자극으로부터 태아를 보호한다.
② 분만시 산도를 윤활작용으로 한다.
③ 태아에게 균일한 체온을 유지한다.
④ 태아의 운동을 자유롭게 한다.
⑤ 난막과 태아체부와의 유착을 방지한다.

38
규칙적인 인슐린요법이 필요한 경우가 아닌 것은?
① 체중감소가 심한 당뇨병을 가진 성인
② 연령에 관계없이 대수술환자 또는 열병환자
③ 급성 합병증이 없는 환자
④ 중증의 당뇨병환자
⑤ 성장기 또는 소아형 당뇨병을 가진 성인

39
공혈자에 대한 확인에 관한 사항으로 올바르지 않은 것은?
① 말라리아, 유행성 감염증에 걸린 일이 없는 자
② 고혈압이 있는 자
③ 혈액질환이 없는 자
④ 혈색소량이 정상적인 사람
⑤ 매독균, 간염바이러스, AIDS바이러스가 없는 자

40
피부병변 중 1차 병변에 해당하지 않는 것은?
① 결절   ② 피진
③ 미란   ④ 농포
⑤ 소수표

41
피임의 원리에 따른 분류 중 물리적 피임법이 아닌 것은?
① 다이어프램   ② 질세척법
③ 콘돔   ④ 자궁 내 장치
⑤ 불임술

42
wheel chair 사용법으로 바르지 않은 것은?
① 환자에게 설명한 후 의자를 침상가 근처에 놓는다.
② 환자의 등과 머리를 받쳐서 앉는 자세를 돕는다.
③ 잠옷 위에 덧옷을 입힌다.
④ 환자가 앉은 상태로 맥박을 측정한다.
⑤ 한 손으로 환자의 배를 다른 손으로 환자의 무릎 위를 받쳐 환자의 다리를 침상가 밑으로 늘어뜨리게 한다.

43
안과 수술환자간호의 특성으로 옳지 않은 것은?
① 수술에 대해 환자에게 정확하게 알려준다.
② 수술 전에도 눈가리개로 가리고 필요한 주의사항을 전부 체크한다.

③ 허리를 구부리거나 머리를 숙이는 것을 삼가야 한다.
④ 환자는 수술한 쪽으로 누워자게 한다.
⑤ 퇴원 시 정확한 점안법과 피해야 하는 활동을 알려준다.

44
호스피스 환자의 간호에 대한 내용으로 옳은 것은?
① 환자뿐만 아니라 환자의 가족도 심리적으로 지지해준다.
② 임종을 앞둔 환자의 생명을 연장하기 위해 노력한다.
③ 방문객의 면회는 환자의 의사와 상관없이 거절한다.
④ 병이 완치될 수 있다는 확신을 심어준다.
⑤ 가족들의 슬퍼하는 모습은 못 본 척하며 무관심한 태도로 일관한다.

45
인체를 구성하는 4가지 기본원소가 아닌 것은?
① 산소
② 질소
③ 나트륨
④ 탄소
⑤ 수소

46
보건요원 부족 시 간호조무사를 보건지소에 배치하여 보건사업을 보조한 시기는?
① 1923년
② 1967년
③ 1977년
④ 1981년
⑤ 1987년

47
다음 중 뼈의 기능으로 보기 가장 어려운 것은?
① 항체기능
② 지주기능
③ 운동기능
④ 보호기능
⑤ 저장기능

48
다음 중 바르지 않은 설명은?
① 부작용은 치료에 필요하지 않은 작용을 말한다.
② 길항작용은 두 가지 이상의 약물을 병용할 때 각 약물의 작용이 감약 또는 상쇄되는 것이다.
③ 상가 작용은 두 가지 이상의 약물을 병용하여 얻은 효과가 개개의 약물이나 나타내는 작용의 합에 해당하는 경우이다.
④ 내성은 약물을 계속 연용할 경우 동일한 치료 효과를 얻기 위해 사용량을 감소해야 하는 현상이다.
⑤ 독작용은 부작용 중 건강을 해치거나 생명에 위험을 주는 작용이다.

49
박테리아(세균)의 성장과 발육을 저지할 목적으로 사용하는 것은?
① 소독약품
② 항생물질(Anti biotics)
③ 항 히스타민제(Anti histamines)
④ 결핵치료제
⑤ 해열 진통제

50
우리의 뼈가 단단한 것은 무엇 때문인가?
① 단백질이 많기 때문이다.
② 무기질이 많기 때문이다.
③ 지방이 많기 때문이다.
④ 수분이 많기 때문이다.
⑤ 비타민이 많기 때문이다.

51
경도가 약하므로 일단 충치가 되면 쉽게 썩는 것은?
① 치수 ② 법랑질
③ 상아질 ④ 치수 인대
⑤ 치경부

52
치과 기구 중 머리 쪽 의자를 뒤로 제쳐서 환자를 편안하게 해 주는 것은?
① 탐침 ② 커튼 플라이어
③ 유닛체어 ④ 스푼 익스카베이터
⑤ 치경

53
침 시술을 받는 환자의 간호에 관한 사항으로 적절하지 않은 것은?
① 체위는 누운 자세가 좋으며 발침 후에 남은 침이 없는지 살핀다.
② 기온이 내려가고 방안의 공기가 낮은 경우 치료 시에 노출피부 면을 적게 하거나 적당히 치료시간을 단축한다.
③ 유침시간 동안에 환자의 체위를 일정하게 유지한다.
④ 환자 상태를 관찰하여 현훈이 나타나면 의사에게 알린다.
⑤ 발침 전에는 알코올 솜으로 닦고 출혈 시 멈출 때까지 누른다.

54
호흡기 구조로 옳은 것은?
① 콧구멍 → 기관 → 후두 → 기관지 → 폐
② 콧구멍 → 후두 → 기관지 → 기관 → 폐
③ 콧구멍 → 기관 → 기관지 → 후두 → 폐
④ 콧구멍 → 기관지 → 기관 → 후두 → 폐
⑤ 콧구멍 → 후두 → 기관 → 기관지 → 폐

55
소화기 질환의 특이적 증상이 아닌 것은?
① 설사 ② 변비
③ 소화불량 ④ 구토
⑤ 식욕증진

56
임신 시 혈액량이 최고조가 되는 시기는?
① 32~34주 ② 28~30주
③ 20~22주 ④ 14~16주
⑤ 10~12주

57
산후출혈은 정상분만 시 얼마인가?

① 1,200~1,300cc 출혈
② 800~1,000cc 출혈
③ 600~700cc 출혈
④ 400~500cc 출혈
⑤ 200~300cc 출혈

58
다음 중 산후환경에 해당하지 않는 것은?

① 영양
② 모체의 식이상태
③ 질병과 외상
④ 호르몬
⑤ 사회경제적 환경

59
노인환자의 피부간호에 대한 내용으로 적절하지 않은 것은?

① 화장 시 액체 파운데이션을 사용한다.
② 목욕 시 미지근한 물을 사용한다.
③ 주 3회 정도 실시하고 목욕 후 크림을 사용한다.
④ 알코올은 사용을 금지한다.
⑤ Baby oil을 사용한다.

60
탈수 시 나타나는 증상이 아닌 것은?

① 피의 역류
② 갈증
③ 피부긴장도 감소
④ 적은 소변량
⑤ 체온상승

61
보건교육의 기본 요소가 아닌 것은?

① 교육자
② 학습자
③ 정부의 지원
④ 환경
⑤ 교육내용

62
교육매체 선택 시 고려할 사항으로 가장 바르지 않은 것은?

① 교육자의 태도 및 사용가능성
② 학습 환경
③ 대상자의 경제적 수준
④ 학습목표와 교육내용
⑤ 대상자의 수준

63
환경오염의 원인으로 옳지 않은 것은?

① 인구의 도시 집중
② 과학기술의 발달
③ 지역 개발
④ 산업화
⑤ 인구의 감소

64
산업피로의 중기증상인 것은?

① 협동능력의 저하
② 관절의 강직과 이완
③ 수면장애
④ 식욕부진
⑤ 심계항진 이상

65
성병환자 교육 시 간호조무사의 태도로 옳지 않은 것은?
① 환자로 의심 및 발견되면 한참 시간이 지난 후 적절한 시기에 치료를 받도록 조치한다.
② 임신 중에 매독에 감염되지 않도록 주의시킨다.
③ 임질감염이 신생아 안염을 유발할 수 있음을 교육한다.
④ 임신 중에 발견된 경우 완치가 가능하며 부부가 같이 치료받아야 한다고 교육시킨다.
⑤ 조기치료를 강조하며 환자발견에 힘쓰도록 한다.

66
영유아란?
① 출생 후 1년 미만인 사람
② 출생 후 2년 미만인 사람
③ 출생 후 3년 미만인 사람
④ 출생 후 4년 미만인 사람
⑤ 출생 후 6년 미만인 사람

67
보건간호 사업의 성공요인으로 적절하지 않은 것은?
① 주민들의 교육수준 및 경제상태를 파악
② 인구특성, 질병범위, 환경조건 등의 파악
③ 주민들의 소극적 참여가 필요
④ 전통관습 및 주민들의 주된 관심사 파악
⑤ 타 의료기관 및 시설기준 등의 파악

68
구강 체온을 할 수 없는 경우가 아닌 것은?
① 구강이나 코를 수술한 환자
② 감기로 코가 막히거나 기침이 심한 환자
③ 5~6세 이하의 소아 환자나 노인 환자
④ 의식이 없는 중증 환자
⑤ 오한으로 떨지 않는 환자

69
식도, 위, 장관의 폐쇄와 염증 등의 병변 부위를 보기 위한 검사는?
① 바리움 관장
② 초음파 검사
③ 상부위장관 촬영법
④ 위내시경 검사
⑤ 정맥신우 촬영

70
전염병에 관한 내용 중 세균성 전염병이 아닌 것은?
① 장티푸스
② 이질
③ 콜레라
④ 나병
⑤ 홍역

71
전염병의 전파경로에 따른 분류 중 비말전파에 해당하는 것은?
① 수두
② 나병
③ 결핵
④ 피부병
⑤ 발진열

72
전염병 발생과정 중 물리학적 환경에 해당하지 않는 것은?

① 전쟁
② 지형
③ 기후
④ 계절
⑤ 상하수도

73
지석영 선생이 처음 종두접종을 실시한 시기는?

① 1882년
② 1884년
③ 1888년
④ 1890년
⑤ 1897년

74
보건진료원의 명칭을 가진 지역사회간호사가 출현한 시기는?

① 1950년
② 1960년
③ 1970년
④ 1980년
⑤ 1990년

75
환자에게 입원 시 불안을 조성시키는 요소가 아닌 것은?

① 낯선 기구 및 소음
② 충분한 병원용어의 이해
③ 동통과 질병의 예후 등
④ 가까운 사람들과의 격리
⑤ 소음

76
간호의 기본목표는?

① 전인간호
② 헌신
③ 봉사
④ 사랑
⑤ 건강한 삶의 영위

77
간호 직업윤리 실천 시의 유익한 사항이 아닌 것은?

① 법적인 책임한계를 식별하도록 해 준다.
② 기쁨과 보람을 느끼게 해 준다.
③ 자기의 직무와 관련된 자기 자신을 아는 데 도움이 된다.
④ 문제해결 시 지혜롭고 양심적인 판단을 하는 데 도움이 된다.
⑤ 간호조무사 자신을 위해 안전하고 유익한 행동의 방향을 제시해 준다.

78
국제간호사 윤리강령 간호의 기본책임이 아닌 것은?

① 건강증진
② 질병예방
③ 건강회복
④ 고통경감
⑤ 책임한계

79
간호조무사의 간호사와의 관계로 옳지 않은 것은?
① 환자에게 약을 잘못 주거나 바꾸어 주었을 경우에는 발견 즉시 반드시 간호사에게 보고한다.
② 직장을 그만 둘 경우는 적어도 1달 전 간호과장에게 사직 의사를 알려서 후임이 정해진 다음 떠나야 한다.
③ 지시된 보조적 업무의 한계는 상황에 따라 넘는다.
④ 근무시간의 변경을 하고자 할 경우에는 가능한 한 일찍 직속상관에게 사유를 설명한다.
⑤ 간호업무를 보조, 수행한다.

80
일반적인 간호기록규칙으로 옳지 않은 것은?
① 모든 기록은 활자체로 단정하고 똑똑하게 쓴다.
② 한 번 기록한 것은 지우개로 지워야 한다.
③ 해석함이 없이 객관적인 내용을 기록한다.
④ 상담 혹은 방문 사후에 반드시 기록한다.
⑤ 기록은 간단명료하게 작성한다.

81
당을 저장 또는 대사시키는 작용을 하는 것은?
① 췌장   ② 심장
③ 신장   ④ 간
⑤ 식도

82
심장으로부터 나가는 혈액의 통로는?
① 모세혈관   ② 동맥
③ 좌심실   ④ 정맥
⑤ 우심실

83
전신에 퍼져 있는 혈액을 심장으로 모아들이는 혈관은?
① 동맥   ② 림프계
③ 정맥   ④ 모세혈관
⑤ 적혈구

84
행동, 감정 조절 등을 수행하는 신경계통은?
① 척수   ② 연수
③ 소뇌   ④ 중뇌
⑤ 대뇌

85
빈맥은 분당 평균 몇 회 이상인가?
① 20회 이상   ② 40회 이상
③ 60회 이상   ④ 80회 이상
⑤ 100회 이상

86
맥박의 증가요인이 아닌 것은?

① 출혈 ② 고혈압
③ 스트레스 ④ 저혈압
⑤ 심장질환

87
고혈압의 범위는?

① 90/60mmHg ② 100/90mmHg
③ 120/80mmHg ④ 140/90mmHg
⑤ 150/70mmHg

88
저혈압의 범위는?

① 80/70mmHg ② 90/60mmHg
③ 120/80mmHg ④ 130/90mmHg
⑤ 140/90mmHg

89
혈압측정 할 팔을 선택할 경우 주의사항으로 바르지 않은 것은?

① 손상 또는 질환이 있지 않은 쪽 팔 선택
② 유방 절제 수술한 쪽 팔 금지
③ 정맥 수액요법을 받지 않은 쪽 팔 선택
④ 흉부 또는 액와 수술을 받지 않은 쪽 팔 선택
⑤ 석고붕대 또는 동정맥류가 없는 쪽 팔 금지

90
전동 전 간호로 옳지 않은 것은?

① 환자와 관련된 모든 기록, 투약기록지, 약, 개인 용품 등을 이동할 병동으로 보낸다.
② 전동 갈 환자의 현재 상태와 치료경과 등을 인계한다.
③ 환자에게 제공되어야 하는 장비 및 기구를 확인하여 전동 갈 병원에 알린다.
④ 전동 가능한 시간을 확인한다.
⑤ 관련 서류를 원무과로 보내 퇴원수속 절차를 밟도록 한다.

91
병실 청소법으로 옳지 않은 것은?

① 바닥에 용액이 엎질러 있으면 낙상 예방을 위해 바로 닦는다.
② 병실 가구는 수돗물 온도 그대로 닦는다.
③ 낮은 곳에서 높은 곳 순으로 청소한다.
④ 오염이 적은 쪽에서 많은 쪽 순으로 청소한다.
⑤ 청소 시에 빗질은 금지한다.

92
수술 후 환자 침상 만들기의 목적은?
① 수술 후의 환자가 편안하게 침상을 사용하도록 하기 위함이다.
② 윗 침구의 무게가 환자에게 가해지지 않도록 하기 위함, 주로 화상 환자에게 사용하기 위함이다.
③ 척추, 등 근육을 반듯하게 하기 위함이다.
④ 환자가 침상 밖으로 나오지 못할 경우, 침상에 누워있는 상태에서 편안하고 깨끗한 침상을 제공하기 위함이다.
⑤ 환자가 잠시 병실을 비울 때 침상을 정리하여 준비해 놓기 위함이다.

93
미생물이 숙주에 침입해 증식하는 상태는?
① 무균   ② 감염
③ 정균   ④ 살균
⑤ 세균

94
고압증기멸균 할 소독물품 포장 시 주의사항으로 옳지 않은 것은?
① 전염병 환자의 입원 시 가지고 온 물품은 고압증기멸균소독법으로 소독한 후 봉투에 넣어 보관한다.
② 물건들을 차곡차곡 채우지 않고 증기가 침투할 수 있게 쌓는다.
③ 섭자는 끝을 벌려 싸고, 날이 날카로운 기구는 무뎌지는 것을 방지하기 위해 끝을 거즈로 싸거나 기구를 완전히 거즈에 싸서 넣는다.
④ 품명과 날짜를 방포 겉에 기입하고, 멸균 표시지를 방포에 붙인다.
⑤ 물이 고일 수 있는 기구는 바르게 놓아 물이 고이지 않게 한다.

95
다음 중 사용하고 난 오염된 기구들의 처치방법으로 옳지 않은 것은?
① 관으로 되어 있는 기구는 관내에 오염된 물질이 없도록 한다.
② 오염된 고무장갑은 안과 밖을 잘 씻고 말린 후 소독하기 위해 중앙공급실로 보낸다.
③ 장관이나 도뇨관은 청결과정 중 뚫린 곳이 없는지 확인한다.
④ 유리제품 소독은 뜨거운 물에 넣은 다음 끓기 시작해서 40분 간 끓인다.
⑤ 가위나 혈관 섭자 같은 기구는 겹쳐지는 부위에 오염된 물질이 남아 있는지 확인한다.

96
내과적 무균술에 대한 내용으로 옳지 않은 것은?
① 교차 감염 예방을 위해 환자의 분비물과 접촉 시 매번 장갑을 교환한다.
② 격리병동에서 사용된 기구나 쓰레기는 이중 처리하여 버린다.
③ 오염된 드레싱을 제거할 때에는 맨손으로 한다.
④ 목욕물, 양치물을 갈아 버려야 할 경우 액체는 튀지 않게 하수구에 붓는다.
⑤ 수도꼭지를 잠글 때에는 소독타월을 싸서 잠근다.

97
수술실에서의 멸균영역 결정방법으로 바르지 않은 것은?

① 멸균된 거즈에 습기가 스며들었을 때는 오염된 것으로 본다.
② 시야에 보이는 부분은 오염된 것으로 간주한다.
③ 가운의 앞면 허리 아래나 뒷면, 소독포의 외면은 오염된 것이다.
④ 개봉한 흔적이 있거나 멸균유효기간이 지난 것은 오염된 것이다.
⑤ 멸균표시지의 색변화가 불분명한 경우 오염된 것으로 간주한다.

98
외과적 소독물품을 다룰 때 주의사항으로 옳지 않은 것은?

① 소독물품을 미리 풀어 놓아야 하는 경우가 아니어도 멸균포로 덮어 놓는다
② 멸균유효날짜가 경과된 거즈는 다시 멸균해야 하며, 사용 직전에 꺼낸다.
③ 무균적 거즈를 다룰 때는 말하거나 웃지 않아야 한다.
④ 조명을 밝게 하며, 무균적 거즈를 펴놓은 위로 손이 가지 않게 한다.
⑤ 무균적 거즈는 소독 Forcep으로 꺼내 사용, 거즈 통은 사용 후 바로 닫는다.

99
견인 환자 간호 시 주의 사항으로 옳지 않은 것은?

① 환자는 앙와위로 눕힌다.
② 침상 위에서의 상지 운동, 욕창 및 요통 예방을 위한 등 마사지를 실시, 격려한다.
③ 모든 견인줄의 매듭이 안전한지 살펴본다.
④ 환자가 요구하여도 추를 덜거나 건드리지 않도록 한다.
⑤ 화장실에 가거나 잠깐 동안의 휴식을 위해 추를 내리도록 한다.

100
열이 많은 환자의 알코올 목욕에 대한 내용으로 옳지 않은 것은?

① 32℃ 정도의 물에 알코올을 섞으며, 목욕 전 환자의 T.P.R을 측정한다.
② 머리는 미지근한 주머니, 발치는 얼음 주머니를 대준다.
③ 의사 지시가 있어야 할 수 있으며, 얼굴을 제외하고 전신을 닦는다.
④ 30~50% 알코올을 사용하며 목욕 후 30분 뒤에 체온을 다시 측정한다.
⑤ 노인환자나 피부병이 있는 환자 등은 알코올 목욕을 피한다.

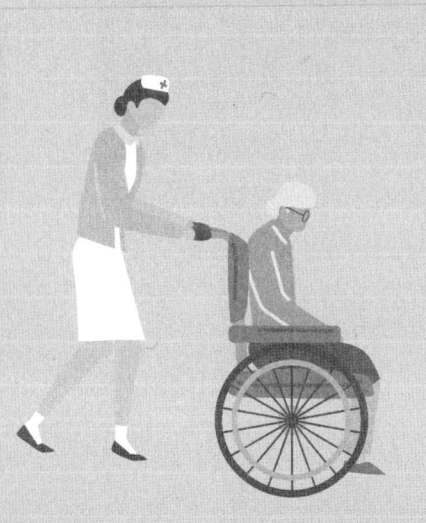

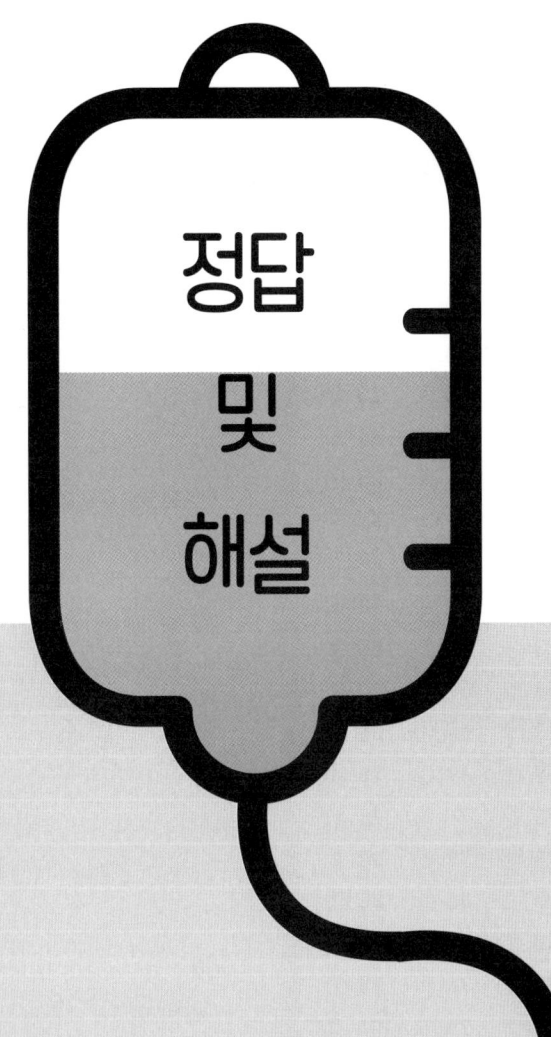

정답 및 해설

제1회 정답 및 해설

제2회 정답 및 해설

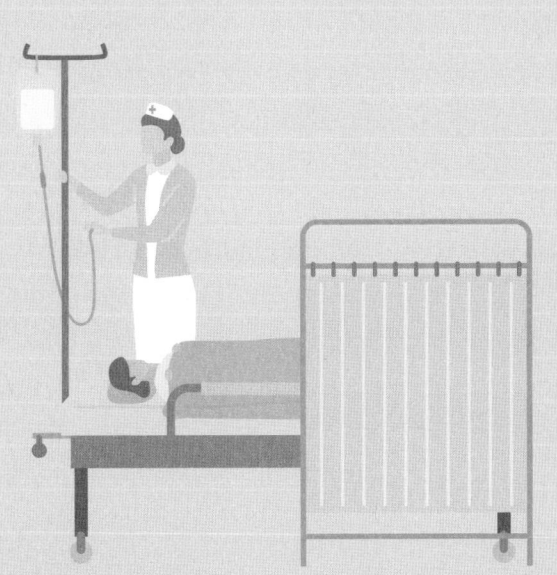
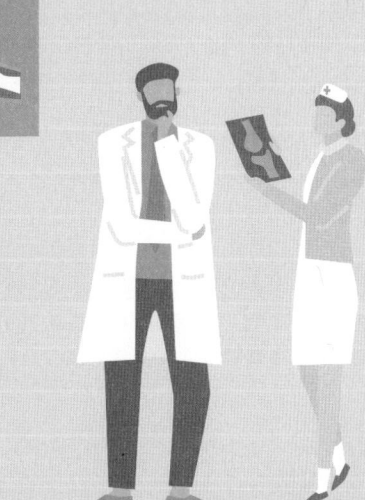

제1회 정답 및 해설

01 ①	02 ④	03 ⑤	04 ③	05 ④
06 ①	07 ②	08 ④	09 ①	10 ②
11 ②	12 ⑤	13 ①	14 ②	15 ②
16 ③	17 ②	18 ②	19 ①	20 ①
21 ④	22 ⑤	23 ⑤	24 ①	25 ③
26 ⑤	27 ②	28 ⑤	29 ④	30 ⑤
31 ②	32 ③	33 ①	34 ⑤	35 ①
36 ②	37 ①	38 ③	39 ②	40 ⑤
41 ①	42 ①	43 ④	44 ②	45 ③
46 ①	47 ①	48 ⑤	49 ④	50 ①
51 ①	52 ①	53 ①	54 ②	55 ④
56 ①	57 ④	58 ⑤	59 ⑤	60 ⑤
61 ⑤	62 ①	63 ①	64 ①	65 ②
66 ⑤	67 ④	68 ③	69 ①	70 ④
71 ②	72 ①	73 ①	74 ⑤	75 ⑤
76 ②	77 ①	78 ⑤	79 ①	80 ②
81 ②	82 ①	83 ③	84 ③	85 ①
86 ②	87 ⑤	88 ②	89 ⑤	90 ①
91 ①	92 ①	93 ②	94 ①	95 ②
96 ③	97 ②	98 ②	99 ⑤	100 ③

01 정답 ①
환자에게 위해가 있는지부터 먼저 확인해야 하는 것이 옳다.

02 정답 ④
병실 청소법은 오염이 적은 쪽에서 많은 쪽 순서로 청소한다.

03 정답 ⑤
환자의 입에 젖은 헝겊을 대주어 기도로 연기가 흡입되는 것을 막는 법이 옳다.

04 정답 ③
아스피린은 위궤양 환자에게는 금지해야 한다. 아스피린은 점액 분비를 감소시킨다.

05 정답 ④
환자에게 몰핀을 투여하기 전후에는 반드시 호흡수를 측정한다.

06 정답 ①
신장의 부담 감소와 부종을 감소하여 치료효과를 높이기 위해 저염 식이가 권장된다.

07 정답 ②
법랑질은 치아의 맨 바깥층으로 먹거리를 씹는 기능을 한다. 불소가 가장 잘 침착이 된다. 치아우식증을 예방해야 하는 부위이다.

08 정답 ④
석션(진공 흡입기)에 대한 설명이다.

09 정답 ①
구법(뜸)에 대한 내용이다. 불의 온열 자극과 약물의 효과가 경락 경혈을 통과하여 몸 속의 기혈을 정상적으로 소통되게 하고 정기를 회복하게 한다.

10 정답 ②
빈호흡에 대한 설명이다. 평균적으로 분당 호흡의 수가 20회 이상인 경우이다.

11 정답 ②
분만 제2기(만출기)의 신생아 간호는 구강 흡입을 통해 분비물을 제거한다.

12 정답 ⑤
바빈스키 반사에 대한 설명이다. 10~16개월에 소실된다.

13 정답 ①
구토 후에 바로 음식을 먹이지 말고 5~10분 정도 지난 후 물이나 옅은 우유부터 먹인다.

14 정답 ②
부러진 뼈가 움직이기 전에 부목을 갖다 대어야 한다.

15 정답 ②
생후 4주에서 1세까지의 단계는 영아기이다.

16 정답 ③
간에서는 담즙의 억제가 아닌 담즙을 생산한다.

17 정답 ②
소뇌는 후두부에 위치하고 운동조절, 몸의 평행을 유지하는 기관이다.

18 정답 ②
급성 기관지염의 치료 및 간호로는 안정, 다량의 수분섭취, 고습도 유지 등이 있다.

19 정답 ①
빈혈은 혈액이 인체 조직의 대사에 필요한 산소를 충분히 공급하지 못해 조직의 저산소증을 초래하는 경우를 말한다.

20 정답 ①
양수의 역할
㉠ 외부자극으로부터 태아를 보호한다.
㉡ 태아의 운동을 자유롭게 한다.
㉢ 난막과 태아체부와의 유착을 방지한다.
㉣ 태아에게 균일한 체온을 유지한다.
㉤ 분만 시 산도를 윤활(세정 작용)하는 역할을 한다.

21 정답 ④
질병의 원인 중 정서 및 심리적 요인으로는 공포, 불안, 분노, 원한, 염려, 고민 등이 있다.

22 정답 ⑤
면역 반응
㉠ 외부로부터 이물질이 생체내로 침입하였을 때 생체를 특별히 보호하는 작용
㉡ 질환이나 항원(병원체, 독소, 기타)에 대해 저항력이 증가되는 것
㉢ 항원의 작용에 대해 항체(저항력)를 생산하거나 세포독소를 생산하는 것
㉣ 항원에 대한 감수성(어떤 물질을 예민하게 받아들이는 성질) 저하

23 정답 ⑤
기관지 천식 예방으로는 알레르기를 일으키는 물질과의 접촉 방지, 추운 곳, 습기가 많은 곳은 피함, 호흡기 감염 방지, 금연, 적절한 휴식 및 피로감 완화 등이 있다.

24 정답 ①
난자는 매월 교대로 1개씩 배출(월경 전 12~16일 사이)되며, 수명은 1일 정도이다.

25 정답 ③
월경은 호르몬의 평형이 깨어지고 쇠퇴함으로써 자궁내막에 기저층만 남기고 박리되어 혈액과 분비물이 배출되는 현상이다.

26 정답 ⑤
태반은 임신 3개월에 완성된다.

27 정답 ②
산전환경에는 모체의 식이상태 및 건강, 방사선 노출, 전염병, 흡연, 알콜 등이 있다.

28 정답 ⑤
구강기(영아기, 1세)는 입이 성적, 공격적 만족의 대상(입, 입술, 혀)이 되는 시기이다.

29 정답 ④
노인의 일반적인 신체적 변화는 폐활량이 감소한다는 특징이 있다.

30 정답 ⑤
노인환자의 피부간호 시에 알코올은 사용을 금지한다.

31 정답 ②
배가 고파 잠이 안 올 경우 간단한 먹거리를 제공한다.

32 정답 ③
노인의료복지시설에는 노인요양시설, 노인요양공동생활가정 등이 있다.

33 정답 ①
탈수 시 나타나는 증상으로는 체온상승, 적은 소변량, 갈증, 피부 긴장도 감소 등이 있다.

34 정답 ⑤
쇼크예방을 위한 간호 시 맥박 및 호흡은 10분 간격으로 재며 환자의 전반적인 상태를 관찰한다.

35 정답 ①
열 경련의 응급처치로 바람이 잘 통하는 곳에 눕히거나 0.1% 식염수 및 짠 음료를 제공한다.

36 정답 ②
1995년 『보건소법』이 『지역보건법』으로 개정되었다.

37 정답 ①
도입 단계에서 목표 제시, 주의 환기, 관심과 집중을 유도, 앞으로 제시될 주제와의 연관성 제시한다.

38 정답 ③
보건교육의 기본 요소로는 교육자, 학습자, 교육내용, 환경 등이 있다.

39 정답 ②
목표를 구체적으로 잡아야 한다.

40 정답 ⑤
인사(staffing, S)는 직원을 채용하고 훈련하며, 좋은 근로조건을 주도록 노력하는 것을 말한다.

41 정답 ①
조정의 원리는 공동목표를 원활히 달성할 수 있도록 구성원 간의 업무 수행을 질서정연하게 배정하는 것이다.

42 정답 ①
관찰법은 정의적 행동, 상호작용이나 기술, 감수성 등을 평가할 수 있는 방법이다. 인슐린 주사방법 교육, 신생아 목욕법 교육, 모유 수유 교육 등이 있다.

43 정답 ④
보건의료 수요자에게 적절한 의료를 효과적으로 제공해야 한다.

44 정답 ②
약의 위험정도는 '한량<약용량<극량<중독량<내량<치사량' 순서이다.

45 정답 ③
비교습도는 포화습도와 현재 함유된 수증기량과의 차이, 공기의 건습정도를 가장 잘 표시한다.

46 정답 ①
바람은 신체의 신진대사와 방열작용을 촉진시키고, 실내 자연환기의 원동력이 된다.

47 정답 ①
적절한 작업시간을 배분하여 노동해야 한다. 산업피로와 작업시간은 관련이 있다.

48 정답 ⑤
산소(O_2)는 인간의 생존과 가장 관계가 깊다.

49 정답 ④
일산화탄소(CO)는 대기오염지표이며 혈중 산소 농도를 저하시킨다.

50 정답 ②
대기오염으로 인해 오존층은 파괴된다.

51 정답 ①
환경오염 관련 부담금에는 탄소세, 환경개선부담금, 공해배출부과금, 환경개선예치금 등이 있다.

52 정답 ⑤
물의 자정작용 과정에는 침전, 분해, 희석, 일광소독 등이 있다.

53 정답 ③
복어는 동물성 식중독을 발생시킨다.

54 정답 ②
소각법은 고체폐기물을 연소시켜 그 양을 줄이고 발생된 잔여물을 매립 처리하는 방법이다. 이는 가장 위생적이며 잔유물이 가장 적으나 일산화탄소, 질소산화물, 다이옥신 등을 발생시켜 대기가 오염되고 비용이 많이 든다.

55 정답 ④
산업보건은 노동의 사회성이 있다.

56 정답 ①
산전관리는 모성보건사업의 가장 중요한 요소이며 가능한 빨리 시작하는 것이 바람직하다.

57 정답 ④
허탈감은 산업피로의 중기증상에 해당한다.

58 정답 ⑤
천인율=(재해자 수/평균근로자 수)×1,000이다.

59 정답 ①
초기 병원성기는 병원체의 자극이 시작되는 질병전기, 질병에 대한 저항력이 요구되는 기간이다.

60 정답 ③
역학의 역할로는 질병 발생의 원인 규명, 질병의 자연사 연구, 질병 발생과 유행 감시, 보건사업의 기획과 평가, 임상 분야에 활용한다.

61 정답 ⑤
집단검진은 질병을 조기 진단함으로써 생명연장과 질병치유에 도움이 된다.

62 정답 ①
환자 색출은 계속적으로 이루어져야 하며, 한 번으로 끝나선 안 된다.

63 정답 ⑤
수막구균 감염증은 제2급 감염병이다.

64 정답 ①
제1급 감염병은 생물테러감염병 또는 치명률이 높거나 집단 발생의 우려가 커서 발생 또는 유행 즉시 신고하여야 하고, 음압격리와 같은 높은 수준의 격리가 필요한 감염병을 말한다.

65 정답 ②
발진열은 제3급 감염병에 해당한다.

66 정답 ⑤
만성질환은 생활습관과 관련이 있어 예방이 중요하다.

67 정답 ④
만성질환의 위험 요인은 유전적 요인, 식습관 및 기호식품, 사회경제적 요인, 영양, 정서적 요인, 직업적 요인, 환경적 요인, 감염성 질환 등이 있다.

68 정답 ③
상반신을 약간 높여 준다.

69 정답 ①
혈청성 간염환자에게 사용했던 주사기는 일회 사용 후 버린다.

70 정답 ④
폐쇄인구는 출생과 사망에 의해서만 변동되는 인구로, 인구이동, 즉 전출과 전입이 전혀 없는 인구를 말한다.

71 정답 ②
1931년에 선교사인 할(Dr.Hall) 박사가 결핵요양원을 설립하였다.

72 정답 ②
환자의 심리적 안정을 위한 간호조무사의 행동
㉠ 정숙하고 신뢰성 있는 행동
㉡ 개인의 비밀보장
㉢ 간호시행 전 친절하고 자세한 설명
㉣ 병상생활에 대한 용기를 독려
㉤ 인격적 대우
㉥ 면회시간 조절(특히 소아의 경우)

73 정답 ⑤
환자의 입원 시 중요 물품은 반드시 보호자에게 맡겨 책임지도록 한다.

74 정답 ⑤
항상성 기전의 특성으로는 보상성, 자가 조절성, 되먹이 체계, 상호 보완성, 오류나 이탈, 제한성 등이 있다.

75 정답 ⑤
세포의 기능으로는 근육세포, 신경세포, 상피세포, 결체조직 세포 등이 있다.

76 정답 ③
전수조사는 어떤 한 시점에 일정지역에 거주하거나 머물고 있는 모든 사람에 대한 특정의 정보를 개인단위로 수집하는 정기적인 조사를 말한다.

77 정답 ④
수도권으로의 인구가 집중되고 있다.

78 정답 ⑤
주택 가격의 상승으로 인한 주택 마련이 어렵고 주거 불안정은 임신을 연기하거나 자녀의 수를 축소하게 되었다.

79 정답 ⑤
가족계획의 필요성
㉠ 모자보건
㉡ 가정경제생활의 향상과 생활양식의 개선
㉢ 윤리, 도덕적 필요성
㉣ 인구문제의 해결
㉤ 여성의 사회적 활동

80 정답 ②
경제적으로 비용이 적게 들고 구입이 쉬워야 한다.

81 정답 ②
일시적 피임법 선택 시 고려사항으로는 안정성, 임신능력 회복, 효과, 비용 등이 있다.

82   정답 ①
맥박이 60회 이하인 경우 즉시 흉부압박을 시행(100회/분, 1.5~2.5cm깊이)한다.

83   정답 ③
학교보건사업의 내용으로는 학교 보건교육 실시, 학교 건강증진 프로그램, 학생건강평가, 학교 감염병 관리, 건강문제 관리, 학교 환경관리 및 보건실 운영 등이 있다.

84   정답 ③
보건교사의 직무
- ㉠ 학교 보건사업 계획수립
- ㉡ 학교 환경 위생 유지관리 및 개선에 관한 사항
- ㉢ 학생과 교직원에 대한 건강진단의 준비와 실시에 관한 협조
- ㉣ 학생 및 교직원의 건강관찰과 학교의사의 건강상담, 건강평가 등의 실시에 관한 협조
- ㉤ 각종 질병의 예방처치 및 보건지도
- ㉥ 신체 허약 학생의 보건지도
- ㉦ 보건지도를 위한 학생가정의 방문
- ㉧ 교사의 보건교육에 관한 협조와 필요시 보건교육
- ㉨ 보건실의 시설, 설비 및 약품 등의 관리
- ㉩ 보건교육자료의 수집 및 관리
- ㉪ 학생 건강기록부의 관리

85   정답 ③
지역사회 내에서 이용가능 해야 한다.

86   정답 ③
지역사회에 대한 정확한 실태파악으로 건강문제를 확인(가장 중요한 성공요인)해야 한다.

87   정답 ⑤
의사의 처방에 따른 정규적인 절차이다.

88   정답 ②
적외선체온계는 측정이 용이하고 빠르며, 측정시간도 짧아 효과적이며 구강 또는 점막의 접근을 통해 발생할 수 있는 세균 또는 오염 등의 전파를 예방하며 음식 섭취의 여부에 영향을 받지 않는다.

89   정답 ⑤
음식물 섭취 시 10분 후에 측정한다.

90   정답 ①
요골맥박(손목)은 통상적으로 1분간 재며 동맥벽의 탄력성, 리듬, 강도, 맥박 수, 동일성 등을 주의 깊게 촉진한다.

91   정답 ①
호흡의 리듬이 규칙적이면 30초 정도 측정하여 2배를 하며, 불규칙적인 경우 1분간 측정한다.

92   정답 ⑤
커프를 느슨하게 감은 경우 : 실제보다 혈압이 높다.

93   정답 ②
침상보는 위 홑이불보다 약간 길게 한다.

94   정답 ①
과산화수소는 3% 용액을 상처 소독제로 사용, 용혈작용, 탈색작용이 있고, 보관 시 어두운 색의 병에 보관해야 하며, 산소에 의한 소독작용이 있다.

95   정답 ②
섭자의 끝은 항상 아래로 향하게 들고 있으며 허리 이하로 내려가지 않게 한다.

96   정답 ③
관장 통에 용액이 약간 남아 있을 때 조절기를 잠그고 관장촉을 뽑는데, 그 이유는 공기가 장내로 들어가는 것을 막기 위해서이다.

97   정답 ②
팔은 팔꿈치를 20~30도 정도로 구부려서 목발을 잡는다.

98 정답 ②

편마비 환자에게 티셔츠를 입힐 때의 순서는 '아픈 쪽 팔 → 머리 → 건강한 팔'의 순서이다.

99 정답 ⑤

한쪽 다리 마비환자의 지팡이 보행 시 계단을 내려가는 순서는 '지팡이 → 마비된 다리 → 건강한 다리'의 순서이다.

100 정답 ③

삭모 시에 면도기는 30~45도 각도로 털이 난 방향으로, 수술 부위보다 넓고 길게 솜털까지 밀어야 한다.

제2회 정답 및 해설

01 ①	02 ②	03 ⑤	04 ④	05 ④
06 ⑤	07 ③	08 ②	09 ⑤	10 ②
11 ④	12 ②	13 ④	14 ①	15 ③
16 ⑤	17 ②	18 ⑤	19 ①	20 ⑤
21 ③	22 ①	23 ③	24 ⑤	25 ①
26 ④	27 ②	28 ④	29 ⑤	30 ②
31 ④	32 ③	33 ③	34 ④	35 ②
36 ④	37 ①	38 ③	39 ②	40 ③
41 ⑤	42 ⑤	43 ④	44 ①	45 ③
46 ②	47 ①	48 ④	49 ②	50 ⑤
51 ③	52 ③	53 ⑤	54 ⑤	55 ⑤
56 ①	57 ⑤	58 ②	59 ③	60 ①
61 ③	62 ③	63 ⑤	64 ⑤	65 ①
66 ⑤	67 ③	68 ⑤	69 ③	70 ⑤
71 ③	72 ①	73 ⑤	74 ④	75 ⑤
76 ⑤	77 ⑤	78 ⑤	79 ③	80 ⑤
81 ④	82 ②	83 ③	84 ⑤	85 ⑤
86 ②	87 ④	88 ②	89 ⑤	90 ⑤
91 ③	92 ①	93 ②	94 ⑤	95 ④
96 ③	97 ②	98 ①	99 ⑤	100 ②

01 정답 ①

약물은 유익하지만 동시에 위험하다.

02 정답 ②

환자 개인별로 보관할 때는 한 환자에게 관계되는 약은 한 곳에 두도록 해야 한다.

03 정답 ⑤

상가 작용은 두 가지 이상의 약물을 병용하여 얻은 효과가 개개의 약물이 나타내는 작용의 합에 해당하는 것을 의미한다.

04 정답 ④
비경구 투여의 경우에는 가격이 비싸고 투여가 복잡하다.

05 정답 ④
투약 처방의 기본요소로는 대상자의 성명, 처방 일시, 약물명, 약용량, 투여경로, 투여시간 및 투여횟수, 서명 등이 있다.

06 정답 ⑤
아황산가스(SO_2)는 대기오염지표, 산성비의 원인이다.

07 정답 ③
파상풍은 제3급 감염병이다.

08 정답 ②
제2급 감염병은 전파가능성을 고려하여 발생 또는 유행 시 24시간 이내에 신고하여야 하고, 격리가 필요한 감염병을 말한다.

09 정답 ⑤
폐흡충증은 제4급 감염병에 해당한다.

10 정답 ②
배란의 억제 및 정자형성의 저지이다.

11 정답 ④
행동 및 인식의 변화가 용이한 시기이다.

12 정답 ②
빈호흡은 평균적으로 분당 호흡의 수가 20회 이상인 경우이다.

13 정답 ④
4점 보행의 순서는 다음과 같다.
왼쪽 목발 → 오른쪽 발 → 오른쪽 목발 → 왼쪽 발

14 정답 ①
편마비 환자에게 티셔츠를 벗길 때의 순서는 '건강한 팔 → 머리 → 아픈 쪽 팔'이다.

15 정답 ③
한쪽 다리 마비환자의 지팡이 보행 시 계단을 올라가는 순서는 '지팡이 → 건강한 다리 → 마비된 다리'이다.

16 정답 ⑤

군별 식품유형/식품명/주요 영양소

	식품유형	식품명	주요영양소
1군	육류, 어패류, 알류, 콩류	쇠고기, 두부, 콩, 계란, 조개	단백질
2군	우유류, 유제품, 뼈째 먹는 건어물류	아이스크림, 우유, 새우, 멸치	칼슘
3군	채소류 및 과일류	양파, 당근, 시금치, 사과, 귤	무기질, 비타민
4군	곡류, 과자류	쌀, 옥수수, 고구마, 보리	당질(탄수화물)
5군	유지류	식용유, 마가린, 깨, 호두	지방질

17 정답 ②

비타민 분류

	지용성 비타민	수용성 비타민
종류	비타민 A, D, E, K	B_1, B_2, B_3, B_{12}, 니아신, 펜토탄산, 엽산, 비오틴, 콜린, 비타민C
저장성	체내에 잘 저장됨	체내에 잘 저장되지 않음
독성	과량섭취시 저장되어 독성유발(A, D 심함)	독성 심하지 않음
흡수성	체내에 흡수되기 어려움	체내에 흡수가 쉽고 빠름

18 정답 ⑤
공포감을 유발하는 말을 삼가한다.(주사, 주사기, 이를 뽑는다. 등)

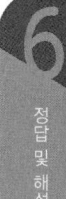

19 정답 ①
의사의 퇴원명령이 나면 퇴원수속을 하도록 한다.

20 정답 ⑤
기록하기의 목적
㉠ 환자의 관찰 사항을 기록으로 남기기 위함이다.
㉡ 의료팀 간의 의사소통을 원활히 하기 위함이다.
㉢ 진단을 내리는 기초로 삼기 위함이다.
㉣ 치료와 간호의 지침을 삼기 위함이다.
㉤ 연구, 통계 및 교육자료로 이용하기 위함이다.
㉥ 법률상 또는 보험 관계상 증거자료로 이용하기 위함이다.

21 정답 ③
임상관찰 기록지에는 환자의 성명, 주소, 연령, 과별 의사의 성명 등을 기재하며, 간호 상황은 간호일지에 기재한다.

22 정답 ①
환자 및 보호자에게 억제대 사용 목적을 분명히 알려준다.

23 정답 ③
정맥주사의 삽입부위는 멸균드레싱을 하고 매 72시간마다 새 드레싱으로 교환한다.

24 정답 ⑤
소독제로 닦아주는 부위는 드레싱이 덮이게 될 부위보다 넓어야 한다.

25 정답 ①
물에 희석해서 사용하는 경우가 많으므로 물에 잘 녹아야 한다.

26 정답 ④
체온을 상승시키기 위함이다.

27 정답 ②
체온을 내리기 위함이다.

28 정답 ④
국부적으로 약물을 사용하기 위함이다.

29 정답 ⑤
부종을 감소시키거나 방지하기 위함이다.

30 정답 ②
마약과 수면제는 법률의 규제를 받는 것으로 수량을 확인한다.

31 정답 ④
30분 후 환자의 반응을 관찰하기 위하여 환자방에 가 본다.

32 정답 ③
주사기를 수직으로 세워서 주사기의 봉을 밀어올려 공기를 뺀다.

33 정답 ③
주사바늘을 30° 각도로 서서히 찌른다.

34 정답 ④
임산부가 산전 진찰 시 반복적으로 시행하는 검사로는 체중측정, 소변검사, 혈압측정, 복부청진 및 촉진, 부종여부 등이 있다.

35 정답 ②
산후 비만증을 억제하는 효과가 있다.

36 정답 ④
'간호는 직업이 아니라 사명이다'를 강조하였다.

37 정답 ①
외부자극으로부터 태아를 보호한다.

38 정답 ③
급성 합병증이 있는 환자이다.

39 정답 ②
고혈압이 없는 자이다.

40 정답 ③
미란은 2차 병변에 해당하는 내용이다. 1차 병변에는 피진, 구진, 결절, 담마진, 소수포, 농포 등이 있다.

41 정답 ⑤
불임술은 외과적 피임법에 해당한다.

42 정답 ⑤
한 손으로 환자의 등을 다른 손으로 환자의 무릎밑을 받쳐 환자의 다리를 침상가 밑으로 늘어뜨리게 한다.

43 정답 ④
수술한 쪽으로 누워 자지 않게 하고 심호흡도 자주하게 한다.

44 정답 ①
환자의 가족을 간호의 단위로 삼아 가족들이 비탄, 상실, 절망감을 표현하는 것을 듣는 것이 주된 간호이다.

45 정답 ③
인체를 구성하는 4가지 기본 원소로는 산소(O), 탄소(C), 수소(H), 질소(N) 등이 있다.

46 정답 ②
1967년에 서울대학교 보건대학원에서 1년 과정의 지역사회간호과정이 시작되었으며, 보건요원 부족 시 간호조무사를 보건지소에 배치하여 보건사업을 보조하였다.

47 정답 ①
뼈의 기능

㉠ 지주기능 : 체격을 유지한다.
㉡ 보호기능 : 체강 속의 내부 장기들을 보호한다.
㉢ 조혈기능 : 골수에서 혈구를 생산한다.
㉣ 운동기능 : 근육과 협력하여 운동한다.
㉤ 저장기능 : 무기물(칼슘, 인산염) 등을 축적하였다가 필요에 따라 혈류를 통해 공급한다.

48 정답 ④
내성은 약물을 계속 연용할 경우 동일한 치료효과를 얻기 위해 사용량을 증가해야 하는 현상이다.

49 정답 ②
항생물질(Anti biotics)은 박테리아(세균)의 성장과 발육을 저지할 목적으로 사용하며 혈중 약물농도를 일정하게 유지하여 치료효과를 높이려면 일정한 간격으로 투여해야 한다.

50 정답 ②
무기질은 광물질, 회분이라고도 하며 우리 몸의 약 4%에 해당되는데 뼈가 단단한 것은 무기질(칼슘, 인)이 많기 때문이다.

51 정답 ③
상아질은 법랑질의 충격을 흡수하여 신경을 보호하는 완충지대이다. 경도가 약하므로 일단 충치가 되면 쉽게 썩는다.

52 정답 ③
유닛체어는 진료실에서 가장 중요한 장비로, 머리 쪽 의자를 뒤로 제쳐서 환자를 편안하게 해 주며, 가장 중요한 기구인 핸드피스가 부속되어 있다.

53 정답 ⑤
발침 후에는 알코올 솜으로 닦고 출혈 시 멈출 때까지 누른다.

54 정답 ⑤
호흡기 구조는 '콧구멍 → 후두 → 기관 → 기관지 → 폐(폐포)'로 이루어져 있다.

55 정답 ⑤
소화기 질환의 특이적 증상으로는 식욕감퇴, 소화불량, 구토, 오심, 과산증, 변비, 설사 등이 있다.

56 정답 ①
임신 시에 혈액량은 1,500ml 증가하며, 32~34주에 최고조로 증가(25~40%)하게 된다.

57 정답 ⑤
산후출혈의 경우 정상분만 시에는 200~300cc 정도 출혈된다.

58 정답 ②
산후환경에는 사회경제적 환경, 영양, 기후와 계절, 질병과 외상, 운동, 가족 내 아동의 위치, 지능, 호르몬, 가족과의 정서적 관계 등이 있다.

59 정답 ③
노인환자의 경우에는 주 1회 정도 실시하고 목욕 후 크림을 사용한다.

60 정답 ①
탈수 시 나타나는 증상으로는 체온상승, 적은 소변량, 갈증, 피부 긴장도 감소 등이 있다.

61 정답 ③
보건교육의 기본 요소로는 교육자, 학습자, 교육내용, 환경 등이 있다.

62 정답 ③
교육매체 선택 시 고려할 사항으로는 대상자의 수준, 교육자의 태도 및 사용가능성, 학습목표와 교육내용, 학습 환경 등이 있다.

63 정답 ⑤
환경오염의 원인으로는 인구의 증가, 산업화, 인구의 도시 집중, 지역 개발, 과학기술의 발달, 환경보전에 대한 인식 부족 등이 있다.

64 정답 ⑤
협동능력의 저하, 관절의 강직과 이완은 산업피로의 초기증상이고 수면장애와 식욕부진은 산업피로의 만성적 증상이다.

65 정답 ①
환자로 의심 및 발견되면 즉시 치료를 받도록 조치한다.

66 정답 ⑤
영유아는 출생 후 6년 미만인 사람을 의미한다.

67 정답 ③
보건간호 사업이 성공하기 위해서는 주민들의 적극적인 참여가 필요하다.

68 정답 ⑤
입을 다물기 힘든 환자, 흡연 직후의 환자, 오한으로 떠는 환자이다.

69 정답 ③
상부위장관 촬영법(UGI Series)은 방사선 불투과성 바리움을 환자에게 삼키게 해서 식도, 위, 장관의 폐쇄와 염증 등의 병변 부위를 보기 위한 검사이다.

70 정답 ⑤
홍역은 바이러스성 전염병이다.

71 정답 ③
풍진, 결핵, 뇌막수염 등은 비말전파에 해당한다.

72 정답 ①
전쟁은 사회적 환경에 해당한다.

73 정답 ⑤
1897년에 병역사업으로 지석영 선생이 처음 종두접종을 실시하였다.

74 정답 ④
1980년에 12월 농어촌 보건의료를 위한 특별조치법이 공포되면서 보건진료원의 명칭을 가진 지역사회간호사가 출현하였다.

75 정답 ②
병원용어의 이해 부족이다.

76 정답 ⑤
간호의 기본목표는 인간의 삶을 건강하게 영위하도록 돕는 것이다.

77 정답 ⑤
환자나 간호조무사 자신을 위해 안전하고 유익한 행동의 방향을 제시해 준다.

78 정답 ⑤
국제간호사 윤리강령 간호의 기본책임은 건강증진, 질병예방, 건강회복, 고통경감의 4가지로 본다.

79 정답 ③
간호조무사는 지시된 보조적 업무의 한계를 임의로 넘어서는 안 된다.

80 정답 ②
한 번 기록한 것은 절대로 지우개로 지우지 말며 기록이 잘못된 경우에는 적색 볼펜으로 한 줄 또는 두 줄을 긋고 error라고 쓴 다음 정확한 기록을 다시 한다.

81 정답 ④
간은 아미노산과 당을 저장 또는 대사시키는 작용을 한다.

82 정답 ②
동맥은 심장으로부터 나가는 혈액의 통로이며, 탄력적이다.

83 정답 ③
정맥은 전신에 퍼져 있는 혈액을 심장으로 모아들이는 혈관이다. 또한 벽이 얇고, 덜 탄력적이다.

84 정답 ⑤
대뇌는 지각, 시각, 청각, 후각, 운동중추(행동, 감정 조절) 등을 수행한다.

85 정답 ⑤
빈맥은 분당 평균 100회 이상이다.

86 정답 ②
맥박의 증가요인으로는 운동, 흥분, 공포, 음식섭취, 저혈압, 체온상승, 심장질환 또는 갑상선 장애, 체위의 변화, 연령이 적은 경우, 스트레스, 교감신경의 자극, 급성통증, 출혈, 약물(에피네프린, 아트로핀) 등이 있다.

87 정답 ④
고혈압의 범위는 140/90mmHg이다.

88 정답 ②
저혈압의 범위는 90/60mmHg이다.

89 정답 ⑤
석고붕대 또는 동정맥류가 없는 쪽 팔 선택이다.

90 정답 ⑤
퇴원 환자에 관한 설명이다.

91 정답 ③
높은 곳에서 낮은 곳 순으로 청소한다.

92 정답 ①
수술 후 환자의 침상을 만드는 목적은 수술 후의 환자가 편안하게 침상을 사용하도록 하기 위함이다.

93 정답 ②
감염은 질병을 일으킬 수 있는 미생물이 숙주에 침입해 증식하는 상태를 말한다.

94 정답 ⑤
물이 고일 수 있는 기구는 거꾸로 놓아 물이 고이지 않게 한다.

95 정답 ④
유리제품 소독은 찬물에 넣은 다음 끓기 시작해서 10분 간 끓인다.

96 정답 ③
오염된 드레싱을 제거할 때에는 장갑을 착용한다.

97 정답 ②
시야에 보이지 않는 부분은 오염된 것으로 간주한다.

98 정답 ①
소독물품을 미리 풀어 놓아야 할 경우에는 멸균포로 덮어 놓는다.

99 정답 ⑤
화장실에 가거나 잠깐 동안의 휴식을 위해 추를 내리지 않도록 한다.

100 정답 ②
머리는 얼음주머니, 발치는 더운물 주머니를 대준다.